普通高等教育临床医学专业 5+3“十四五”规划教材

供临床医学、预防医学、口腔医学
医学影像学、医学检验技术等专业用

人体寄生虫学实验与学习指导

（第3版）

主　编　李士根　木　兰

副主编　田　芳　戴婷婷　秦元华　张　静　谭文彬

编　委（按姓氏笔画排序）

于晶峰（内蒙古医科大学）
马　萌（济宁医学院）
王　爽（济宁医学院）
王　燕（河北北方学院）
王卫杰（河北医科大学）
王卫群（昆明医科大学）
王丽明（昆明医科大学）
木　兰（内蒙古医科大学）
孔保庆（右江民族医学院）
石　磊（大连医科大学）
田　芳（扬州大学医学院）
全　芯（济宁医学院）
杜　峰（济宁医学院）
李士根（济宁医学院）
杨　彪（沈阳医学院）
张　静（重庆医科大学）
张伟琴（昆明医科大学海源学院）
陆　靖（济宁医学院）
陈盛霞（江苏大学医学院）
单骄宇（新疆医科大学）
赵　丹（齐齐哈尔医学院）
秦元华（大连医科大学）
殷兆丽（内蒙古医科大学）
盛兆安（济宁医学院）
韩　甦（江南大学）
谭文彬（济宁医学院）
戴婷婷（山西医科大学汾阳学院）

学术秘书　王　爽

江苏凤凰科学技术出版社 · 南京
凤凰医学 Phoenix MedPub

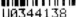

图书在版编目(CIP)数据

人体寄生虫学实验与学习指导/李士根，木兰主编.
3版.—南京：江苏凤凰科学技术出版社，2024.8.
（普通高等教育临床医学专业5+3“十四五”规划教材）.
ISBN 978-7-5713-4554-9
Ⅰ.R38-33
中国国家版本馆CIP数据核字第20245WD506号

普通高等教育临床医学专业5+3“十四五”规划教材
人体寄生虫学实验与学习指导

主　　　编	李士根　木　兰
责 任 编 辑	蒲晓田　徐祝平　钱新艳
责 任 校 对	仲　敏
责 任 监 制	刘文洋
责任设计编辑	徐　慧
出 版 发 行	江苏凤凰科学技术出版社
出版社地址	南京市湖南路1号A楼，邮编：210009
出版社网址	http://www.pspress.cn
照　　　排	南京前锦排版服务有限公司
印　　　刷	江苏凤凰数码印务有限公司
开　　　本	890 mm×1240 mm　1/16
印　　　张	13.5
字　　　数	390 000
插　　　页	6
版　　　次	2013年1月第1版　2024年8月第3版
印　　　次	2024年8月第9次印刷
标 准 书 号	ISBN 978-7-5713-4554-9
定　　　价	41.50元

图书如有印装质量问题，可随时向我社印务部调换。

再版说明

“普通高等教育临床医学专业5+3系列教材”自2013年第1版出版至今走过了10年的历程。在这些年的使用实践中，得到了广大地方医学院校师生的普遍认可，对推进我国医学教育的健康发展、保证教学质量发挥了重要作用。这套教材紧扣教学目标，结合教学实际，深入浅出，结构合理，贴近临床，精编、精选、实用，教师好教，学生好学；尤其突出医学职业高等教育的特点，在不增加学生学习负担的前提下，注重临床应用，帮助医学生们顺利通过国家执业医师资格考试，为规培和考研做好衔接。

教材建设是精品课程建设的重要组成部分，是提高高等教育质量的重要措施。为贯彻落实《国务院办公厅关于加快医学教育创新发展的指导意见》(国办发〔2020〕34号)、《普通高等学校教材管理办法》(教材〔2019〕3号)、《普通高等学校本科专业类教学质量国家标准》《高等学校课程思政建设指导纲要》等文件精神，提升教育水平和培养质量，推进新医科建设，凤凰出版传媒集团江苏凤凰科学技术出版社在总结汲取上一版教材成功经验的基础上，再次组织全国从事一线教学、科研、临床工作的专家、学者、教授们，对这套教材进行了全面修订，推出本套全新版“普通高等教育临床医学专业5+3‘十四五’规划教材”。

其修订和编写特点如下：

1. 突出5+3临床医学专业教材特色。本套教材紧扣5+3临床医学专业的培养目标和专业认证标准，根据“四证”(本科毕业证、执业医师资格证、住院医师规范化培训证和硕士研究生毕业证)考核要求，紧密结合教、学、临床实践工作编写，由浅入深、知识全面、结构合理、系统完整。全套教材充分突出了5+3临床医学专业知识体系，渗透了5+3临床医学专业人文精神，注重体现素质教育和创新能力与实践能力的培养，反映了5+3临床医学专业教学核心思想和特点。

2. 体现教材的延续性。本套教材仍然坚持“三基”(基础理论、基本知识、基本技能)、“五性”(思想性、科学性、先进性、启发性、适用性)、“三特定”(特定的对象、特定的要求、特定的限制)的原则要求。同时强调内容的合理安排，深浅适宜，适应5+3本科教学的需求。部分教材还编写了配套的实验及学习指导用书。

3. 体现当代临床医学先进发展成果的开放性。本套教材汲取了国内外最新版本相关经典教材的新内容，借鉴了国际先进教材的优点，结合了我国现行临床实践的实际情况和要求，并加以创造性地利用，反映了当今医学科学发展的新成果。

4. 强调临床应用性。为加快专业学位教育与住院医师规范化培训的紧密衔接，教材加强了基础与临床的联系，深化学生对所学知识的理解，实现“早临床、多临床、反复临床”的理念。

5. 在教材修订工作中，全面贯彻党的二十大精神。将“立德树人”的关键要素贯彻教材编写全过程，围绕解决“培养什么人、怎样培养人、为谁培养人”这一根本问题展开修订。结合专业自身特点，本套教材内容有机融入医学人文等课程思政亮点，注重培养医学生救死扶伤的大爱情怀。

6. “纸”“数”融合，实现教材立体化建设。为进一步适应“互联网+医学教育”发展趋势，丰富数字教学资源，部分教材根据教学实际需要制作了配套的数字内容，在相应知识点处设置二维码，学生通过手机终端扫描二维码即可自学和拓展知识面。

7. 兼顾教学内容的包容性。本套教材的编者来自全国几乎所有省份，教材的编写兼顾了不同类型学校和地区的教学要求,内容涵盖了执业医师资格考试的基本理论大纲的知识点,可供全国不同地区不同层次的学校使用。

本套教材的修订出版,得到了全国各地医学院校的大力支持,编委均来自各学科教学一线,具有丰富的临床、教学、科研和写作经验。相信本套教材的再版,必将继续对我国临床医学专业5+3教学改革和专业人才培养起着积极的推动作用。

前　言

本教材为“全国普通高等教育临床医学专业5+3‘十四五’规划教材”。为贯彻落实《国务院办公厅关于加快医学教育创新发展的指导意见》(国办发〔2020〕34号)、《普通高等学校教材管理办法》(教材〔2019〕3号)、《普通高等学校本科专业类教学质量国家标准》《高等学校课程思政建设指导纲要》等文件精神，全面深化普通高等学校教育改革、提升教育水平和培养质量、推进新医科建设，更好地培养高素质、高水平、应用型的卓越医学人才，江苏凤凰科学技术出版社面向全国普通高等医学院校，组织修订了本教材。

本书为《人体寄生虫学》(第3版)的配套教材，全书分为实验指导和学习指导两部分内容。本次修订实验指导总论增加了“第二章　寄生虫标本采集、保存与制作的基本知识”，各实验增加了“实验诊断要点”，更新、补充了部分标本图片，并增加了综合性实验；学习指导测试习题增加了A2型、A3型、B型、C型选择题。实验指导部分重点介绍了常见人体寄生虫的标本观察、技术操作，并配有140幅人体寄生虫学实验标本彩图，与主干教材中的模式图相辅相成，便于学生在实验中快速、准确地识别标本，掌握人体寄生虫的病原生物学检查方法，其中的病理标本彩图可加深学生对寄生虫致病的理解；学习指导部分简明扼要地介绍了学习《人体寄生虫学》各章的基本要求，明确了各章的要点，结合重点和难点将各章基本内容编成测试习题和综合测试题。题型包括名词解释、填空题、是非题、选择题(A1型、A2型、A3型、B型、C型、X型题)、问答题、病例分析等，涵盖了执业医师考试几乎所有题型，各题均附有较为详细的参考答案，可从不同角度和层次全面测试学生对本课程的掌握程度。本书内容紧密配合主干教材，并作适当扩展，有助于学生巩固和掌握人体寄生虫学基础理论、基本知识和基本技能，其中的A2型、A3型选择题和病例分析等病例相关测试题紧密结合临床实际，并力求与执业医师考试相吻合，对于拓宽学生的思路，启迪学生的思维，培养学生提出问题和解决问题的能力可起到事半功倍的作用。

本书除适用于医学类各专业的本科生、专科生、高职教育和继续教育学习使用外，还可作为研究生考试备考人员、临床检验人员、疾病预防控制人员的参考用书。

本书由全国16所高等医学院校的27位人体寄生虫学一线专家、教授编写而成。在编写过程中，各位编者都非常认真、负责和投入，配合默契，为本书的顺利完稿付出了辛勤的劳动，并得到江苏凤凰科学技术出版社和各参编单位的大力支持及密切配合。在此一并表示诚挚的感谢！

本书是经全体编写人员共同努力而完成，但由于受学识水平和时间的限制，书中难免存在不足之处，敬请同仁和广大读者提出宝贵意见。

李士根

2024年7月

目 录

第一部分 实验指导

第一篇 总论 …… 2
第一章 实验总则 …… 2
第一节 实验目的 …… 2
第二节 实验室规则 …… 2
第三节 标本观察与技术操作 …… 3
第四节 光学显微镜的使用及注意事项 …… 4
第五节 寄生虫学绘图方法 …… 5
第二章 寄生虫标本采集、保存与制作的基本知识 …… 7
第一节 寄生虫标本的采集与处理 …… 7
第二节 寄生虫标本的保存与制作 …… 8
第二篇 医学蠕虫学 …… 11
第三章 线虫 …… 11
第一节 似蚓蛔线虫(蛔虫) …… 11
第二节 毛首鞭形线虫(鞭虫) …… 13
第三节 蠕形住肠线虫(蛲虫) …… 14
第四节 十二指肠钩口线虫(十二指肠钩虫)与美洲板口线虫(美洲钩虫) …… 15
第五节 班氏吴策线虫(班氏丝虫)与马来布鲁线虫(马来丝虫) …… 17
第六节 旋毛形线虫(旋毛虫) …… 19
第七节 结膜吸吮线虫(东方眼虫) …… 20
第四章 吸虫 …… 22
第一节 华支睾吸虫(肝吸虫) …… 22
第二节 布氏姜片吸虫(姜片虫) …… 24
第三节 卫氏并殖吸虫 …… 24
第四节 斯氏并殖吸虫 …… 26
第五节 日本血吸虫 …… 27
第五章 绦虫 …… 30
第一节 链状带绦虫(猪带绦虫) …… 30
第二节 肥胖带绦虫(牛带绦虫) …… 31
第三节 微小膜壳绦虫(短膜壳绦虫) …… 33
第四节 细粒棘球绦虫(包生绦虫) …… 33
第五节 多房棘球绦虫 …… 34

第六节 曼氏迭宫绦虫(孟氏裂头绦虫) …… 35
第六章 棘头虫 …… 37
第三篇 医学原虫学 …… 39
第七章 叶足虫 …… 39
第一节 溶组织内阿米巴 …… 39
第二节 其他消化道阿米巴 …… 40
第八章 鞭毛虫 …… 42
第一节 蓝氏贾第鞭毛虫(贾第虫) …… 42
第二节 阴道毛滴虫 …… 43
第三节 杜氏利什曼原虫 …… 44
第九章 孢子虫 …… 46
第一节 隐孢子虫 …… 46
第二节 疟原虫 …… 47
第三节 刚地弓形虫(弓形虫) …… 49
第十章 纤毛虫 …… 51
第四篇 医学节肢动物学 …… 52
第十一章 昆虫纲 …… 52
第一节 蚊 …… 52
第二节 蝇 …… 53
第三节 白蛉 …… 54
第四节 蚤 …… 55
第五节 虱 …… 56
第六节 蜚蠊、臭虫 …… 57
第十二章 蛛形纲 …… 59
第一节 蜱 …… 59
第二节 螨 …… 60
第五篇 综合性实验 …… 62
实验一 粪便标本的病原学检查方法 …… 62
实验二 猪肉中旋毛虫的检疫 …… 64
实验三 日本血吸虫致病及免疫学诊断 …… 65
实验四 疟原虫致病相关实验 …… 67
实验五 蚊的采集与饲养 …… 68

第二部分 学习指导

第一篇 总论 …… 72
第一章 寄生虫的生物学 …… 72
第二章 寄生虫与宿主的相互关系及寄生虫感染的特点 …… 72
第三章 寄生虫的危害与我国寄生虫病的现状 …… 72
第四章 寄生虫病的流行与防治原则 …… 72
测试习题 …… 73
参考答案 …… 78

第二篇　医学蠕虫学 …… 82
第五章　线虫概论 …… 82
第六章　消化道线虫 …… 82
第七章　脉管与组织线虫 …… 83
测试习题 …… 83
参考答案 …… 95
第八章　吸虫概论 …… 100
第九章　消化系统吸虫 …… 100
第十章　脉管与组织吸虫 …… 100
测试习题 …… 101
参考答案 …… 109
第十一章　绦虫概论 …… 113
第十二章　消化道绦虫 …… 113
第十三章　组织绦虫 …… 114
第十四章　消化道棘头虫 …… 114
测试习题 …… 115
参考答案 …… 122
第三篇　医学原虫学 …… 125
第十五章　原虫概论 …… 125
第十六章　消化道叶足虫 …… 125
第十七章　组织叶足虫 …… 125
测试习题 …… 125
参考答案 …… 130
第十八章　腔道鞭毛虫 …… 133
第十九章　脉管与组织鞭毛虫 …… 133
测试习题 …… 133
参考答案 …… 140
第二十章　消化道孢子虫 …… 142
第二十一章　脉管与组织孢子虫 …… 142
第二十二章　消化道其他原虫 …… 143
测试习题 …… 143
参考答案 …… 150
第四篇　医学节肢动物学 …… 155
第二十三章　医学节肢动物概论 …… 155
测试习题 …… 155
参考答案 …… 158
第二十四章　昆虫纲 …… 160
测试习题 …… 160
参考答案 …… 167
第二十五章　蛛形纲 …… 169
测试习题 …… 170
参考答案 …… 174

第五篇　人体寄生虫学实验诊断技术及常用抗寄生虫药物 …… 178
第二十六章　病原学检查技术 …… 178
第二十七章　免疫学与分子生物学检验技术 …… 178
测试习题 …… 178
参考答案 …… 180
第二十八章　常用抗寄生虫药物 …… 181
测试习题 …… 182
参考答案 …… 184

综合测试题一 …… 186
参考答案 …… 193
综合测试题二 …… 197
参考答案 …… 203
人体寄生虫学实验标本彩图 …… i

第一部分

实 验 指 导

第一篇　总论

第一章
实验总则

第一节　实验目的

人体寄生虫学的实验教学是人体寄生虫学教学的重要组成部分。其目的在于通过标本观察和技术操作，使学生理论联系实际，加深理解和巩固本课程的基本理论知识；掌握或熟悉常见人体寄生虫的形态结构，尤其是与致病和诊断有关的形态学特点，进一步理解寄生虫的致病机制，并掌握常用的人体寄生虫学实验诊断方法和基本技能；培养学生实事求是、严肃认真的科学态度，以及独立思考和分析问题、解决问题的能力，为从事寄生虫病的诊断、流行病学调查及防治工作打下扎实的基础。

第二节　实验室规则

(1) 实验课前按照课程进度做好预习，明确每次实验的目的和内容，并复习相关理论知识，事先做到心中有数，以提高实验效果，达到实验目的。

(2) 进实验室上课时必须穿实验工作服，并携带教科书、实验指导、实验报告本、绘图铅笔、橡皮、直尺等用品，按规定的座位入座。

(3) 实验开始前要认真检查本次实验所用的仪器、标本、材料等是否齐全、完好，如有缺损应及时向教师报告，不得随意调换。

(4) 遵守课堂纪律，保持实验室的安静、整洁，营造一个良好的学习氛围。

(5) 遵守操作规程，爱惜仪器、设备和标本，节约实验材料、药品和试剂，如有损坏或缺失应立即报告教师。

(6) 实验时按照实验指导逐项进行，仔细观察标本，认真实验操作，并做好实验记录，充分认识所观察标本的特点，客观全面地分析实验结果。

(7) 肉眼观察大体标本时，不得随意移动；镜下观察示教标本时，如不清晰，可轻轻调节光源或细调焦螺旋，仍观察不清楚，需报告教师，不得移动标本推进器和粗调焦螺旋。

(8) 注意安全，保护环境。在使用危险品或感染性寄生虫进行实验时，要严格遵守实验室管理制度和实验操作规程，并做好自我防护；实验用过的玻片、玻棒、玻皿等用具及实验废弃物必须放在指定地点，集中消毒、处理，以免污染环境。

(9) 实验报告书写要简明扼要、字迹清楚，绘图要在认真观察标本的基础上，力求做到客观、真实、准确，并按时完成。

(10) 实验完毕后，将实验台清理整洁，清点所用器材和标本，并放回原处，如有遗失或损坏，应及时报告教师。值日学生负责将实验室打扫干净，凳子摆放整齐，关好水、电、门、窗后方可离开。

第三节 标本观察与技术操作

一、标本观察

寄生虫学实验教学标本一般分为玻片标本、活体标本、浸制标本和干制标本，需分别采用不同的观察方法。

1. 玻片标本　包括封片标本、涂片标本和切片标本，为体积较小的蠕虫和节肢动物的成虫（或部分虫体）、幼虫、虫卵以及原虫，分别采用不同的方法制作而成。观察要点如下：

(1) 观察仪器的选择：根据标本的大小选择不同的仪器。较大的虫体采用放大镜或解剖镜观察，微小的虫体或虫卵则采用显微镜观察。

(2) 显微镜放大倍数及光线调节：显微镜观察应先在低倍镜下找到所要观察的标本，根据需要，再转换高倍镜观察，很小的虫体（如原虫）标本还需再转换油镜观察，才能辨清其形态结构。由于不同寄生虫玻片标本厚薄和颜色深浅有所不同，以及观察的目的（如整体轮廓或局部结构）不同，观察标本时需要的光线强度和放大倍数也不相同，应随时作适当调节，才能看清物像。

(3) 显微镜下标本观察顺序：显微镜下观察玻片上小而分散的标本（如粪便、血液和体液等涂片标本）时，必须按标本顺序观察法左右方向或上下方向（图 1-1），仔细观察，以免遗漏而影响检查结果的准确性。

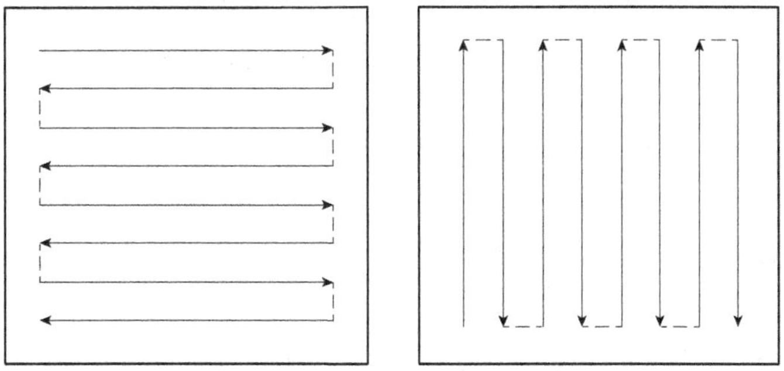

图 1-1　标本顺序观察法示意图

2. 活体标本　为实验室保存的活体寄生虫标本，主要观察活体状态下虫体的大小、形状、颜色和运动状态等。

3. 浸制标本　通常又称大体标本，为体积较大的寄生虫成虫或幼虫、中间宿主和寄生虫所致的组织器官病理标本，放置于大小适当盛有保存液的透明玻璃或有机玻璃标本瓶（或缸）内。此类标本多用肉眼观察，少数用放大镜观察。观察时首先确认寄生虫的种类和发育阶段，然后仔细观察其形态、大小、颜色和结构，结合致病与诊断，掌握其形态特征。对于病理标本，则应先辨认是何种组织器官，再联系致病机制，掌握其病理改变的特征。

4. 干制标本　为某些寄生虫的中间宿主或医学节肢动物成虫经干燥、防腐处理后而制成的标本。将其装在透明玻璃管或平皿中，用肉眼或放大镜观察，注意外观形态结构特征。

二、技术操作

寄生虫学实验中各项操作技术，特别是对粪便、血液或其他体液及组织中各种寄生虫的检查，涉及的标本采集、标本处理、标本染色和标本检测等技术，是学生需要掌握的主要技术。学生首先要理解各种实验设计的原理，熟悉各个操作环节的意义，实验过程中必须按照实验指导和教师的要求，有目的地认真地进行操作，对实验所得结果要认真仔细分析，最后做出结论。操作过程中，一定要避免粪便、血液等对实验室环境的污染，防止实验室感染的发生。

第四节 光学显微镜的使用及注意事项

一、使用显微镜前的准备

将显微镜从镜柜或镜箱内取出时，右手握住镜臂，左手托住镜座，平稳地放在实验台上操作者的左前方。显微镜距实验台边缘 6～10 cm 为宜，右侧可放绘图纸或记录本。

二、低倍镜的使用

1. 对光 打开实验台上的工作灯（自带电光源显微镜，打开电源开关），转动粗调焦螺旋，使载物台略下降（或镜筒略升高），旋转物镜转换器，将低倍镜对准载物台中央的通光孔（可听到轻微的扣碰声）。打开光圈，适当上升聚光器。双眼观察目镜（单筒目镜以左眼观察，右眼睁开），同时调节反光镜的方向（电光源显微镜，调节亮度旋钮），直到视野内光线明亮均匀为止。

2. 放置玻片标本 将玻片标本放到载物台上（注意一定将有标本的一面朝上），用压片夹压住，或用弹簧夹夹住，把要观察的标本部位移到通光孔的正中央。

3. 调节焦距 从显微镜侧面注视低倍镜头，同时旋转粗调焦螺旋，使载物台缓慢上升（或镜筒下降），当低倍镜头与玻片之间的距离约 5 mm 时，从目镜里仔细观察视野，左手慢慢转动粗调焦螺旋使载物台缓慢下降（或镜筒升高），直至视野中出现物像为止。如果物像不太清晰，再转动细调焦螺旋，使物像更加清晰。

在调节焦距时如果看不到或看不清楚标本物像，应注意以下几个问题。

（1）如果低倍镜头与玻片之间的距离超过 1 cm 还未见到物像时，应严格按照上述步骤重新操作。

（2）如果需要观察的标本物像不在视野内，可转动标本推进器的旋钮，前后、左右移动标本，寻找标本物像，并将物像移至视野中央。

（3）如果观察的标本物像因光线强弱不适宜而不够清晰，可通过聚光器（上升变强，下降变弱）、光圈（开大变亮，关小变暗）和反光镜（或电光源显微镜的亮度旋钮）来调节。一般来说，观察无色透明的标本或没有染色的标本时，应将光线调暗一些；反之，则需将光线调亮一些。

三、高倍镜的使用

1. 选好目标 先在低倍镜下选择好需要进一步观察的标本物像，并移至视野正中央，同时把标本物像调节到最清晰的程度。

2. 转换高倍镜 眼睛从侧面注视物镜，转动物镜转换器换上高倍镜。此时在目镜上观察，一般就能见到一个不太清晰的物像，再稍微旋转细调焦螺旋（一般不超过 1 圈），直到物像清晰为止。如果视野的亮度不合适，可调节一下光线强弱。

在从低倍镜准焦的状态下转换高倍镜时，有时会发生高倍镜头擦碰玻片的情况，主要见于以下原因。

（1）标本玻片放反（有标本的一面朝下）：应把标本片翻转后，再从低倍镜开始重新操作。

（2）物镜松动：应拧紧后再操作。

（3）高倍镜与低倍镜不配套：应将载物台略下降（或镜筒略升高）后再转换高倍镜直接调焦。从侧面注视物镜，旋转粗调焦螺旋，使高倍镜头与玻片达最短距离，再一边仔细观察目镜视野，一边慢慢调节细调焦螺旋，使载物台缓慢下降（或镜头上升），直至物像清晰。然后再寻找所需目标。

如果需要更换标本时，应先将载物台下降（或镜筒升高），把标本片移到载物台前方再取下来。

四、油镜的使用

1. 选好目标、调亮光线　按照由低倍镜到高倍镜的步骤找到清晰的标本物像，把待放大的部分移到视野正中央。将聚光器上升到最高处，光圈调大。

2. 转换油镜　将高倍镜移开，在玻片标本的镜检部位滴1滴显微镜油（如香柏油），从侧面注视镜头，轻轻转换油镜，使镜面浸在油滴中。一般情况下，转换为油镜即可看到物像，如不清楚，可稍稍调节细调焦螺旋，直至物像清晰。

3. 擦拭镜头和玻片　油镜使用完毕后，下降载物台（或上升物镜）约1 cm，把油镜头转到侧边，取下标本。先用双层擦镜纸擦去镜头上的镜油，再用滴上少许二甲苯溶液（或7份乙醚加3份乙醇的混合液）的擦镜纸擦镜头，最后再用干净的擦镜纸擦一次；封加盖玻片的玻片标本的擦拭方法同油镜头，未封加盖玻片的玻片标本可用拉纸法擦拭，即先取1小块擦镜纸覆盖在标本片的油滴上，再滴1滴二甲苯溶液（或7份乙醚加3份乙醇的混合液），平拉擦镜纸，反复几次即可擦净。

五、使用显微镜注意事项

（1）严格按步骤操作，熟悉显微镜各部件的性能，掌握粗、细调焦螺旋的转动方向与载物台（或镜筒）的关系。转动粗调焦螺旋使载物台上升（或镜筒下降）时，眼睛必须从侧面注视物镜镜头，以免压坏标本或损坏镜头。

（2）使用自带电光源显微镜，应注意检查电源插头与显微镜接口有没有插紧。亮度旋钮应从小到大调节达到合适的光强度，避免光源长时间处于最大光强度。使用结束时，要把亮度旋钮调至最小位置，再关闭电源开关。

（3）观察标本时，要养成两眼同时睁开、双手并用（左手调节焦距，右手移动标本或绘图、记录）的习惯。

（4）寄生虫标本均为立体结构，有一定厚度，故需调节焦距才能看清不同层面上的结构。

（5）观察带有液体的临时标本时需加盖玻片，并将镜台放平，以免液体污染显微镜和实验台。

（6）显微镜的光学部件切忌口吹、手抹或用纱布、手帕等粗糙物擦拭，需要清洁时只能用擦镜纸擦拭，擦拭方法为从中心向外旋转，至最外圈自然旋出。机械部分可用柔软纱布擦拭。如果不慎将液体标本或腐蚀性化学品（如酸、碱等）污染了显微镜，应立即小心擦拭干净。

（7）禁止拆卸或调换目镜、物镜和聚光器等部件。

（8）显微镜使用完毕需及时复原。先下降载物台（或上升物镜），取下玻片标本，使物镜转离通光孔，再上升载物台（或下降物镜），使物镜与载物台相接近。然后调整好标本推进器的位置，并降下聚光器，关小光圈，使反光镜垂直于聚光器。最后用柔软纱布清洁载物台等机械部分，罩上防尘套或放回柜内。

第五节　寄生虫学绘图方法

观察标本是人体寄生虫学实验的主要内容，真实准确地记录所观察的标本，对于正确掌握其形态特点至关重要。绘图是科学记录的一种方法，也是寄生虫学基本技能之一，应遵循生物学绘图的原则，加强训练，熟练掌握。具体要求如下：

（1）绘图前应认真、仔细观察多个标本，选择结构特征明显的典型标本绘图。

（2）蠕虫虫卵、虫体和铁苏木素染色的原虫一般用黑色铅笔绘点线图，用线和点勾画标本的结构图，线要平滑，点要圆，以点的疏、密来表示明暗对比和颜色深浅，不能涂阴影；对于染色的原虫标本（除铁苏木素染色外），用彩色铅笔按观察标本的实际颜色绘图。

（3）标本图形的长宽比例和内部结构的位置及大小比例要与观察的实物相当。

（4）绘图大小适宜，布局合理。对于构造简单而体积较大的标本，可画小些，以不影响注字为准；构造复杂而体积较小的标本，可适当画大些，以展示其结构。在同一张实验报告上绘多个寄生虫形态图时，要注意同类标本之间（如虫卵之间、包囊之间）以及同种寄生虫不同发育阶段之间（如疟原虫环状体与大滋养体之间）的大小比例。

（5）绘图要用黑色铅笔标注结构名称，由需标注的结构部位引出水平直线（一般向图的右边引出），当两个结构位置接近时，将其中一个结构用折线引出，各线不可交叉，且末端对齐，结构名称标注于线的末端。标本名称、放大倍数等一律写在图的正下方（图 1-2）。

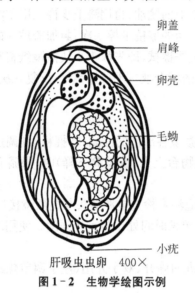

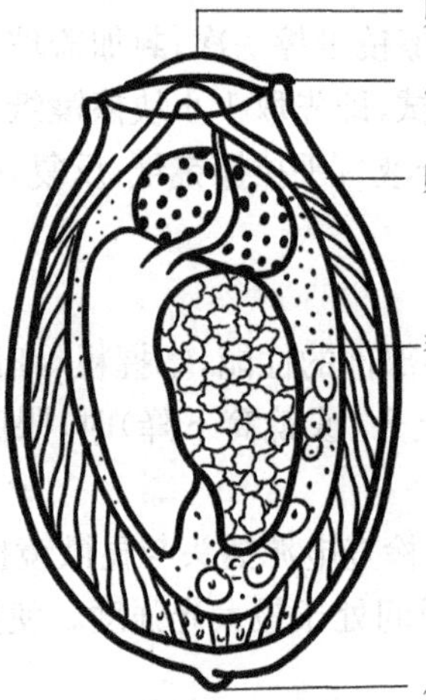

图 1-2 生物学绘图示例

（李士根）

第二章
寄生虫标本采集、保存与制作的基本知识

寄生虫标本的采集、保存与制作是人体寄生虫学实验教学、病原学检测和科学研究的主要技术之一。为进一步观察、鉴定寄生虫的虫种和虫期，需要将采集到的新鲜虫体（或虫卵）或含有寄生虫的宿主组织进行固定保存，制成标本，使其保持完整的形态结构。熟悉这些实验技术的基本知识，有助于了解寄生虫标本的来历，加深对寄生虫形态的认识，提高实验教学质量和科研水平。

第一节　寄生虫标本的采集与处理

一、标本的采集

根据寄生虫的形态、生活史/生活习性、致病情况等可采集获得不同生活史阶段的寄生虫标本。寄生虫在人体寄生部位较广，几乎人体所有器官组织都可以查获寄生虫。体内寄生虫可从其寄生部位、寄生部位的分泌排泄物或病变组织取材，如粪便、血液、骨髓、肛门周围、痰液及其他分泌物以及病理组织等，其中粪便是最常见的寄生虫标本来源。体外寄生虫从宿主体表或栖息场所/孳生地采集。

寄生虫生活史阶段多，有些虫体较大，肉眼可见；有些虫体较小，需要在显微镜下放大 10～1000 倍才可见。

1. 肉眼可见寄生虫的采集　肉眼可见节肢动物的成虫、若虫、幼虫、蛹等，根据其生活习性，在栖息场所/孳生地直接抓取或用合适工具采集。从人或动物体内、体表或体外检获肉眼可见的寄生虫，若虫体在体外，可直接获取虫体；若虫体在器官组织中，可经组织分离采集虫体，或者制作成组织病理切片；若虫体在分泌排泄物或体液中，可用拣虫法、淘虫法或冲洗过筛法收集虫体。

(1) 拣虫法：用镊子或竹签采集虫体。主要用于肉眼可见的大型蠕虫，如蛔虫成虫、姜片虫成虫、带绦虫成虫或孕节、肝吸虫成虫等。注意动作要轻巧，挑出的虫体置于大玻皿内，清洗后置生理盐水中。细长的虫体，要小心挑取，勿使头颈断落丢失。过硬的粪块，可用生理盐水软化后再拣虫。

(2) 淘虫法：将收集的粪便加水搅拌成糊状，转置于容量较大的玻璃缸或量杯内，加水至满。静置 20 分钟后倾去上层粪水，再加水至满，如此反复数次，直至上层液体澄清为止，弃上清液，将沉渣倒入大玻皿内，下衬黑纸拣虫。本法用于收集小型蠕虫，如钩虫、蛲虫、鞭虫、微小膜壳绦虫等成虫。注意水洗的时间不宜太长，以防虫体胀裂。

(3) 冲洗过筛法：将分泌排泄物或调成糊状的粪便倒入 40～60 目铜筛中，用清水反复冲洗筛上的粪渣，直至冲出清水为止。取筛内粪渣置于大玻皿内，加少许生理盐水，下衬黑纸检查。本法适用于收集小型蠕虫，也可用于收集带绦虫成虫。注意水冲不能过猛，时间不要过长。

2. 显微镜检获寄生虫的采集　显微镜检获的寄生虫包括蠕虫和节肢动物的卵、原虫和小型节肢动物的各个生活史阶段以及某些种类寄生虫的成虫或幼虫等，通常来源于人体或动物的粪便、血液、骨髓、脑脊液、痰液、尿液、鞘膜积液、前列腺液、十二指肠液、胆汁和阴道分泌物等，采集这些含虫的分泌排泄物或体液，应遵循相应标本的临床常规采集要求。如采集含虫粪便标本，盛装的容器一般为广口蜡纸盒或塑料杯，有密封盖；容器应清洁、干燥、密封，防止水、尿、药品、植物、泥土和其他物质的污

染;粪便标本应以自然排出的新鲜粪便为佳。采集含虫血液或骨髓标本,应准备消毒用的75%乙醇棉球或碘酊或碘伏、无菌棉签、无菌干棉球等;采血针、穿刺针、注射器应干燥、无菌,防止溶血、污染;使用一次性无菌采血针,一人一针,防止交叉感染;骨髓穿刺应准备常规穿刺包。血液采集常作静脉采血,采血管加 EDTA-Na_2 或 EDTA-K_2 抗凝,或使用含 EDTA 抗凝剂的真空采血管。恶性疟原虫宜在发作时或发作后1周采血,丝虫微丝蚴宜在晚上9时至次晨2时采血。

3. 标本采集注意事项

(1) 及时足量:发现虫体或含虫标本后应及时采集,以保持寄生虫活力或结构完整。根据后续标本用途,确定采集量,一般需尽可能多地采集所有虫体或含虫标本。

(2) 记录标本采集信息:记录内容包括标本名称、采集地点、日期(有时需注明时间)、标本来源、宿主种类、寄生部位和采集人姓名等。对于医学节肢动物标本,应详细记录采集场所的情况及气候条件等。

(3) 保持虫体完整:操作要细致,避免损坏标本的任何构造,如昆虫的足、翅、体毛和鳞片等均为分类的重要依据,故标本要力求完整,不能有残缺。

(4) 防止被感染或污染环境:熟知相关寄生虫的知识,采集过程中应按照生物安全的要求采取适当的防护和消毒措施,防止被寄生虫或其他病原感染。如戴上乳胶手套、器具和实验台应消毒清洗,采集阳性钉螺应防止日本血吸虫尾蚴侵入皮肤,采集节肢动物应防止被叮咬等。按照采集的标本特征,选择合适的方法采集标本,使用合适的容器存放标本,采集和运送过程中应防止标本泄漏而污染环境。

二、标本的处理

采集的寄生虫标本来源于人体或环境中,携带或混合有其他非寄生虫成分。为保持寄生虫原有的结构,需要按标本的种类、大小、性质和后期制作要求等,尽快加以适当处理。肉眼可见的寄生虫,应先用生理盐水将标本表面污物洗净,置于生理盐水中;对需染色的标本,置于生理盐水中的时间最好在数分钟到半小时,避免因渗透压不同而使虫体内部结构损坏。若进行寄生虫的活体观察,应尽快观察(如肉眼可见虫体)或在保温下观察(如原虫滋养体等)。

显微镜下可见的寄生虫,含虫标本需及时处理以备保存、制作。含原虫滋养体粪便应及时制备玻片粪膜,含虫卵或原虫包囊粪便通常需要用自然沉淀法或离心沉淀法去除粪便粗渣获得清亮的沉渣。根据虫体种类不同,含虫血液需制备成厚血膜、薄血膜或者加水溶血后离心收集沉渣,骨髓制备成骨髓涂片,其他体液、分泌物制备成涂片或离心沉渣制备涂片。涂片自然晾干备用。

如因故不能及时处理,须将标本放入冰箱内冷藏(4℃),但时间不宜过长,以免寄生虫死亡后发生细胞自溶、蛋白变性、组织腐败等。

第二节 寄生虫标本的保存与制作

一、标本的保存

1. 标本保存类型 寄生虫标本保存类型有液浸保存、染色保存、干制保存、低温保存、活体保存等。肉眼可见的寄生虫、寄生虫寄生的组织器官、粪便中的蠕虫卵和原虫包囊或卵囊等均可用适宜的保存液(或固定液)浸泡保存。为显示微细结构,可将肉眼可见的寄生虫整体或局部经固定、染色、盖玻片封固在玻片上保存;显微镜下观察的寄生虫,如血液、粪便及其他分泌排泄物中的原虫,需将含虫标本制成涂片,固定、染色后保存或染色后封片保存。淡水螺类及节肢动物等常需干燥后保存。用于分子研究的寄生虫,需要直接或加固定液(如无水乙醇)后低温(4℃、−20℃或−70℃)保存。有些寄生虫需要活体保存，可采用动物保种、体外培养、人工饲养或液氮保种等方式。

2. 固定及固定液 在寄生虫标本的保存中，固定是非常关键的一步。固定的方法分为物理固定和化学固定。物理固定是用加热、冰冻或干燥的方法固定标本。如用 50～60℃热水烫死蚊幼虫，使虫体伸展，以显示其自然姿态；在空气中晾干各种标本涂片；以干燥法固定和保存双翅目昆虫等。化学固定是用化学药品配成固定液（保存液）固定标本。常用固定液的试剂主要有甲醛、乙醇、升汞（氯化汞）、苦味酸、醋酸、甲醇等。固定液分为单纯固定液和复合固定液。单纯固定液虽然配制简便，但往往固定效果不佳；复合固定液由 2 种以上的试剂配制而成，可利用不同种试剂的优点以互补不足，例如醋酸会使细胞膨胀，而乙醇、苦味酸则使细胞收缩，两者混合使用可使膨胀与收缩的作用相抵消。

蠕虫成虫、幼虫的固定液一般为 5%～10%福尔马林或 70%乙醇，常用 5%福尔马林甘油或 70%乙醇甘油固定虫卵。原虫粪便标本的固定液可用汞碘醛或聚乙烯醇，原虫粪便涂片固定液常用 Schaudinn 液或聚乙烯醇。血液、骨髓涂片用甲醇固定。节肢动物常用 70%乙醇固定。

3. 标本保存注意事项

(1) 用任何浓度甲醛液固定后的蠕虫标本，需更换于 5%福尔马林生理盐水中保存。若用于染色封片标本时，则需经流水充分冲洗后置于 70%乙醇内保存。用任何浓度乙醇固定后的蠕虫标本，需更换于 70%乙醇内保存。

(2) 用含有升汞的固定液固定后的原虫标本，需先更换于加碘液的 70%乙醇中，使氯化汞变为碘化汞而消除其沉淀，再更换于 70%乙醇内保存。

(3) 含卵细胞的虫卵固定时需将固定液加热至 70℃，以阻止虫卵内卵细胞继续发育；虫卵固定 24 小时后换于新的固定液中保存。

(4) 用任何固定液固定后的标本，如虫体较大（如整条带绦虫）须在 1 天至 1 周内多次更换新的固定液；如虫体较小，如小型蠕虫或虫卵等也应在 1 周内至少更换 1 次新固定液，以防止药液浓度降低而影响保存效果。

(5) 固定液应足量，固定用容器的容量应大于标本量 2 倍以上且密封有盖。

(6) 标本固定时须防止标本形态发生改变。固定后常温保存的标本应置于带盖密封的玻璃容器中，在避光通风的环境下存放。存放标本的容器上应清晰标注标本名称、来源、保存液名称、保存日期、采集者和鉴定者姓名等。

二、标本的制作

寄生虫标本经制作后便于保存和观察。常见寄生虫标本包括浸制标本、玻片标本和干制标本等。

1. 浸制标本 经固定和保存的标本需多次更换保存液（或水洗后再更换保存液）至容器内的保存液清澈，选择大小合适的透明玻璃或有机玻璃标本瓶（或缸），将标本放入，使虫体特征或病变部位突出，再加入保存液，封闭瓶（或缸）口，贴上标签。

2. 玻片标本 含虫卵粪便保存液用甘油透明后可以制成临时封片或永久封片。滴 1 滴虫卵保存液于载玻片中央，盖上盖玻片，用凡士林或石蜡圈封片法制备临时封片，用中性树胶封片法或甘油明胶封片法制备永久封片。

染色保存的永久玻片标本一般还需经过染色、脱水、透明和封固等步骤。

(1) 染色：标本经染液染色后，组织和细胞的不同成分被染上不同的颜色，在光学显微镜下显得更为清晰。寄生虫染色常用染液有卡红、苏木精、Giemsa、Wright、石炭酸复红、孔雀绿等。有些染料需经媒染剂（如明矾等）或促染剂（如硼砂、冰醋酸等）增强染色的作用，才能达到染色效果。标本浓染后，需用分化剂（如盐酸、冰醋酸、重铬酸钾等）分色（脱色）后使组织和细胞染色适宜。

(2) 脱水：将组织内的水分脱尽，以利于透明组织和保存标本。最常用的脱去寄生虫标本中水分的脱水剂是乙醇，一般将乙醇配成由低到高的各种浓度（如 30%、50%、70%、80%、90%、95%、无水乙醇)，标本依次经不同浓度的乙醇脱水后，其水分逐渐减少，直至完全脱尽。

(3)透明：将脱水后的标本放于透明剂(如二甲苯、冬青油)内，使组织内含有的脱水剂逐渐排出，透明剂渗入组织内部，使组织呈现不同程度的透明状态，有利于镜下观察标本的内部结构，并有助于封固保存。通常在标本脱水后，先置于透明剂与脱水剂(如无水乙醇)各半的混合液中浸泡，再换入纯透明剂中，以便透明剂逐渐渗入虫体，避免因溶液浓度急剧变化而使虫体收缩。

(4) 封固：封固于载玻片的标本能永久保存，并且虫体组织在封固剂的充实下，其折光率和玻片的折光率相似，镜下观察效果更好。封固剂分为油溶性和水溶性。用油溶性封固剂(如中性树胶等)时，标本必须经脱水、透明后使用，标本保存时间长。使用水溶性封固剂(如明胶等)时，标本不需要经过脱水和透明，但封制后需用快干漆或指甲油将盖玻片四周封固，以免空气中的水分溶解封固剂或封固剂干涸，水溶性封固剂制成的玻片标本难以长期保存。玻片标本封固完毕后，应平放在干净无尘的地方晾干，或置于 37℃温箱中以加速干燥。

3. 干制标本　常见的干制标本主要有纹沼螺、赤豆螺、长角涵螺、川卷螺、扁卷螺、钉螺、溪蟹、蝲蛄等淡水螺类和甲壳类，以及蚊、蝇、蜚蠊等医学节肢动物。对清洁干净的标本进行防腐、干燥处理，选择合适的容器，再把标本放入容器内，调整好标本的位置，节肢动物标本还需加入复方樟脑粉等防蛀、防霉、防潮的试剂，盖上瓶盖或塞子，用石蜡封口，贴上标签。

(陈盛霞　李士根)

第二篇　医学蠕虫学

第三章
线　　虫

第一节　似蚓蛔线虫(蛔虫)

一、实验目的

(1) 掌握蛔虫受精卵、未受精卵的形态特征。

(2) 熟悉蛔虫感染期卵、脱蛋白质膜卵、成虫的形态特征,以及粪便生理盐水直接涂片法检查蛔虫卵。

(3) 观察蛔虫并发症的病理标本,理解蛔虫对人体的危害。

(4) 了解感染性蛔虫卵人工感染小鼠实验和蛔虫解剖方法。

二、实验内容

(一) 标本观察

1. 虫卵(玻片标本,低倍镜及高倍镜观察)

(1) 蛔虫受精卵：宽椭圆形,大小约 65 μm×45 μm。卵壳厚而无色透明,壳的外表面有一层分布均匀、凹凸不平的蛋白质膜,被宿主胆汁染成棕黄色,内含一大而圆的卵细胞,卵细胞的两端与卵壳之间可见新月形空隙(彩图 3-1)。放置时间长或便秘患者粪便内的虫卵,因卵细胞已分裂为多个,卵内新月形空隙消失;虫卵方位竖立时,可见虫卵为圆形,且见不到新月形空隙。

(2) 蛔虫未受精卵：长椭圆形(有的形状不甚规则),大小约 90 μm×40 μm,棕黄色。蛋白质膜与卵壳均较受精卵的薄,且蛋白质膜分布不均匀,卵内含有许多大小不等的屈光颗粒(卵黄颗粒)(彩图 3-2)。

(3) 蛔虫感染期卵：卵内含有一条卷曲的幼虫,其他结构与蛔虫受精卵相似(彩图 3-3)。

(4) 蛔虫脱蛋白质膜卵：蛔虫受精卵、未受精卵或感染期卵有时其外面的蛋白质膜可脱落,成为脱蛋白质膜卵,此时卵壳光滑,无色透明,但卵内结构不变,应注意与其他虫卵相鉴别(彩图 3-4)。

2. 成虫

(1) 活成虫(肉眼观察)：从蛔虫患者或带虫者体内驱出的虫体,或取自猪肠腔的猪蛔虫,虫体长圆柱形,中间稍膨大,两端逐渐变细,粉红色或微黄色。体表有横纹,两侧各有一条纵行的侧线。雌虫长 20～35 cm,尾部直而钝圆;雄虫长 15～31 cm,尾部向腹面卷曲。

(2) 成虫浸制标本(肉眼观察)：外形同活虫体,呈灰白色(彩图 3-5)。

(3) 成虫内部结构(解剖标本)：消化系统完整,由口、咽、食管、肠管、肛门/泄殖腔(雌虫肠管末端为肛门,雄虫肠管末端为泄殖腔)组成;生殖系统发达,为管状结构。雌虫生殖系统呈细长状、双管型,包括卵巢、输卵管、子宫三部分,两子宫最后汇合形成阴道,开口于腹面中部偏前方。雄虫生殖系统为单管型，包括睾丸、输精管、贮精囊、射精管，射精管与虫体末端的泄殖腔相连。

(4) 蛔虫头端唇瓣(玻片染色标本，低倍镜观察)：3个唇瓣排列成“品”字形，一个在背面称为背唇瓣，两个在腹面称为亚腹唇瓣，中央是口孔，唇瓣内缘有细齿，外缘有感觉乳突和头感器(彩图3-6)。

(5) 雄蛔虫尾部交合刺(玻片染色标本，低倍镜观察)：雄虫尾端自泄殖腔中伸出2根牛角状、淡黄色交合刺(彩图3-7)。

3. 病理标本(甲醛浸制瓶装标本，肉眼观察)

(1) 胆道蛔虫症病理标本：肝门胆管内有一条蛔虫嵌塞其中。

(2) 蛔虫性肠梗阻病理标本：肠管内有大量蛔虫缠绕成团，阻塞肠管。

(3) 蛔虫性肠穿孔病理标本：蛔虫穿透肠壁。

(4) 蛔虫性阑尾炎病理标本：阑尾腔内有钻入的蛔虫。

(二) 技术操作

1. 粪便生理盐水直接涂片法

(1) 材料：阳性粪便、载玻片、盖玻片、竹签、生理盐水、镊子、5%煤酚皂(来苏儿)等。

(2) 操作步骤：

1) 将一滴生理盐水滴在洁净的载玻片中央，以竹签挑取绿豆大小的粪便，在滴加的生理盐水中由内向外轻轻抹动，制成薄涂片。

2) 加盖玻片，置于显微镜下检查虫卵。

(3) 注意事项：

1) 涂片要均匀，粪膜的厚度以透过涂片略能辨认书上的字迹为宜。

2) 加盖玻片时，以盖玻片一边接触液面，慢慢倾斜盖下，以免出现气泡。

3) 将用过的竹签、载玻片、盖玻片放入5%煤酚皂缸内。

2. 感染性蛔虫卵人工感染小鼠

(1) 材料：雌蛔虫、小鼠、培养皿、滤纸、2%福尔马林、孵箱、滴管等。

(2) 操作步骤：

1) 感染性蛔虫卵培养：在培养皿底部铺一层滤纸，倒入适量2%福尔马林使其湿润，解剖活的雌蛔虫，剪下距阴道1.5 cm处的子宫后端，取出虫卵均匀涂抹在培养皿底部的滤纸上，置于27℃孵箱培养，3周后受精卵即发育为感染性虫卵。

2) 感染小鼠：小鼠禁食12小时，用滴管吸取3000～5000个感染性虫卵的悬液，插入小鼠口腔饲喂感染。

3) 小鼠肺组织压片检查：感染后7～12天，剖杀小鼠取出肺脏，剪取绿豆大小一块肺组织，夹在两个载玻片之间轻压，用低倍镜观察蛔虫幼虫活动情况。

(3) 注意事项：

1) 感染性蛔虫卵培养期间，注意随时添加液体，保持发育环境的湿度。

2) 小鼠感染前，要用显微镜观察到虫卵内有活动的幼虫。

3) 给小鼠饲喂感染性虫卵悬液时，要缓慢滴入，让其咽下。

3. 蛔虫成虫解剖

(1) 材料：猪蛔虫、解剖刀、大头针、镊子、泡沫板、放大镜、显微镜等。

(2) 操作步骤：

1) 取猪蛔虫成虫虫体，辨别雌虫、雄虫，各取一条。

2) 将虫体用大头针固定于泡沫板上。

3) 用解剖刀将虫体皮层剖开，分离内部器官(消化系统及生殖系统)。

4) 将雌虫子宫内虫卵取出，进行压片，镜下观察虫卵形态特征。

5）将雄虫尾部取下，进行压片，镜下观察交合刺。

6）将虫体头部取下，进行正压片和侧压片，观察头部唇瓣结构特征。

（3）注意事项：

1）分离内部结构时，动作需谨慎小心，避免损坏内部器官。

2）观察虫卵时注意区分蛔虫受精卵与蛔虫未受精卵。

3）避免污染环境，做好用具消毒处理。

三、实验诊断要点

（1）蛔虫产卵量大，常用粪便生理盐水直接涂片法检查虫卵，查一张涂片的检出率为80%左右，查3张涂片可达95%，为提高粪便生理盐水直接涂片法的检出率，每份粪便应从不同部位取材涂3张涂片。

（2）对直接涂片阴性者，可用饱和盐水浮聚法或沉淀集卵法以提高虫卵检出率。

（3）既往有粪便排出或吐出蛔虫史者以及外科手术时发现蛔虫成虫，均可明确蛔虫病的诊断。

（4）患者有肺部症状时，可查痰液中的蛔虫幼虫，但检出率不高。

（5）对于雌雄虫尚未发育成熟或只有雄虫寄生者，可经试验性驱虫确诊。

四、实验报告

绘蛔虫受精卵、未受精卵图，并注明结构。

第二节 毛首鞭形线虫（鞭虫）

一、实验目的

（1）掌握鞭虫卵的形态特征。

（2）熟悉鞭虫成虫的形态特征。

（3）观察鞭虫寄生于肠壁病理标本，理解鞭虫对人体的危害。

二、实验内容（标本观察）

1. 虫卵（玻片标本，低倍镜及高倍镜观察） 虫卵呈腰鼓状或纺锤状，镜下偶可见接近于圆形标本。大小约52 μm×22 μm。卵壳厚，两端各有一无色透明塞状突起，整个虫卵均为棕黄色，卵内含一大的尚未开始分裂的卵细胞（彩图3-8）。

2. 成虫

（1）成虫浸制标本（肉眼观察）：外形与马鞭形状相似，前3/5部分较细长，后2/5部分较粗短，虫体呈灰白色。雌虫大小为35～50 mm，雄虫大小为30～45 mm。雌虫尾部尖直、钝圆，雄虫尾部则呈环状卷曲（彩图3-9）。

（3）成虫玻片染色标本（低倍镜观察）：低倍镜下可见极小的口孔，由2个半月形唇瓣组成。虫体前端有一细长的咽管，雄虫末端有一交合刺，外部有鞘，鞘表面可见小刺。

3. 鞭虫寄生于肠壁病理标本（甲醛浸制瓶装标本，肉眼观察） 虫体以其前端细长部分钻入到结肠黏膜下，后部游离于肠黏膜外（彩图3-10）。

三、实验诊断要点

（1）鞭虫卵可用直接涂片法检测，但因鞭虫产卵量少、虫卵较小，检出率不高，需反复检查。

（2）可用改良加藤法、浓集法提高检出率。

四、实验报告

绘鞭虫卵，并注明结构。

（马 萌）

第三节 蠕形住肠线虫(蛲虫)

一、实验目的

(1) 掌握蛲虫卵和蛲虫成虫的形态特征。
(2) 熟悉透明胶纸法和棉签拭子法查蛲虫卵。

二、实验内容

(一) 标本观察

1. 虫卵(玻片标本，低倍镜及高倍镜观察) 椭圆形，虫卵两侧不对称，一侧扁平，一侧稍突起。大小为(50～60)μm×(20～30)μm。卵壳较厚、无色透明，低倍镜下可见两层卵壳(实际由外到内为蛋白质膜、壳质层及脂层3层)。新鲜排出的虫卵内含一蝌蚪期胚胎。排出体外的虫卵5～6小时后发育到感染期，卵内含有一条折叠的幼虫(彩图3-11)。因虫卵无色，镜下观察时应适当将光线调暗，以便于观察虫卵形态，并注意与脱蛋白质膜蛔虫卵、钩虫卵相鉴别。

2. 成虫

(1) 成虫浸制标本(肉眼观察)：虫体乳白色、线头状。雌虫长约1 cm，虫体中部稍粗大(因内部子宫充满虫卵)，后部长直且尖细(彩图3-12)。雄虫较雌虫小，后端向腹面卷曲。

(2) 成虫玻片染色标本(低倍镜观察)：虫体头部两侧具有膨大的头翼，食管末端膨大为球状的食管球，食管球向下连接肠管，肠管末端为肛门(彩图3-13)。雌虫长8～13mm，宽0.3～0.5 mm。雄虫长2～5 mm，宽0.1～0.2 mm。

(3) 雄虫尾部结构(玻片染色标本，低倍镜观察)：雄虫尾端向腹面卷曲，有尾翼、数对乳突和一根长约70 μm的交合刺。

(二) 技术操作

1. 透明胶纸法

(1) 材料：透明胶带(宽约2 cm)、载玻片、标签纸、显微镜等。

(2) 操作步骤：

1) 将透明胶带裁剪成适当长度(6 cm左右为宜)，一端向胶面折叠约0.4 cm，以便于揭开胶带。不能现场操作时可将胶带贴在洁净的载玻片上备用。
2) 用拇指、食指将受检者肛门褶皱处皮肤分平，将透明胶带胶面在肛门周围皮肤处反复粘压。
3) 将采样后的透明胶带粘贴至洁净的载玻片上。
4) 标签纸记录受检者信息粘在玻片一侧。
5) 将载玻片置于显微镜下观察。

(3) 注意事项：

1) 于清晨排便前、洗澡前进行检查。
2) 肛门褶皱处皮肤要尽量平展。
3) 向载玻片粘贴透明胶带时，尽量抹平胶带，避免出现褶皱或产生气泡。
4) 如产生较多气泡，可揭开胶带，滴加一滴生理盐水或二甲苯，再粘贴胶带后进行镜下检查。

2. 棉签拭子法

(1) 材料：生理盐水、棉签、试管、显微镜等。

(2) 操作步骤：

1) 将棉签浸入生理盐水中，取出后挤按出过多的水分。

2) 用棉签在受检者肛门周围和会阴部皮肤上进行擦拭。

3) 将擦拭后的棉签放入盛有饱和盐水的试管中，充分搅动棉签，使虫卵洗入盐水中，随后将棉签迅速提起，在试管内壁挤去多余盐水。

4) 再次加饱和盐水至管口，并按饱和盐水浮聚法操作检查（见本章第四节）。

5) 也可将取材后的棉签放入盛有生理盐水的试管中，充分搅动后提起棉签并挤去水分。试管静置 10 分钟（或离心），倒去上清液，取沉渣镜检。

(3) 注意事项：

1) 棉签擦拭肛周皮肤时尽量将褶皱皮肤展平。

2) 使用过的棉签不要随意丢弃。

三、实验诊断要点

1. 蛲虫一般不在肠内产卵，粪检阳性率低，因为蛲虫夜间在肛周产卵，故常在肛周检查虫卵，检查时间最好在早晨受检者起床后、排便前进行，若阴性应连续检查 2～3 日。

2. 粪便中有蛲虫成虫排出或夜间在肛周检获成虫时，可根据虫体形态确诊。

四、实验报告

绘蛲虫卵图，并注明结构。

（殷兆丽）

第四节　十二指肠钩口线虫（十二指肠钩虫）与美洲板口线虫（美洲钩虫）

一、实验目的

(1) 掌握钩虫卵的形态特征和两种钩虫成虫的形态及鉴别要点。

(2) 观察钩虫寄生于肠壁病理标本，理解钩虫对人体的危害。

(3) 熟悉饱和盐水浮聚法和钩蚴培养法检查钩虫感染。

二、实验内容

(一) 标本观察

1. 虫卵（玻片标本，低倍镜及高倍镜观察）　两种钩虫卵形态相似，在光镜下不易区别。虫卵椭圆形，大小为(56～76)μm×(36～40)μm，无色透明，卵壳薄而均匀，呈清晰的细线形。新鲜粪便中虫卵通常含 4～8 个卵细胞，多为 4 个，卵壳与卵细胞间有明显空隙。便秘患者或粪便放置较久，卵内细胞继续分裂成桑葚状甚至发育至幼虫（彩图 3-14）。观察钩虫卵时，由于虫卵透明，应将视野调暗些。此外，注意与脱蛋白质膜受精蛔虫卵相鉴别。

2. 丝状蚴（玻片染色标本，低倍镜观察）　大小为(0.5～0.7) mm×0.025 mm，口腔封闭，咽管细长，体表被有鞘膜。

3. 成虫

(1) 成虫浸制标本(肉眼观察)：虫体细长，长约 1 cm，圆柱形，活体为肉红色，固定后呈灰白色。雌虫略大于雄虫，末端呈圆锥形，雄虫尾端膨大成伞状。十二指肠钩虫头部与尾端均向背侧弯曲，体似"C"形，美洲钩虫头端向背面仰曲，尾端向腹面弯曲，体似"S"形(彩图 3-15)。

(2) 成虫玻片染色标本(低倍镜观察)：

1) 口囊：十二指肠钩虫口囊呈扁卵圆形，腹侧缘有 2 对尖利的钩齿，美洲钩虫口囊呈椭圆形，腹侧缘有 1 对半月形板齿(彩图 3-16，彩图 3-17)。

2) 雄虫交合伞与交合刺：十二指肠钩虫雄虫交合伞撑开近似圆形，背辐肋远端分为 2 支，每支再分 3 小支，交合刺两根，呈长鬃状，末端分开。美洲钩虫交合伞撑开呈扁圆形，背辐肋从基部分 2 支，每支再分 2 小支，两根交合刺末端合并呈倒钩状(彩图 3-18，彩图 3-19)。

3) 雌虫尾刺：十二指肠钩虫雌虫尾部有 1 根尾刺，美洲钩虫雌虫无尾刺。

两种钩虫成虫主要形态鉴别见表 3-1。

表 3-1 两种钩虫成虫主要形态鉴别

鉴别要点	十二指肠钩虫	美洲钩虫
大小(mm)	雌虫(10～13)×0.6 雄虫(8～11)×(0.4～0.5)	雌虫(9～11)×0.4 雄虫(7～9)×0.3
体形	"C"形	"S"形
口囊	有 2 对钩齿	有 1 对板齿
背辐肋	远端分 2 支，每支再分 3 小支	基部分 2 支，每支再分 2 小支
交合伞	撑开略呈圆形	撑开略呈扁圆形
交合刺	两刺呈长鬃状，末端分开	末端合并，一刺呈倒钩状，包套于另一刺的凹槽内
尾刺	有	无

4. 钩虫咬附肠壁病理标本(甲醛浸制瓶装标本，肉眼观察)　虫体以口囊咬附于小肠黏膜，肠壁上可见许多白色线头样钩虫，咬啮部位有点状或片状出血(彩图 3-20)。

(二) 技术操作

1. 饱和盐水浮聚法

(1) 材料：阳性粪便、浮聚瓶、饱和盐水、滴管、竹签、洁净载玻片、盖玻片等。

(2) 操作步骤：

1) 取黄豆粒大小(约 1 g)的粪便置于浮聚瓶内，滴加少量饱和盐水，用竹签充分搅拌。

2) 继续滴加饱和盐水至液面略高于瓶口又不溢出为止。

3) 取一张洁净载玻片覆盖于瓶口，静置 15 分钟。

4) 将载玻片提起并迅速翻转，加盖玻片镜检。

(3) 注意事项：

1) 粪便量要适中，过多或过少均会影响检查结果。

2) 加饱和盐水时注意切勿过多或过少，以略高于瓶口且不溢出为度。

3) 在瓶口加载玻片时，注意勿使瓶口与玻片间产生气泡，如有较大气泡，应揭开载玻片加满饱和盐水后再覆盖之。

4) 翻转玻片时应迅速，以免粪液滴落。

5) 操作结束后，应将所有实验器材进行消毒处理。

2. 钩蚴培养法　本方法根据钩虫卵可在外界适宜条件下孵出幼虫的原理，从而检测是否为钩虫感染。

(1) 材料：阳性粪便、试管、冷开水、滤纸、温箱等。

(2) 操作步骤：

1) 将滤纸剪成与试管内径等宽但较试管稍短的T形纸条，上端写上受检者姓名或编号、受检日期。

2) 加冷开水1 mL于洁净试管(1 cm×10 cm)内。

3) 取粪便0.2～0.4 g，均匀涂抹于纸条中段。

4) 将纸条插入试管，下端空白处浸于水中，但不能接触管底。

5) 置于25～30℃温箱中培养，每天沿管壁补充冷开水，以保持液面高度，使纸条下端浸泡于水中。

6) 3～5天后用肉眼或放大镜观察试管底部水中是否有透明做蛇形运动的钩蚴，如需做虫种鉴定，应从管底吸出钩蚴镜检。

(3) 注意事项：

1) 滤纸插入试管时，勿使粪便污染管壁或接触液面。

2) 采集粪便时，应防止被他物污染。

3) 加强自我防护，防止感染。实验结束后，需将纸条和试管放入沸水中将钩蚴杀灭。

三、实验诊断要点

(1) 常用生理盐水直接涂片法、饱和盐水浮聚法和钩蚴培养法检查虫卵，其中饱和盐水浮聚法检出率较高，阳性率比直接涂片法高7.2倍，钩蚴培养法多用于鉴定虫种。

(2) 胃镜检查时可在幽门近十二指肠端见到1 cm长的线虫，高度怀疑钩虫感染时，虫体于显微镜下鉴别而确诊。

(3) 患者出现贫血、排柏油样粪便，且外周血嗜酸性粒细胞增加时，应检查粪便中有无钩虫卵。

(4) 免疫学检查，如皮内试验、间接荧光抗体试验，亦可用于钩虫产卵前的早期诊断。

四、实验报告

绘钩虫卵图，并注明结构。

(赵 丹)

第五节 班氏吴策线虫(班氏丝虫)与马来布鲁线虫(马来丝虫)

一、实验目的

(1) 掌握班氏微丝蚴和马来微丝蚴的形态特征及鉴别要点。

(2) 观察晚期丝虫病患者病变器官标本和照片，理解丝虫对人体的危害。

(3) 熟悉微丝蚴的检查方法——厚血膜染色法。

(4) 了解丝虫成虫、班氏丝虫腊肠期幼虫和丝状蚴的形态特征。

二、实验内容

(一) 标本观察

1. 幼虫

(1) 微丝蚴(玻片染色标本，低倍镜及高倍镜观察)：细长，头端钝圆，尾端尖细，外被鞘膜。体内充满圆形或椭圆形的体核，头端无核区为头间隙。虫体前端1/5处有神经环。

1) 班氏微丝蚴：大小为(244～296)μm×(5.3～7.0)μm，虫体弯曲自然柔和。头间隙较短，长等于或小于宽。体核圆形，大小相近，排列稀疏，清晰可数，无尾核(彩图3-21)。

2) 马来微丝蚴：较班氏微丝蚴小，大小为(177～230)μm×(5～6)μm，虫体弯曲比较僵硬，大弯中有小弯。头间隙较长，长约为宽的2倍。体核椭圆形，大小不等，排列紧密，常相互重叠，不易分清，尾端有2个尾核，前后排列(彩图3-22)。

两种微丝蚴主要形态区别见表3-2。

表3-2 两种微丝蚴主要形态区别

	班氏微丝蚴	马来微丝蚴
长、宽(μm)	(244～296)×(5.3～7.0)	(177～230)×(5～6)
体态	柔和，弯曲较大	硬直，大弯中有小弯
头间隙(长：宽)	较短1：(1～2)	较长(2：1)
体核	圆形，大小均匀，各核分开，排列整齐，清晰可数	椭圆形，大小不等，排列紧密，常相互重叠，不易分清
尾核	无	有2个，前后排列

(2) 马来微丝蚴尾核(玻片染色标本，油镜观察)：微丝蚴尾端有2处膨大，其内各有1个尾核，前后排列。

(3) 班氏丝虫腊肠期幼虫(玻片染色标本，低倍镜观察)：在蚊胸肌中，虫体短粗，形如腊肠(彩图3-23)。

(4) 班氏丝虫感染期幼虫在蚊喙(玻片标本，低倍镜观察)：幼虫在蚊口器内，部分虫体已从下唇前端逸出(彩图3-24)。

2. 成虫(瓶装浸制标本，肉眼观察) 虫体细长如丝线，乳白色，表面光滑，雌虫大于雄虫。雄虫尾端向腹面卷曲0.5～3圈，雌虫尾端钝圆，略向腹面弯曲。

3. 阴囊象皮肿病理标本 可见阴囊巨大，皮肤增厚、粗糙。

4. 丝虫病患者照片 阴囊、下肢、乳房等部位象皮肿患者照片。

(二) 技术操作

微丝蚴厚血膜染色法：为诊断丝虫病的基本方法。

1. 材料 采血针、载玻片、盖玻片、瑞特或吉姆萨染液等。

2. 操作步骤

(1) 晚间9时至次晨2时之间，用采血针刺破受检者耳垂或指尖皮肤，取血3大滴，置于洁净载玻片上，用推片的一角迅速将血滴由内向外做螺旋形摊开成直径为1.5～2.0 cm的圆形厚血膜，平置晾干。

(2) 滴加蒸馏水于血膜上溶血，待血膜呈灰白色时，将水倒去，晾干后用甲醇或无水乙醇固定，瑞特或吉姆萨染色后镜检。

3. 注意事项

(1) 由于微丝蚴具有夜现周期性，应注意采血时间。

(2) 涂血膜时注意所用的载玻片必须干净、无油污，以免血膜脱落。

(3) 溶血要充分，至血膜无红色为止。

(4) 在血膜上有时留有棉纤维，状似微丝蚴，应加以鉴别。

三、实验诊断要点

(1) 血液检查常用方法有厚血膜法、新鲜血滴法、浓集法或枸橼酸乙胺嗪白天诱出法，可根据患者情况选择检查方法。

(2) 其他体液检查常用于检查慢性丝虫病患者，可取鞘膜积液、腹水、淋巴液及尿液等体液涂片或离心沉淀后检查微丝蚴。

(3) 成虫检查可用注射器从可疑淋巴结中吸取或直接切除结节查找成虫。

(4) 病理学检查可将摘取的可疑结节制成病理切片，再观察结节中心有无虫体及周围典型丝虫性病变。

(5) 免疫学辅助诊查可用 IHA、IFA、ELISA 等方法检测循环抗体或抗原。

四、实验报告

绘班氏微丝蚴和马来微丝蚴图，并注明结构。

（张伟琴）

第六节　旋毛形线虫(旋毛虫)

一、实验目的

(1) 掌握旋毛虫幼虫囊包的形态特征。

(2) 熟悉旋毛虫成虫的形态特征。

(3) 熟悉旋毛虫幼虫囊包的检查方法。

(4) 了解旋毛虫感染动物的途径。

二、实验内容

(一) 标本观察

1. 幼虫囊包(玻片染色标本，低倍镜观察)　囊包位于宿主骨骼肌细胞内，呈梭形，大小为(0.25～0.5)mm×(0.21～0.42)mm，囊包长轴与肌纤维平行。囊包壁由内、外两层构成，内层厚，外层较薄。囊包内通常含 1～2 条卷曲的幼虫，多者可达 7 条(彩图 3－25)。

2. 成虫(玻片染色标本，低倍镜观察)　虫体细线状，咽管长，占体长 1/3～1/2。雌虫大小为(3.0～4.0)mm×0.06 mm，阴门开口于体前 1/5 处。雄虫大小为(1.4～1.6)mm×(0.04～0.05)mm，无交合刺，末端有 2 片叶状交配附器(彩图 3－26，彩图 3－27)。

(二) 技术操作

1. 肌肉活检法查旋毛虫幼虫囊包

(1) 材料：感染旋毛虫模型小鼠骨骼肌、载玻片、50%甘油、剪刀、显微镜等。

(2) 操作步骤：

1) 剪取一块米粒大小的小鼠肌肉，置于载玻片上。

2) 加 1 滴 50%甘油，覆以另一载玻片，均匀压平。

3) 置低倍镜下观察。

(3) 注意事项：

1) 取下肌肉需尽快检查，以防幼虫被破坏，虫体模糊。

2) 操作中切勿污染操作台及操作者，操作者应戴手套。

3) 实验结束后将所用实验器材进行灭菌消毒处理。

2. 人工消化沉淀法查旋毛虫囊包幼虫

(1) 材料：感染旋毛虫幼虫的肌肉、剪刀、研钵、钵杵、烧杯、胃蛋白酶消化液、温箱、生理盐水、量筒、显微镜等。

(2) 操作步骤:

1) 将待检肌肉剪碎,用钵杵磨成匀浆,倒入烧杯内。

2) 加人工胃蛋白酶消化液(胃蛋白酶 0.6 g,盐酸 1 mL,蒸馏水 100 mL)适量(一般每克肌肉加入 60 mL 消化液)。

3) 置于 37℃温箱内过夜,待肌肉完全消化。

4) 次日晨小心倾去上清液,加入生理盐水,过滤于锥形量筒中,自然沉淀后,取沉渣镜检幼虫。

(3) 注意事项:

1) 活虫不被消化,能活动,死虫则被消化。

2) 为提高检出率,也可将沉淀物移入离心管内,加生理盐水洗涤,离心后取沉渣镜检。

3. 旋毛虫囊包幼虫感染小鼠及解剖观察

(1) 材料:寄生旋毛虫幼虫的肌肉、剪刀、研钵、钵杵、烧杯、胃蛋白酶消化液、温箱、生理盐水、量筒、小鼠灌胃器、显微镜等。

(2) 操作步骤:

1) 感染小鼠:通常用喂食法或消化灌胃法。

喂食法:解剖已感染旋毛虫幼虫囊包的小白鼠,将肌肉剪成米粒大小,取一小块肌肉压片镜检囊包数,选取含有约 100 个囊包的肌肉喂食正常健康的小白鼠(感染前禁食 12 小时),饲养 6 周。

消化灌胃法:将人工消化沉淀法查获到的旋毛虫幼虫,用生理盐水洗涤 2～3 次,取 100 条幼虫,用灌胃器注入小鼠的胃内,饲养 5 周。

2) 解剖观察:① 检查成虫或新生幼虫,将感染旋毛虫幼虫的小鼠剖杀,取小肠,剪开并用生理盐水洗涤、轻刮,吸取沉渣镜检成虫或新生幼虫。② 检查幼虫囊包,取小鼠膈肌、颊肌及腿部等肌肉,压片查找幼虫囊包。

(3) 注意事项:实验结束后将实验器材进行灭菌消毒,并将阳性小鼠尸体进行焚烧处理。

三、实验诊断要点

(1) 旋毛虫幼虫寄生于肌细胞内,病原学诊断常用肌肉活检,镜检查出幼虫囊包即可确诊,由于取样的范围及数量有限,肌肉活检的检出率仅为 50%左右。对早期患者和轻度感染者进行肌肉活检,难以检获幼虫囊包。

(2) 免疫学方法检测特异性抗体和(或)循环抗原是实验诊断发病早期和轻度感染者的首选方法。

(3) 对于有神经系统症状的患者,可采集其脑脊液进行病原学诊断,镜检查出幼虫可确诊。在严重腹泻患者的粪便中,偶可查见幼虫或成虫。

(4) 对于有吃生肉或半生肉病史的患者,将其吃剩的肉类压片或人工消化后镜检可查到幼虫囊包或囊包幼虫,有助于确诊。

四、实验报告

绘旋毛虫幼虫囊包图,并注明结构。

第七节 结膜吸吮线虫(东方眼虫)

一、实验目的

熟悉结膜吸吮线虫成虫的形态特征。

二、实验内容(标本观察)

1. 成虫浸制标本(肉眼观察)　标本采自人眼结膜囊,10%甲醛浸制。虫体细长,线状,乳白色半透明,体表角皮除头、尾两端光滑外均具有细横纹。雌虫大小为(6.2～23.0)mm×(0.3～0.85)mm,尾部呈圆锥状。雄虫大小为(4.5～17.0)mm×(0.2～0.8)mm,尾端弯曲,伸出1对交合刺(彩图3-28)。

2. 成虫玻片染色标本(低倍镜观察)　圆柱形,细长,体表具有边缘锐利的环纹,侧面观其上下排列呈锯齿状。雌虫阴门位于虫体前端,子宫内充满虫卵,近阴门端子宫内的虫卵逐渐变为发育成熟的盘曲幼虫。雄虫尾端向腹面卷曲,泄殖腔内伸出2根交合刺。雌、雄虫尾端肛门周围均有数对乳突。

三、实验诊断要点

(1) 主要靠从眼部检出虫体并通过显微镜观察虫体特征而确诊。

(2) 眼部取出虫体后务必做抗感染处理。

四、实验报告

描述结膜吸吮线虫成虫的形态特征。

(陆　靖)

第四章
吸　虫

第一节　华支睾吸虫(肝吸虫)

一、实验目的

(1) 掌握肝吸虫卵及成虫形态特征。
(2) 观察肝吸虫寄生肝脏病理标本,理解肝吸虫对人体的危害。
(3) 熟悉肝吸虫第一中间宿主、第二中间宿主的外观特征及改良加藤法。
(4) 了解肝吸虫尾蚴、囊蚴的基本形态。

二、实验内容

(一) 标本观察

1. 虫卵(玻片标本,低倍镜及高倍镜观察)　为常见人体蠕虫卵之最小者,大小为(27～35)μm×(12～20)μm,黄褐色,呈芝麻粒状。前端较窄,卵盖明显,卵盖周围卵壳外凸形成肩峰,后端钝圆,有一小疣状突起,卵内含有 1 个成熟毛蚴(彩图 4－1)。

2. 尾蚴(玻片染色标本,低倍镜及高倍镜观察)　虫体分为尾、体两部分,尾部呈长单尾形,故称为长尾型尾蚴(彩图 4－2)。

3. 囊蚴(玻片染色标本,低倍镜及高倍镜观察)　圆形或椭圆形,大小为 0.138 mm×0.15 mm,囊壁分为两层,外壁厚,内壁薄,内含有 1 条幼虫,可见口、腹吸盘,排泄囊含黑色颗粒(彩图 4－3)。

4. 成虫

(1) 成虫浸制标本(肉眼及放大镜观察):虫体活时为淡黄色,固定后呈灰白色,外形似葵花籽,体狭长,背腹扁平,前端较窄,后端钝圆。半透明,虫体发黑部分为充满虫卵的子宫。

(2) 成虫玻片染色标本(低倍镜及高倍镜观察):体形狭长,大小为(10～25)mm×(3～5)mm,口吸盘位于虫体前端,略大于腹吸盘,腹吸盘位于虫体前端 1/5 处。消化器官具有口、咽、食道及两肠支,两肠支沿体壁平行伸至虫体后端形成盲端。两睾丸呈珊瑚状分支,前后排列于虫体后部 1/3。卵巢边缘分叶状,位于睾丸之前。子宫盘曲于腹吸盘与卵巢之间,其内充满虫卵。受精囊呈椭圆形,位于卵巢与睾丸之间(彩图 4－4)。

5. 肝吸虫中间宿主(浸制标本)　第一中间宿主:豆螺;第二中间宿主:麦穗鱼、鲫鱼(彩图 4－5,彩图 4－6)。

6. 肝吸虫寄生肝脏病理标本(甲醛浸制瓶装标本,肉眼观察)　肝胆管内有数条肝吸虫嵌塞其中,管壁增厚(彩图 4－7)。

(二) 技术操作

1. 鱼肉压片检查囊蚴

(1) 材料：阳性麦穗鱼、镊子、手术剪刀、载玻片、5%煤酚皂溶液等。

(2) 操作步骤：

1) 将阳性麦穗鱼放在洁净的器皿中，用小剪刀轻轻刮除鱼鳞，并剪去鱼皮，剪取米粒大小一块鱼肉，放在两载玻片之间，轻轻用力压薄。

2) 置于低倍镜下观察，可见囊蚴呈淡黄色，椭圆形，囊内幼虫运动活跃，并可见其口、腹吸盘和充满黑色钙质颗粒的大排泄囊。

(3) 注意事项：囊蚴多分布在鱼的背部及尾部肌肉，具有感染性，须注意个人防护。

2. 改良加藤法

(1) 材料：阳性粪便、载玻片、盖玻片、塑料定量板及刮片、100 目尼龙绢、亲水性玻璃纸、甘油-孔雀绿溶液、5%煤酚皂溶液等。

甘油-孔雀绿溶液的配制：纯甘油 100 mL，蒸馏水 100 mL、3%孔雀绿水溶液 1 mL。

玻璃纸准备：将小片玻璃纸(约 22 mm×30 mm)浸于甘油-孔雀绿溶液中，浸泡 24 小时以上至玻璃纸呈现绿色。

(2) 操作步骤：

1) 将 100 目尼龙绢覆盖在粪便标本上，用塑料刮片自尼龙绢上刮取约 50 mg 粪便。

2) 把定量板置于载玻片上，两指压住定量板的两端，将刮片上的粪便填满定量板的模孔，并刮去多余粪便。

3) 掀起定量板，在粪膜上覆盖浸透甘油-孔雀绿溶液的玻璃纸片，用另一载玻片将粪便压平。

4) 置于 30～36℃温箱约 0.5 小时或 25℃约 1 小时后镜检虫卵。

5) 计数全部虫卵，将虫卵数乘以 24，再乘以粪便性状系数(成形粪便为 1，半成形粪便为 1.5，软湿粪便为 2，粥样粪便为 3，水泻粪便为 4)，即为每克粪便虫卵数。

(3) 注意事项：

1) 应掌握粪膜厚度和透明时间，粪膜过厚，透明时间短，难以发现虫卵；透明时间过长则虫卵易变形，不易辨认，或因虫卵过分透明，镜检时易遗漏。

2) 经透明处理后的虫卵形态与直接在粪便中观察到的虫卵有较大差异，需注意鉴别。

3) 过硬、过稀和泡沫状的粪便不宜使用本法。

3. 十二指肠引流液检查法

(1) 材料：十二指肠引流液、载玻片、盖玻片、滴管、离心管。

(2) 操作步骤：

1) 将 1～2 滴十二指肠引流液滴在洁净的载玻片中央。

2) 加盖玻片，置于显微镜下检查肝吸虫卵。

3) 为了提高检出率，将引流液加适量生理盐水稀释混匀后，分装于离心管内，以 2000r/分离心 5～10 分钟，吸取沉渣涂片镜检。

(3) 注意事项：如引流物过于黏稠，可先加 10% NaOH 溶液处理后再离心。

三、实验诊断要点

(1) 因肝吸虫卵小易漏检，故多采用浓集法以提高检出率。必要时可进行多次检查或采用十二指肠引流胆汁检查。

(2) 粪便直接涂片法操作简单，但是轻度感染者容易漏诊。

(3) 因肝吸虫卵与异形类吸虫卵以及灵芝孢子在形态、大小方面极为相似，容易造成误诊，在显微镜下观察时，需依据各自的形态特征进行鉴别。

四、实验报告

绘肝吸虫卵图，并注明结构。

第二节 布氏姜片吸虫(姜片虫)

一、实验目的

(1) 掌握姜片虫虫卵及成虫的形态特征。
(2) 熟悉姜片虫的中间宿主及媒介植物的外观特征。

二、实验内容(标本观察)

1. 虫卵(玻片标本，低倍镜及高倍镜观察) 为人体寄生虫卵之最大者，大小为(130～140)μm×(80～85)μm，呈椭圆形，淡黄色，卵壳薄而均匀，一端有小而不明显的卵盖，卵内含一个卵细胞和20～40个卵黄细胞，卵细胞多靠近卵盖一端(彩图4-8)。

2. 成虫

(1) 成虫浸制标本(肉眼观察)：为寄生在人体中最大的吸虫，虫体肥大，活时为肉红色，虫体大小常随肌肉收缩而变化，死后变灰白色，形如生姜片，腹吸盘明显大于口吸盘，两吸盘相距很近。

(2) 成虫玻片染色标本(放大镜及低倍镜观察)：虫体肥厚，前窄后宽，大小为(20～75)mm×(8～20)mm，长椭圆形。口吸盘近体前端，腹吸盘靠近口吸盘，漏斗状，较口吸盘大4～5倍，肌肉发达。咽和食管短，两肠支沿虫体两侧呈波浪状弯曲向后延伸，在虫体末端以盲端终止。两睾丸高度分支，前后排列于虫体的后半部。卵巢呈分支状，位于虫体中部，睾丸之前。子宫盘曲在卵巢和腹吸盘之间(彩图4-9)。

3. 中间宿主(浸制标本，肉眼观察) 扁卷螺(彩图4-10)。

4. 媒介植物(浸制标本，肉眼观察) 菱角、荸荠、茭白(彩图4-11)。

三、实验诊断要点

(1) 姜片虫常见的粪检方法有直接涂片法和沉淀法。因姜片虫卵大，容易识别，但是轻度感染的病例易漏诊，采用沉淀法可提高检出率。若有姜片虫成虫随患者粪便或呕吐物排出，可对成虫进行鉴别。
(2) 反复多次粪检或做粪便定量计数以确定其感染度，对诊断或病情的分析都有重要意义。
(3) 姜片虫卵应与粪便中其他吸虫卵如肝片形吸虫及棘口类吸虫卵进行鉴别。

四、实验报告

绘姜片虫卵图，并注明结构。

(韩 甦)

第三节 卫氏并殖吸虫

一、实验目的

(1) 掌握卫氏并殖吸虫卵和成虫的形态特征。
(2) 观察卫氏并殖吸虫寄生于犬肺的病理标本，理解卫氏并殖吸虫的致病机制。

(3) 熟悉卫氏并殖吸虫第一中间宿主、第二中间宿主的外观特征及痰液检查方法。

(4) 了解卫氏并殖吸虫尾蚴、囊蚴的基本形态。

二、实验内容

(一) 标本观察

1. 虫卵(玻片标本,低倍镜及高倍镜观察) 大小为(80～118)μm×(48～60)μm,金黄色,水缸形或椭圆形,外形变化较大。虫卵最宽处多为近卵盖的一端,卵盖大,常略倾斜,也有缺卵盖者。卵壳较厚,且卵盖对面的卵壳增厚,卵内含1个卵细胞和10多个卵黄细胞(彩图4-12)。

2. 尾蚴(玻片染色标本,低倍镜及高倍镜观察) 圆形或椭圆形,全身披有细棘,前端有一小刺,尾极短,呈球状。为"微尾型"尾蚴(彩图4-13)。

3. 囊蚴(玻片染色标本,低倍镜及高倍镜观察) 球形,囊壁明显。囊内幼虫肠管螺旋形弯曲,可见口、腹吸盘及大而明显的排泄囊。

4. 成虫

(1) 成虫浸制标本(肉眼及放大镜观察):虫体椭圆形,背部隆起,腹面扁平,形似半粒黄豆,体长7.5～12 mm,宽4～6 mm,活时红褐色,半透明,固定后为砖灰色,虫体腹面中部一块黄色部分是充满虫卵的子宫。

(2) 成虫玻片染色标本(放大镜或解剖镜观察):口、腹吸盘大小相近,口吸盘在虫体前端,腹吸盘位于虫体中横线之前。肠管位于虫体两侧,呈波浪状弯曲。卵巢分为5～6叶,与子宫左右并列,位于虫体中部。睾丸2个,分支如指状,左右并列于虫体后部。卵黄腺呈繁枝状,遍布虫体两侧。排泄囊呈长裂隙状(彩图4-14)。

5. 中间宿主

(1) 第一中间宿主川卷螺(瓶装标本,肉眼观察):川卷螺为大型螺类,棕黄色或棕褐色,塔形,壳顶或壳口边缘常因与溪石碰撞而磨损不全。

(2) 第二中间宿主溪蟹、蝲蛄(瓶装标本,肉眼观察):溪蟹生长于山区溪流,蝲蛄则多见于我国东北,它们均系甲壳动物。

6. 卫氏并殖吸虫寄生于犬肺的病理标本(甲醛浸制标本,肉眼观察) 肺脏表面可见结节状突起的囊肿,周围为纤维性结缔组织囊壁,内含卫氏并殖吸虫成虫。肺的断面可见洞穴样病变。

(二) 技术操作(痰液检查卫氏并殖吸虫卵)

1. 直接涂片法

(1) 材料:阳性痰液、载玻片、盖玻片、生理盐水等。

(2) 操作步骤:取一张洁净载玻片,滴加1～2滴生理盐水,挑取少许痰液,涂成痰膜,加盖玻片镜检。

(3) 注意事项:

1) 涂片时最好选带铁锈色的痰。

2) 如未查出卫氏并殖吸虫卵,但见有夏科-雷登结晶和嗜酸性粒细胞,提示可能是卫氏并殖吸虫感染。

3) 多次涂片检查仍为阴性者,可改用浓集法。

2. 浓集法

(1) 材料:10% NaOH溶液、玻璃杯、温箱、离心机、玻璃棒、载玻片、盖玻片等。

(2) 操作步骤:

1) 收集患者24小时痰液,置于玻璃杯中,加入等量10% NaOH溶液,用玻璃棒搅匀。

2) 放入37℃温箱中,2～3小时后痰液被消化成稀液状,分装于数个离心管内。

3) 以1500 r/分离心10分钟,弃去上清液,取沉渣涂片镜检虫卵。

(3) 注意事项:待痰液成稀液状后再分装、离心。

三、实验诊断要点

(1) 痰液或粪便中查到卫氏并殖吸虫卵可确诊为卫氏并殖吸虫感染；卫氏并殖吸虫卵的形态与阔节裂头绦虫卵相似，易混淆，但卫氏并殖吸虫卵卵壳末端增厚明显，而阔节裂头绦虫卵无此特征，且末端有一小棘；但对于异位寄生或感染虫体较少的患者，不易在痰液或粪便中查到虫卵，必要时可作免疫学检查。

(2) 当发现皮下包块时，可通过摘除的皮下包块查到其虫体即可确诊为卫氏并殖吸虫感染。

四、实验报告

绘卫氏并殖吸虫卵图，并注明结构。

第四节　斯氏并殖吸虫

一、实验目的

(1) 掌握斯氏并殖吸虫成虫的形态特征。

(2) 熟悉斯氏并殖吸虫虫卵的形态特征。

(3) 了解斯氏并殖吸虫第一中间宿主和第二中间宿主的外观特征。

二、实验内容(标本观察)

1. 虫卵(玻片标本，低倍镜及高倍镜观察)　虫卵较卫氏并殖吸虫卵小，为(71～81) μm×(45～48) μm，椭圆形，大多数形状不对称，卵壳厚、薄不均匀，虫卵的内部结构与卫氏并殖吸虫相似，内含一个卵细胞和许多卵黄细胞(彩图 4-15)。

2. 成虫(玻片染色标本，放大镜或解剖镜观察)　虫体较卫氏并殖吸虫窄长，前宽后窄，两端较尖，大小为(11.0～18.5)mm×(3.5～6.0)mm，宽长比例为 1：(2.4～3.2)，最宽处在腹吸盘稍下水平。体表皮棘也以单生型为主。在童虫期已显示虫体体长明显大于体宽的特征。口吸盘在虫体前端，腹吸盘位于体前约 1/3 处，略大于口吸盘。卵巢位于腹吸盘的后侧方，其大小及分支情况视虫体成熟程度而定，虫龄低者分支数较少，虫龄高者分支数多，形如珊瑚，与子宫左右并列。睾丸 2 个，呈长形有分支，左右并列于虫体中、后 1/3 的中间部位(彩图 4-16)。

3. 中间宿主

(1) 第一中间宿主拟钉螺(瓶装标本，肉眼观察)：螺体小，壳高 4～5 mm，壳薄而透明，暗色。孳生于溪中烂树叶下。

(2) 第二中间宿主溪蟹(瓶装标本，肉眼观察)：溪蟹为甲壳动物。

三、实验诊断要点

斯氏并殖吸虫在人体内很难发育为成虫，因此从患者的痰或粪便中找不到虫卵，当出现皮下包块时，可将包块切除并作活组织检查，如发现虫体即可确诊。

四、实验报告

描述斯氏并殖吸虫成虫的形态特征。

(盛兆安)

第五节 日本血吸虫

一、实验目的

(1) 掌握日本血吸虫虫卵的形态特征及其沉积部位。

(2) 熟悉日本血吸虫成虫和尾蚴的形态特征。

(3) 了解日本血吸虫毛蚴、胞蚴以及中间宿主钉螺的形态特点。

(4) 了解水洗沉淀毛蚴孵化法、人工感染的血吸虫病兔模型的建立及其解剖观察。

二、实验内容

(一) 标本观察

1. 虫卵(玻片标本,低倍镜及高倍镜观察) 虫卵宽椭圆形,大小为(70～105)μm×(50～80)μm,淡黄色,卵壳薄,无卵盖。一端旁侧有 1 小棘(侧刺),但常因虫卵的位置或被卵壳外的黏附物遮盖而不易见到。成熟虫卵内含有毛蚴,毛蚴与卵壳间常可见圆形或椭圆形的油滴状毛蚴分泌物(彩图 4-17)。有时可见未成熟的日本血吸虫卵,未成熟虫卵比成熟虫卵小、狭长、颜色黄,内含物为卵细胞和卵黄细胞,应注意鉴别。

2. 幼虫

(1) 活体毛蚴(肉眼及放大镜观察):由成熟卵孵化而出,观察时将含毛蚴的三角烧瓶放置明亮处,背后以深色物作背景,主要观察瓶颈部。毛蚴在水中为白色梭状小点,作直线来回游动,多在水体上层作直线匀速游动,不遇阻碍不易改变方向。必要时,可用吸管吸出,置于载玻片上,用少量棉花纤维限制毛蚴的活动,在显微镜下进行鉴别。

(2) 毛蚴(玻片染色标本,低倍镜及高倍镜观察):梨形,平均大小为 99 μm×35 μm 前端稍突起,体外的纤毛有时在标本制作过程中可脱落,体前部中央有 1 个顶腺及 1 对侧腺,后部有胚囊等构造。

(3) 母胞蚴(玻片染色标本,低倍镜观察):从感染的钉螺肝脏内取出制片而成。腊肠状,内充满胚细胞。

(4) 子胞蚴(玻片染色标本,低倍镜观察):为长袋状,内含不同成熟度的胚团和尾蚴。

(5) 活体尾蚴(解剖镜或低倍镜观察):体部浮贴于水面,尾部悬于水面下并向前弯曲,体态稍呈逗点状,活动时以其尾部扭曲摆动。应注意观察,勿用手去接触,以防感染。

(6) 尾蚴(玻片染色标本,低倍镜观察):分为体部和尾部,体部长圆形,体前端特化为头器,腹吸盘位于体部后 1/3 处,腹吸盘两侧有 5 对钻腺;尾部细长,末端分叉,为“叉尾型”尾蚴(彩图 4-18)。

3. 成虫

(1) 成虫浸制标本(肉眼观察):虫体圆柱形。雄虫乳白色,虫体略向腹面弯曲;雌虫灰褐色,较雄虫细长,尤以虫体前半部更为纤细。一般雌雄成虫常呈合抱状态。

(2) 成虫玻片染色标本(低倍镜观察):

1) 雄虫:大小为(12～20)mm×(0.50～0.55)mm,口吸盘较小,在虫体最前端,腹吸盘较大,在离口吸盘不远的腹面,突出呈杯状。自腹吸盘以下,虫体两侧增宽并向腹面卷折形成抱雌沟,直至尾端。睾丸通常 7 个,椭圆形,串珠状排列,位于腹吸盘后方背侧。口孔开口于口吸盘中,无咽,下连一较短的食管,其周围有食管腺,肠管先分为两支,在体后部再汇合成为一支盲管(彩图 4-19)。

2) 雌虫:大小为(20～25)mm×(0.1～0.3)mm,虫体前端的口、腹吸盘较小而不明显。虫体中部略后处有一染色深呈椭圆形的卵巢,从其后方通出一根输卵管向前与卵黄管相通进入卵膜,再向前即为子宫,内含 50～100 个虫卵,卵黄腺布满虫体后部。消化系统同雄虫(彩图 4-19)。

3) 成虫雌雄合抱：雌虫位于雄虫抱雌沟内(彩图 4-20)。

4. 中间宿主钉螺(干制标本,肉眼观察) 约 1 cm 长,螺壳塔形,有 6～9 个螺旋,有厣。通常山区型螺壳光滑,平原型螺壳粗糙(有脊),褐色深浅不一。注意与钉螺相似的某些螺类,如菜螺(细钻螺)、烟管螺(吸赢螺)和海蛳(方格短沟蜷)相区别(彩图 4-21)。

5. 病理标本

(1) 成虫寄生的肠系膜(甲醛浸制瓶装标本,肉眼观察)：合抱成虫在肠系膜静脉寄生,部分黑色的雌虫深入肠壁血管(彩图 4-22)。

(2) 沉积虫卵的兔肝(甲醛浸制瓶装标本,肉眼观察)：满布白色虫卵结节(彩图 4-23),可与健康兔肝相比较,后者表面光滑无病变。

(3) 肠黏膜活组织日本血吸虫卵(玻片标本,低倍镜与高倍镜观察)：从病变部位钳取米粒大小的肠黏膜 1 块,水洗后置于两张载玻片间,做压片检查。注意活卵、近期变性卵和死卵的鉴别。如有活卵或近期变性卵,表明受检者体内有日本血吸虫成虫寄生;若是远期变性卵或死卵(钙化卵),则提示受检者曾有血吸虫感染,但现在可能已无成虫寄生。

6. 患者照片 观察血吸虫感染患者照片。

(二) 技术操作

1. 水洗沉淀毛蚴孵化法

(1) 材料：患者粪便、60 目铜筛、锥形量筒、吸管、载玻片、盖玻片、污物缸、三角烧瓶、去氯水、带光源的恒温箱、放大镜等。

(2) 操作步骤：

1) 取粪便 30 g(如鸡蛋大小),通过 60 目铜筛过筛后入盛满清水的锥形量筒内,静置 20～30 分钟,倒去上层粪水,留下沉淀物,然后再加满清水。

2) 每隔 20 分钟换水一次,直到上层液清晰为止(需 3～5 次)。

3) 倒去上层液,以吸管吸取沉渣,涂片 3 张,镜检虫卵。

4) 如未找到虫卵,则将全部沉渣倒入 500 mL 的三角烧瓶内,加清水至瓶颈处,置于 20～30℃有光照的温箱内孵化。在 2 小时、4 小时、6 小时、8 小时、12 小时、24 小时进行观察(肉眼或放大镜),看有无毛蚴孵出(衬深色背景)。

(3) 注意事项：

1) 粪便必须新鲜,如不新鲜或量过少都可影响检出率。

2) 沉淀换水时必须使上层液换清为止,否则影响观察结果。

3) 换水倾倒时不能有间断,以免沉渣浮起被倒掉。

4) 孵化用水必须是清水,一般 pH 为 7.2～7.6,如含盐分或余氯过多或含氮均影响孵化。余氯含量宜在 0.3/100 万以下。

5) 毛蚴孵化的最适宜温度为 25～28℃,一般 1～2 小时即可孵出,4～6 小时孵出最多,10℃以下很少孵出。

6) 当气温达 25℃以上时,为防止毛蚴在水洗沉淀过程中孵出,可用 1%～1.2%的盐水代替清水,以抑制毛蚴孵化,但最后一次换水必须更换清水。

7) 操作过程应绝对防止互相污染,所有器材应反复清洗,并用沸水浸泡杀卵。

8) 注意与水虫相鉴别,毛蚴为针尖大小,长圆形、折光、大小一致,常在离水面 1～4 cm 处作直线游动,碰壁才转向。

2. 人工感染日本血吸虫病兔模型的建立和解剖观察

(1) 材料：阳性钉螺、去氯水、小三角烧瓶、带光源恒温箱、家兔、家兔解剖台、载玻片、盖玻片、接种环等。

(2) 操作步骤：

1) 选择 2 kg 左右的家兔。感染前将阳性钉螺放于小三角烧瓶中，在瓶中加入去氯水，然后将三角烧瓶放入带光源的恒温箱中，于 25℃下逸出尾蚴。

2) 3～4 小时后，将家兔固定于解剖台上，剪去腹部的体毛，用水擦湿裸露的皮肤。

3) 用接种环取三角烧瓶表面的水滴于盖玻片上，将盖玻片放于载玻片上，解剖显微镜下计数约 1000 条尾蚴。

4) 将含有尾蚴的盖玻片翻转过来贴于家兔裸露的皮肤上，15 分钟后，弃去盖玻片，擦干皮肤，感染即完成。

5) 家兔喂养 45 天后，心脏采血后再注入空气，或静脉注入空气将其处死，置于家兔解剖台上，并用剪刀剪开病兔腹壁打开腹腔，暴露脏器组织，然后按要求观察以下感染结果。

Ⅰ. 成虫寄生部位：用镊子轻轻压迫有血吸虫寄生静脉血管的上端(向心端)，可看到血吸虫在静脉血管中的活动情形。然后用解剖针刺破血管壁，以镊子轻压刺破部位上方，虫体即与血液一起流出血管，可立即用解剖针将虫体挑起，放在备有生理盐水的平皿内，再进行观察，一般在虫体后都可以见到灰黑色未消化的血液或血色素。

Ⅱ. 受损害的肝脏组织：日本血吸虫卵主要分布在肝脏及肠壁组织中，形成虫卵结节(虫卵肉芽肿)。肉眼可看到淡黄色、散在肝脏表面的粟粒状小结节，肝脏表面粗糙，凹凸不平，并且由此可导致肝纤维化。肝组织压片：取一薄片肝组织压在两张载玻片之间，两端以橡皮筋或透明胶纸等粘牢，置于低倍镜下观察，注意镜下所见虫卵的形态。

Ⅲ. 肠壁黏膜的病变：一般以直肠、降结肠部位病变最多。可将病兔的部分结肠剪下，剖开后观察肠壁黏膜病变情况。肠黏膜活组织压片：从病兔结肠的病变黏膜取下米粒大小的一块，观察方法同肝组织压片，注意半透明黏膜组织内的血吸虫卵。未成熟虫卵体积较小、较圆；死亡的变性卵为卵圆形黑色团块，内部构造不能辨别；成熟虫卵与粪便中所获虫卵相同。

(3) 注意事项：

1) 家兔感染的尾蚴数以 500～1000 条为宜，感染太轻，不易观察实验结果；感染太重则使家兔过早死亡。

2) 感染时应小心，防止实验者自身受尾蚴感染。

3) 处死家兔前应从心脏采血约 50 mL，便于实验过程中观察肠系膜静脉中的血吸虫成虫。

4) 观察肠壁黏膜中的虫卵时，应区别含清晰毛蚴的活卵与内部结构模糊的死卵。

三、实验诊断要点

(1) 血吸虫病的病原学确诊率与疾病的严重程度有关，一般重感染地区患者粪便或急性期血吸虫病患者的粘液血便中易检查到血吸虫各期虫卵；对轻度感染者及慢性期患者可采用沉淀法或沉卵孵化法提高检出率；晚期血吸虫病患者由于肠壁纤维化，虫卵排出受阻，粪便中不易检查到虫卵，可采用结直肠镜进行结直肠黏膜组织活检，但此法仅适用疑似诊断、粪检虫卵多次阴性的患者。

(2) 在流行区进行流行病学调查或高度怀疑血吸虫感染，可采用免疫学检测辅助诊断，常用的方法有皮内实验、间接血凝试验、酶联免疫吸附实验等，可检测患者组织、体液中的抗体、抗原及抗原抗体复合物。

(3) 分子生物学检测在有条件的机构也可开展，可用的方法有聚合酶链反应、环介导等温扩增技术、实时荧光定量 PCR 技术。

四、实验报告

(1) 绘日本血吸虫卵图，并注明结构。

(2) 写出日本血吸虫病兔的解剖观察结果。

(张 静)

第五章
绦　虫

第一节　链状带绦虫(猪带绦虫)

一、实验目的

(1) 掌握链状带绦虫头节、成节、孕节和带绦虫卵的形态特征。
(2) 熟悉猪囊尾蚴的形态及米猪肉病理标本特征。
(3) 了解猪囊尾蚴孵化法。

二、实验内容

(一) 标本观察

1. 虫卵(玻片标本,低倍镜及高倍镜观察)　链状带绦虫卵和肥胖带绦虫卵在光学显微镜下不易区别,故将其统称为带绦虫卵。卵壳薄而透明,自孕节散出时多数破碎脱落,脱掉卵壳的虫卵称不完整虫卵。先用低倍镜寻找,看到圆形虫卵再转换高倍镜观察。虫卵呈圆球形,棕黄色,直径为31～43 μm,最外是较厚的胚膜,具有放射状条纹,内有一个球形六钩蚴,有3对小钩。虫卵若保存时间过久,则6个小钩常不易同时见到(彩图5-1)。

2. 猪囊尾蚴(浸制标本,肉眼观察)　感染猪囊尾蚴的猪肉中散在猪囊尾蚴,呈乳白色,略透明,卵圆形,黄豆大小,囊内充满液体,内可见一小白点即为未翻出的头节(彩图5-2)。

3. 成虫

(1) 成虫浸制标本(肉眼观察):链状带绦虫成虫虫体乳白色,较薄、略透明,背腹扁平,分节,扁长如腰带状,长2～4 m,前端较细,向后渐扁阔。头节细小近似球形,直径约1 mm。头节后为细小而不分节的颈部。紧接颈部,后为链体,由700～1000个节片组成。链体与颈部接近的节片,宽度大于长度,是未成熟节片(幼节),中部节片近似正方形,为成熟节片(成节),远端长度大于宽度的是妊娠节片(孕节),这3种节片是逐渐发育形成的,没有绝对的分界线(彩图5-3)。

(2) 头节(玻片染色标本,低倍镜观察):近似于球形,有4个杯形吸盘,顶端有一顶突,顶突上有内外两圈小钩,共计25～50个(彩图5-4)。

(3) 成节(玻片染色标本,低倍镜观察):近似于方形,节片内含雌雄生殖器官各一套。内有150～200个睾丸,滤泡状分布于节片两侧,连接输出管汇集成输精管,在阴道的上方平行开口在节片侧缘的生殖腔内。卵巢位于节片后1/3的中央,分为三叶,除左右两叶外,在子宫与阴道之间另有一中央小叶,卵巢的后方是块状的卵黄腺。卵黄腺与卵巢之间向上伸出一直管状的子宫,为不开口的盲管。从卵巢一侧发出阴道伸向节片侧缘的生殖腔内并开口(彩图5-5)。

(4) 孕节(墨汁注射或卡红染色标本,肉眼及低倍镜观察):节片呈长方形,纵贯节片中央的即为子宫主干,向两侧延伸如树枝状侧支,从分支的基部计数,每侧有7～13支,分支不整齐,子宫内含虫卵

(彩图 5-6)。

(二) 技术操作(猪囊尾蚴孵化法)

1. 材料 米猪肉、手术刀、猪胆汁、生理盐水、培养皿、培养箱、5%煤酚皂溶液等。

2. 操作步骤

(1) 取米猪肉适量,用手术刀将其中的囊尾蚴完整地剥离出来置于培养皿中。

(2) 加入生理盐水胆汁液(生理盐水与胆汁液各半),以淹没囊尾蚴为宜。

(3) 置于 25～30℃培养箱中,3～4 小时后检查,在解剖镜下观察,可见囊尾蚴头节伸出及其活动情况,并可根据头节结构鉴定虫种。

3. 注意事项

(1) 剥离猪囊尾蚴时必须操作仔细,防止囊壁破损。

(2) 用后的器材严格消毒。

三、实验诊断要点

1. 猪带绦虫病

(1) 从患者粪便中检获孕节,或试验性驱虫检获成虫头节、成节、孕节可明确诊断。

(2) 检获虫卵可协助诊断,粪便直接涂片法虫卵检出率较低,一般可通过集卵法提高检出率,仅依靠虫卵无法确定虫种。

2. 猪囊尾蚴病

(1) 皮下及肌肉囊尾蚴病,可以手术摘除做组织压片检查。

(2) 眼囊尾蚴病可用检眼镜检查,可看到囊尾蚴头节的伸缩活动。

(3) 脑囊尾蚴病,可用 X 线、CT、核磁共振检查,并结合病史作出诊断。还可用免疫学方法作为辅助检查手段。

四、实验报告

绘带绦虫卵、猪带绦虫孕节图,并注明结构。

第二节 肥胖带绦虫(牛带绦虫)

一、实验目的

(1) 掌握肥胖带绦虫头节、成节、孕节的形态特征。

(2) 熟悉牛囊尾蚴的形态及带绦虫孕节检查法。

二、实验内容

(一) 标本观察

1. 虫卵(玻片标本,低倍镜及高倍镜观察) 同链状带绦虫卵。

2. 牛囊尾蚴(压片标本,肉眼及放大镜观察) 感染牛囊尾蚴的牛肉中散在牛囊尾蚴,呈乳白色,略透明,黄豆大小,囊内充满液体,内可见一小白点即为未翻出的头节(彩图 5-7)。

3. 成虫

(1) 成虫浸制标本(肉眼观察):形态与链状带绦虫相似,但虫体较长,节片大而肥厚,不透明,体长 4～8 m 或更长。头节略呈方形,直径为 1.5～2.0 mm,其后为细而短的颈部。颈部后为链体,由 1000～2000 个节片组成,链体的构成同链状带绦虫(彩图 5-8)。与链状带绦虫成虫形态的鉴别见表 5-1。

表 5-1 链状带绦虫和肥胖带绦虫成虫的形态鉴别

鉴别点	链状带绦虫	肥胖带绦虫
体长	2～4 m	4～8 m
节片数量及特点	700～1000 个、较薄、略透明	1000～2000 个、较肥厚、不透明
头节	球形、直径约 1 mm，具有顶突和 2 圈小钩，小钩 25～50 个	略呈方形、直径为 1.5～2.0 mm，无顶突及小钩
成节	卵巢分为 3 叶，即左右两叶和中央小叶，睾丸 150～200 个	卵巢只分 2 叶，子宫前端常可见短小的分支；睾丸 300～400 个
孕节	子宫分支不整齐、每侧为 7～13 支	子宫分支较整齐、每侧 15～30 支，支端多有分叉

(2) 头节（玻片染色标本，低倍镜观察）：近似于方形，有 4 个杯状吸盘，无顶突和小钩，顶端略凹入（彩图 5-9）。

(3) 成节（玻片染色标本，低倍镜观察）：与猪带绦虫相似，内含成熟雌雄生殖器官各 1 套。睾丸滤泡状，数目多于链状带绦虫，有 300～400 个。卵巢分为左右两叶，子宫纵列于节片中央（彩图 5-10）。

(4) 孕节（墨汁注射或卡红染色标本，肉眼及低倍镜观察）：呈长方形，两侧子宫分支较整齐，每侧有 15～30 个分支（彩图 5-11）。

(二) 技术操作(带绦虫孕节检查法)

1. 材料　孕节、载玻片、竹签、清水、生理盐水、镊子、注射器、碳素墨汁或卡红染液、5%煤酚皂溶液等。

2. 操作步骤

(1) 将获得的带绦虫孕节用清水洗净（如果为干硬孕节，需在生理盐水中浸泡变软，如为固定保存的孕节需用甘油浸软），置于两张载玻片之间，轻轻压平，对光观察内部结构，并根据子宫分支情况鉴定虫种。

(2) 若子宫分支尚看不清楚，可用注射器从孕节后端正中或一侧中部的生殖孔慢慢向子宫中注入碳素墨汁或卡红，待子宫分支显现后计数。

3. 注意事项

(1) 操作者应戴一次性手套以防感染。

(2) 所用器皿及可能污染的台面等必须消毒处理。

三、实验诊断要点

(1) 患者常自带节片就诊，若节片已干硬，可用生理盐水浸软后再检查。亦可试验性驱虫根据成虫头节、成节、孕节特征明确诊断。

(2) 检获虫卵可协助诊断，因牛带绦虫孕节可自行从肛门逸出，节片因受挤压等原因破裂可致虫卵黏附于肛周，可采用透明胶纸法或肛门拭子法提高虫卵检出率。

四、实验报告

绘牛带绦虫成熟节片、孕节结构图，并注明结构。

（秦元华）

第三节　微小膜壳绦虫(短膜壳绦虫)

一、实验目的

(1) 掌握微小膜壳绦虫卵的形态特征。

(2) 熟悉微小膜壳绦虫成虫的一般形态。

二、实验内容

(一) 标本观察

1. 虫卵(玻片标本,低倍镜及高倍镜观察)　圆形或类似圆形,无色透明。卵壳很薄,内有较厚的胚膜,胚膜两端稍凸起,并由此发出4～8根丝状物(极丝),弯曲地延伸在胚膜和卵壳之间,胚膜之内含有一个六钩蚴(彩图5-12)。

2. 成虫

(1) 成虫浸制标本(肉眼观察):成虫乳白色,体长5～80 mm,平均20 mm,宽0.5～1.0 mm,前细后宽。

(2) 成虫染色玻片标本(低倍镜及高倍镜观察):有头节,其后为颈部,细长。链体由100～200个节片组成,最多时可达1 000个节片。所有节片宽大于长,并由前向后逐渐增大,各节片生殖孔都位于虫体同侧(彩图5-13)。

1) 头节:呈球形,直径0.13～0.40 mm,有4个吸盘和1个短而圆的顶突。顶突上有20～30个小钩,排成一圈。

2) 成熟节片:结构类似带绦虫属,有3个睾丸,椭圆形,横行排列,贮精囊发达,卵巢分叶状,位于节片中央,卵巢后的腹面有球形卵黄腺。

3) 孕节:大小为(0.15～0.30)mm×(0.8～1.0)mm,子宫呈袋状,其中充满虫卵并占据整个节片。

(二) 技术操作

(1) 生理盐水涂片法查虫卵,方法同蛔虫卵检查。

(2) 孕节检查法同带绦虫孕节检查法。

三、实验诊断要点

从患者粪便中检获虫卵或孕节即可确诊。粪便生理盐水直接涂片法检查虫卵,每份粪便应从不同部位取材涂3张涂片,以提高检出率。必要时,可用饱和盐水浮聚法或沉淀法以提高虫卵检出率。

四、实验报告

绘微小膜壳绦虫卵结构图,并注明结构。

(王卫群)

第四节　细粒棘球绦虫(包生绦虫)

一、实验目的

(1) 掌握棘球蚴砂(尤其是原头蚴)的形态特征。

(2) 熟悉细粒棘球绦虫成虫的形态特征。
(3) 观察细粒棘球蚴寄生于肝脏病理标本,了解细粒棘球蚴的结构及其致病机制。

二、实验内容(标本观察)

1. 虫卵(玻片标本,低倍镜及高倍镜观察) 与带绦虫卵相似,在光镜下难以区分。

2. 棘球蚴砂(玻片染色标本,低倍镜及高倍镜观察)

(1) 原头蚴:近圆形,直径约 0.15 mm,未染色呈浅褐色,染色后呈红色或蓝色。可见向内翻卷收缩的头节,在中部有两圈颜色较深的小钩,靠近一端有 4 个吸盘,由于位置重叠,常仅见 2 个。在高倍镜下可见顶突向内凹入的痕迹,在另一端可看到原来连接在生发层上的小蒂(彩图 5-14)。个别原头蚴头节已经外翻。

(2) 生发囊:若数个原头蚴在一起,其周围被一层极薄的膜所包绕者,即是生发囊。

3. 成虫(玻片染色标本,解剖镜或低倍镜观察) 体长 2~7 mm。最前端为头节,似梨形,有 4 个吸盘和 1 个突出的顶突,顶突上有两圈小钩,小钩共有 28~48 个。链体的未成熟节片,呈梯形,内部结构看不清楚;成熟节片,呈长方形,在成熟节片中有长管状子宫及染色较深的颗粒状睾丸 45~65 个,节片的侧缘中部偏后有生殖孔;孕节是节片中最大的一节,子宫向两侧呈不规则的分支和侧囊,其内充满虫卵,有 200~800 个,其他器官已退化萎缩(彩图 5-15)。

4. 细粒棘球蚴寄生于羊肝脏病理标本(甲醛浸制瓶装标本,肉眼观察) 在肝脏的切面上,有一个乳白色圆形的囊腔,即细粒棘球蚴囊。囊壁分为两层,外层乳白色,状如粉皮者为角皮层,其内侧甚薄者为生发层(胚层),因与角皮层紧密相贴,故肉眼观察不易区分两者。囊内充满无色或微黄色棘球蚴液(囊液)。棘球蚴囊如已脱落,在其外面可见一层结缔组织包膜,与肝组织的界限清楚(彩图 5-16)。

三、实验诊断要点

(1) 确诊应以病原学诊断为依据,即手术取出细粒棘球蚴,或从患者痰液、胸腔积液、腹水或尿液等检获棘球蚴碎片或原头蚴即可确诊。

(2) 肝细粒棘球蚴病患者可应用 B 超引导下的细针穿刺检查,在诊断性穿刺时,须防止内容物渗出以免导致继发性棘球蚴病或超敏反应。

(3) 免疫学和影像学检查有助于诊断。

四、实验报告

绘细粒棘球绦虫原头蚴图,并注明结构。

第五节 多房棘球绦虫

一、实验目的

(1) 掌握多房棘球蚴的形态特征。
(2) 熟悉多房棘球绦虫成虫的形态特征。
(3) 观察多房棘球蚴的病理标本,认识多房棘球蚴的结构及其对人体的危害。

二、实验内容(标本观察)

1. 虫卵(玻片标本,低倍镜及高倍镜观察) 与带绦虫卵相似,在光镜下难以区分。

2. 多房棘球蚴(玻片染色标本,低倍镜及高倍镜观察) 又称泡球蚴,由许多圆形或椭圆形的囊泡相互连接形成葡萄状的囊泡群。囊泡直径为0.1～5 mm,内含有囊液和原头蚴,有的含胶状物而无原头蚴(人感染无原头蚴)。囊泡壁由生发层和角皮层组成,角皮层薄且不完整。

3. 成虫(玻片染色标本,解剖镜观察) 体长为1.2～3.7 mm。头节似梨形,有4个吸盘和1个突出的顶突,顶突上有小钩13～34个。链体的未成熟节片呈梯形,内部结构看不清楚;成熟节片呈长方形,在成熟节片中有子宫和染色较深的颗粒状睾丸26～36个,生殖孔位于节片中线偏前;孕节是节片中最大的一节,子宫呈囊袋状,无分支和侧突,其内虫卵187～404个,其他器官已退化萎缩。

4. 多房棘球蚴寄生人肝脏病理标本(浸制标本,肉眼观察) 多房棘球蚴在肝实质内芽生蔓延,直接破坏和取代肝组织,形成巨块状的泡球蚴,整个泡球蚴与宿主组织间无纤维组织被膜分隔。其中心发生缺血性坏死、崩解液化而形成空腔或钙化,呈蜂窝状大小囊泡,内含胶状物或豆渣样碎屑,无原头蚴(彩图5-17)。

三、实验诊断要点

(1) 一般适用于细粒棘球蚴病的实验室检查都适用于泡球蚴病的诊断。因泡球蚴周围缺纤维组织被膜,虫体抗原容易进入血液,所以免疫诊断效果更佳。

(2) 泡球蚴呈浸润性生长,与肝组织无明显界限,呈现很多的大小不一的空洞样结构。因人是非适宜中间宿主,故泡球蚴形成的很多空洞无原头蚴,病理学检查呈现染成粉色的胶状物,周围有呈红色片状的坏死物质。

四、实验报告

描述泡球蚴的形态特征。

(单骄宇)

第六节 曼氏迭宫绦虫(孟氏裂头绦虫)

一、实验目的

(1) 掌握曼氏迭宫绦虫裂头蚴的形态特征。
(2) 熟悉曼氏迭宫绦虫虫卵及成节的结构。
(3) 了解曼氏迭宫绦虫成虫的形态特征及蛙体内曼氏裂头蚴检查法。

二、实验内容

(一) 标本观察

1. 虫卵(玻片标本,低倍镜及高倍镜观察) 两端稍尖似橄榄形,浅灰褐色,大小为(52～76)μm×(31～44)μm,卵壳较薄,一端有卵盖,内有一个卵细胞和多个卵黄细胞(彩图5-18)。

2. 裂头蚴(甲醛浸制瓶装标本,肉眼观察) 乳白色,长带形,大多长几厘米至十几厘米,体不分节,体表具横纹,头端稍膨大,中央有一明显凹陷(彩图5-19)。

3. 成节(玻片染色标本,解剖镜或低倍镜观察)

(1) 宽大于长,具有发育成熟的雌雄生殖器官各一套。

(2) 子宫位于节片中部,不分支,呈螺旋状盘曲,卵巢位于节片后部中央,分为两叶,卵黄腺小滤泡状,散布在节片实质组织表层。

(3) 睾丸呈小圆球形，散布在节片深层实质组织中。

(4) 雌雄生殖孔均位于节片前部中央腹面(彩图 5－20)。

4. 成虫(甲醛浸制瓶装标本，肉眼观察)

(1) 乳白色，扁平带状，大小为(60～100)cm×(0.5～0.6)cm。

(2) 虫体分节，由头节、颈节、链体组成。

(3) 头节细小，大小为(1～1.5)mm×(0.4～0.8)mm，呈指状，在其背面和腹面各有一条纵行的吸槽。

(4) 颈节细长，链体约有 1 000 个节片，分为幼节、成节、孕节，节片宽度大于长度，但远端的节片长和宽几乎相等(彩图 5－21)。

5. 第二中间宿主(甲醛浸制瓶装标本，肉眼及放大镜观察) 青蛙、蟾蜍，观察裂头蚴寄生于蛙肌肉组织的标本，在蛙股部肌肉可见一条白色裂头蚴虫体的片段，因剥离不全看不到头端，用放大镜观察可见虫体无分节现象，但体壁表面有横皱褶(彩图 5－22)。

(二) 技术操作(蛙体内曼氏裂头蚴检查法)

1. 材料 野生青蛙、解剖板、小锥、剪刀、镊子等。

2. 操作步骤

(1) 将捕捉到的野生青蛙用小锥从枕骨大孔刺入处死，使蛙腹面朝上固定在解剖板上。

(2) 解剖并分离青蛙皮肤、肌肉和内脏。

(3) 自然光下直接在青蛙皮下、肌肉、内脏和腹腔查找曼氏裂头蚴，后肢大腿肌肉中最常见，应重点查找。

(4) 查获曼氏裂头蚴，肉眼观察其形态、颜色和活力。

3. 注意事项

(1) 尽可能取自然生长野生蛙，检出率比人工饲养蛙高。

(2) 操作中要防止污染操作台和操作者。

(3) 用过的器材及蛙肉要消毒处理，以免污染环境引起感染。

三、实验诊断要点

(1) 曼氏迭宫绦虫病可以采用粪检虫卵、孕节或驱虫后作出诊断。

(2) 曼氏裂头蚴病从局部检出裂头蚴即可确诊。必要时将检获的新鲜活虫人工喂饲猫等动物，15～30 天后剖检，鉴定成虫确诊。

(3) 脑曼氏裂头蚴病诊断较困难，症状与各种脑瘤相似，可借助 CT、MRI 等手段加以鉴别，以提高确诊率。

(4) 眼、口腔、皮下等曼氏裂头蚴病，详细询问病史如有否用生蛙肉敷眼、食生蛙肉、生吞蛇胆、生饮蛇血或饮用生水等情况，对于诊断有一定参考价值。

(5) 采用曼氏裂头蚴抗原进行各种免疫学检查有助于裂头蚴病诊断。

四、实验报告

描述曼氏迭宫绦虫裂头蚴形态特征。

(戴婷婷)

第六章
棘　头　虫

猪巨吻棘头虫

一、实验目的

(1) 熟悉猪巨吻棘头虫成虫、虫卵的形态特征。

(2) 了解猪巨吻棘头虫棘头蚴、棘头体及感染期棘头体的形态特征。

二、实验内容(标本观察)

1. 虫卵(玻片标本,低倍镜及高倍镜观察)　取自病猪粪便。椭圆形,大小为(67～110) μm×(40～65)μm,深褐色。卵壳厚,一端闭合不全,呈透明状,易裂开,成熟虫卵内含 1 个具有小钩的幼虫,即棘头蚴。

2. 棘头蚴(玻片标本,低倍镜及高倍镜观察)　长椭圆形,大小为(70～87) μm×(28～42) μm,体表有鳞状皱褶及成排排列的长小棘,体前端有 3 对小钩,体内中部含有一团胞核。

3. 棘头体(玻片标本,低倍镜观察)　长椭圆形,大小为(4.2～5.4) mm×(1.7～1.9) mm,吻突伸出体外,雌雄生殖器官开始分化。

4. 感染性棘头体(玻片标本,低倍镜观察)　芝麻粒状,乳白色,体表有皱褶横纹。长 2.4～3.9 mm,宽 1.6～2.0 mm,厚 0.24～0.34 mm。前端较宽平,后端较窄,体表覆盖一层白色韧性的结缔组织膜。体前端中央吻突缩入吻鞘内而稍凹陷。体内已具有成虫期各器官雏形。

5. 成虫(甲醛浸制瓶装标本,肉眼观察)　乳白色,圆柱状,体表有明显的环形横纹,虫体由吻突、颈部和躯干组成。体前端有一可伸缩的吻突,细短,类球形,直径为 0.05～0.1 cm,周围有 5～6 排尖锐透明的吻钩,每排 5～6 个。吻突下端紧接短的圆柱状颈部。颈部后面接躯干,前部较粗大,直径为 0.5～1.0 cm,后部渐细,直径为 0.2～0.5 cm;尾部钝圆。无口孔及消化系统。雌虫大小为(20～65) cm×(0.4～1.0) cm,尾端钝圆;雄虫大小为(5～10) cm×(0.3～0.5) cm,尾端有一钟状的交合伞(彩图 6 - 1)。

三、实验诊断要点

(1) 病原学检查依赖诊断性治疗驱出(或偶尔自然排出)虫体或手术时发现虫体而确诊。

(2) 因人不是本虫的适宜宿主,故在患者粪便中很少能查到虫卵。

(3) 用虫卵抗原做皮试,也有一定的诊断价值。

(4) 单纯有本虫寄生无合并症时，需与蛔虫病相鉴别；若有合并症时，需与阑尾炎、肠梗阻、腹膜炎等外科疾病相鉴别。

四、实验报告

描述猪巨吻棘头虫成虫的形态特征。

（戴婷婷）

第三篇　医学原虫学

第七章
叶　足　虫

第一节　溶组织内阿米巴

一、实验目的

(1) 掌握溶组织内阿米巴滋养体和包囊的形态特征。
(2) 熟悉溶组织内阿米巴病原学检查方法。

二、实验内容

(一) 标本观察

1. 溶组织内阿米巴滋养体(铁苏木素染色玻片标本,油镜观察)　在蓝黑色背景下可见圆形或椭圆形不规则虫体,直径为 10～60 μm,有明显透亮的外质;内质颗粒状,可见 1 个细胞核,直径为 4～7 μm,核仁居中,核膜内缘有大小一致、排列整齐的颗粒状核周染色质粒,可见连接核仁与核周染色质粒的核纤丝;细胞质淡蓝色,可见数个至数十个空泡(称为食物泡),部分食物泡中可见大小不等的蓝黑色球状体,为滋养体吞噬的红细胞,其余完成细胞基本代谢功能的细胞器几乎见不到(彩图 7 - 1)。

2. 溶组织内阿米巴包囊

(1) 铁苏木素染色玻片标本(油镜观察):在蓝色背景下可见一球形结构,直径为 10～20 μm,囊壁因不着色而透亮。囊内有核 1～4 个,结构与滋养体的细胞核相同,核仁清晰居中,核纤丝明显。细胞质中有 1 个或数个不着色的不规则空泡,为糖原泡,拟染色体呈棍棒状结构,两端钝圆,染成黑色,数量不等(彩图 7 - 2 至彩图 7 - 4)。在成熟包囊内,拟染色体和糖原泡一般均消失。由于包囊为球状,细胞核、糖原泡及拟染色体三者有可能不能在同一焦距下观察到,需持续微调方可观察到包囊全貌。

(2) 碘液染色玻片标本(高倍镜观察):淡黄色背景下可见一球形结构,直径为 10～20 μm,表面有厚囊壁,包囊壁厚 125～150 nm,光滑;囊内可见 1～4 个核;糖原泡被染成棕黄色,拟染色体不着色,但两者一般不清晰(彩图 7 - 5)。

3. 阿米巴痢疾结肠溃疡病理标本(甲醛浸制瓶装标本,肉眼观察)　肠黏膜表面可见多个开口较小的溃疡面,溃疡底部向周围扩散,使相邻溃疡底部互通。部分肠黏膜可呈现大片脱落和缺失(彩图 7 - 6)。

4. 阿米巴肝脓肿病理标本(甲醛浸制瓶装标本,肉眼观察)　病变肝脏可见一较大脓肿灶,脓液流失形成空腔,腔内可见部分未被溶解的呈絮状的坏死组织(彩图 7 - 7)。

(二) 技术操作

1. 粪便生理盐水直接涂片法查找溶组织内阿米巴滋养体

(1) 材料：急性溶组织内阿米巴感染患者的粪便、载玻片、盖玻片、竹签、生理盐水、镊子等。

(2) 操作步骤：

1) 涂片：将一滴生理盐水滴在洁净的载玻片中央，以竹签挑取米粒大小的患者粪便，在滴加的生理盐水中由内向外轻轻搅动，制成薄涂片。

2) 加盖玻片，置于显微镜下检查滋养体，观察滋养体运动。

(3) 注意事项：

1) 涂片要均匀，粪膜的厚度以透过涂片略能辨认书上的字迹为宜。

2) 加盖玻片时，以盖玻片一边接触液面，呈 45°角，慢慢倾斜盖下，以免出现气泡。

3) 取材时，粪便要新鲜、未混入尿液及消毒液；送检时间在 30 分钟内；在气温较低时，要注意保温（25～30℃），必要时可先将载玻片和生理盐水加温，以便观察到滋养体的活动状态。活滋养体运动活跃，伪足呈宽阔扁平状，可见到明显的内质、外质，内质、外质流动性好。

2. 粪便碘液染色查找溶组织内阿米巴包囊

(1) 材料：慢性溶组织内阿米巴感染患者的粪便、碘液、生理盐水、滴管、竹签、载玻片、盖玻片、树胶。

碘液配制：碘化钾 4 g，溶于 100 mL 蒸馏水中，再加入碘 2 g，溶解后贮于棕色瓶中即可使用。

(2) 操作步骤：在洁净的载玻片中央滴 1 小滴碘液，用竹签挑取米粒大小的患者粪便，置于碘液中均匀涂抹，加盖玻片高倍镜检查。

(3) 注意事项：

1) 粪便和碘液量要适当，否则影响观察效果。

2) 碘液染色也可与直接涂片法相结合，即在直接涂片检查滋养体的基础上，从盖玻片的一侧用吸管加碘液 1 滴，碘液自动渗入涂片中，临床常用此法。

3) 应反复多次检查，以提高检出率。

三、实验诊断要点

(1) 粪便检查可检获溶组织内阿米巴滋养体和包囊。

- 滋养体的检查：取患者脓血便或阿米巴肠炎患者的稀便中挑选黏液部分，用生理盐水直接涂片法可观察到活动的滋养体。在收集标本时注意容器保持洁净、保温、快速送检，否则滋养体会很快死亡。
- 包囊的检查：取慢性患者或带虫者的成形粪便，一般采用碘液染色法。因包囊排出呈间歇性且数量变化很大，故需多次进行粪便检查，以防漏诊。

(2) 病灶组织检查：脓肿穿刺液涂片或肠镜下可疑病变处获取组织或分泌物，可检测到滋养体。

(3) 血清学检查和影像学检查可作为肠外阿米巴病的辅助诊断。

(4) 需注意与细菌性痢疾等侵袭性肠道病变相鉴别。

四、实验报告

绘溶组织内阿米巴滋养体和包囊图，并注明结构。

第二节 其他消化道阿米巴

一、实验目的

(1) 熟悉结肠内阿米巴滋养体和包囊的形态特征。

(2) 了解微小内蜒阿米巴和布氏嗜碘阿米巴的形态特征。

二、实验内容(标本观察)

1. 结肠内阿米巴滋养体(铁苏木素染色玻片标本,油镜观察) 在蓝黑色背景下可见圆形或椭圆形不规则虫体,直径为 20～50 μm,略大于溶组织内阿米巴滋养体,有透亮的外质;内、外质界限不清晰,内质中可见一个细胞核,直径为 3～4 μm,核仁 1 个,大而明显,偏于一侧,核膜内缘的核周染色质粒大小不等、排列不整齐,亦可见连接核仁与核周染色质粒的核纤丝;细胞质淡蓝色,可见数个至数十个食物泡,食物泡中可见蓝黑色短节结构,可能为滋养体吞噬的细菌、酵母菌和淀粉粒等物质,但不含红细胞(彩图 7-8)。

2. 结肠内阿米巴包囊

(1) 铁苏木素染色玻片标本(油镜观察):在蓝色背景下可见一球形结构,直径为 10～35 μm,囊壁因不着色而透亮;囊内有核 1～8 个,核仁清晰,多偏位,核纤丝可见;未成熟包囊内有 1 个或数个不着色的不规则空泡,为糖原泡,拟染色体染成黑色呈草束状结构,两端尖细不整齐(彩图 7-9)。

(2) 碘液染色玻片标本(高倍镜观察):淡黄色背景下可见一球形结构,直径为 10～35 μm,表面有厚囊壁,包囊壁厚 125～150 nm,光滑;成熟包囊内可见 8 个核;细胞质中糖原泡和拟染色体均不明显(彩图 7-10)。

3. 微小内蜒阿米巴滋养体(铁苏木素染色玻片标本,油镜观察) 直径为 6～12 μm,较小。胞质呈颗粒状,胞质内可见空泡。细胞核圆球形,核内无核周染色质粒。核仁粗大、明显。

4. 微小内蜒阿米巴包囊(碘液染色玻片标本,高倍镜观察) 包囊较溶组织内阿米巴包囊小,直径为 5～10 μm,呈卵圆形或椭圆形。含有 1～4 个细胞核,核内具有较粗大的核仁,成熟包囊有 4 个核。包囊内无拟染色体,糖原泡偶见。

5. 布氏嗜碘阿米巴滋养体(铁苏木素染色玻片标本,油镜观察) 滋养体直径为 6～25 μm,伪足较宽大。细胞核较大,核仁粗大,居于胞核中央,核膜与核仁之间有几乎无色的颗粒物质。

6. 布氏嗜碘阿米巴包囊(碘液染色玻片标本,高倍镜观察) 包囊直径为 5～20 μm,呈不规则卵圆形,核 1 个,偶有 2 个。糖原泡呈棕色团块,边界清晰,常把核挤到边缘一侧,成熟包囊糖原泡不消失。

三、实验诊断要点

粪便检查可检获结肠内阿米巴、微小内蜒阿米巴、布氏嗜碘阿米巴滋养体和包囊。可采用生理盐水直接涂片法、碘液染色法、铁苏木素染色法进行观察,根据虫体大小、形态及内部结构等特征进行虫种鉴定。

四、实验报告

绘结肠内阿米巴滋养体和包囊图,并注明结构。

(石 磊)

第八章
鞭　毛　虫

第一节　蓝氏贾第鞭毛虫(贾第虫)

一、实验目的

(1) 掌握蓝氏贾第鞭毛虫滋养体和包囊的形态特征。

(2) 熟悉蓝氏贾第鞭毛虫的病原学检查方法。

二、实验内容

(一) 标本观察

1. 蓝氏贾第鞭毛虫滋养体(玻片染色标本,油镜观察)　虫体呈纵切为半的倒置梨形,大小为(9～21)μm×(5～15)μm×(2～4)μm。两侧对称,前端宽钝,后端渐细,背面隆起,腹面扁平,其前半部凹陷形成吸盘。虫体经铁苏木素染色后呈蓝黑色,吸盘背侧有两个圆形细胞核,泡状,左右并列位于虫体中线两侧,核仁明显,位于核中央。两核之间靠近虫体的前端有毛基体,自此发出4对鞭毛,按其伸出部位分别称为前侧鞭毛、后侧鞭毛、腹鞭毛和尾鞭毛。尾鞭毛虫体内部分的中间位置有一对爪锤状的中体(彩图8-1)。

2. 蓝氏贾第鞭毛虫包囊(玻片染色标本,油镜观察)　椭圆形,大小为(8～12)μm×(7～10)μm,囊壁厚,不着色,虫体与囊壁间空隙明显。铁苏木素染色后虫体呈蓝黑色。细胞核2～4个,常偏于一端,并可见到中体及鞭毛的早期结构(彩图8-2)。碘液染色后呈黄绿色,囊壁不着色,具折光性,囊内细胞核、中体及鞭毛的早期结构不着色,折光性强(彩图8-3)。

(二) 技术操作(肠检胶囊拉线法检测贾第虫滋养体)

1. 材料　装有尼龙线的胶囊、载玻片、盖玻片、竹签、生理盐水等。

2. 操作步骤

(1) 让受检者吞下装有尼龙线的胶囊,线的游离端留于口外,胶囊溶解后尼龙线松开伸展,3～4小时后到达十二指肠和空肠,滋养体黏附于尼龙线上。

(2) 慢慢地拉出尼龙线,刮取黏附物后用生理盐水直接涂片法镜检活滋养体。

3. 注意事项

(1) 被检查者受检前需禁食。

(2) 将用过的竹签焚烧,载玻片、盖玻片放入废液缸中处理。

三、实验诊断要点

(1) 急性期患者粪便呈水样或糊状,取新鲜标本用生理盐水做涂片镜检查滋养体。

(2) 亚急性期或慢性期患者的成形粪便,用碘液染色涂片、硫酸锌浮聚或甲醛乙醚沉淀等方法,可查得包囊。由于包囊排出有间断性，隔日查一次，连续查三次的方法，可显著提高检出率。

(3) 肠内试验法采集标本，检查滋养体。

四、实验报告

绘蓝氏贾第鞭毛虫滋养体和包囊图，并注明结构。

第二节 阴道毛滴虫

一、实验目的

(1) 掌握阴道毛滴虫滋养体的形态特征。

(2) 熟悉阴道毛滴虫的病原学检查方法。

二、实验内容

(一) 标本观察

1. 阴道毛滴虫活滋养体(玻片标本，高倍镜观察) 在25～30℃温度下，可见虫体无色透明，呈梨形，有折光性，活动的前鞭毛、波动膜和伸出的轴柱均可见。虫体依靠其前鞭毛的摆动和波动膜的波动做螺旋式运动。虫体伸缩力强，体态多变。如虫体运动剧烈，不便观察，可加入1∶10血清1滴。

2. 阴道毛滴虫滋养体(玻片染色标本，油镜观察) 滋养体呈梨形或椭圆形，大小为(7～30)μm×(10～15)μm，经吉姆萨或瑞特染色后，胞质淡蓝色；细胞核一个，蓝紫色，位于虫体前1/3处，核前缘有毛基体，由此发出4根前鞭毛和1根后鞭毛。后鞭毛向后伸展，与虫体外侧前面的波动膜外缘相连。波动膜较短，不超过虫体的一半。轴柱1根，粉红色，纵贯虫体，并从末端伸出。波动膜内缘有一条紫色基染色杆亦由毛基体发出，胞质中有很多着色较深的染色颗粒(氢化酶体)，在轴柱及基染色杆附近较为密集(彩图8-4)。

(二) 技术操作

1. 生理盐水直接涂片法检查阴道毛滴虫

(1) 材料：阴道分泌物、载玻片、盖玻片、生理盐水等。

(2) 操作步骤：

1) 将1滴生理盐水滴在洁净的载玻片中央，直接取阴道分泌物放在滴加的生理盐水中由内向外轻轻搅动，制成薄涂片。

2) 加盖玻片，置显微镜下检查阴道毛滴虫滋养体。

(3) 注意事项

1) 取阴道后穹隆分泌物样本，尽快镜检保持活性，镜下可见特殊螺旋推进运动轨迹。

2) 将用过的器具集中销毁或消毒处理。

3) 直接涂片如虫体少不易发现，可用棉拭取阴道分泌物放入有生理盐水的试管内，将试管离心吸取沉淀镜检。

2. 阴道毛滴虫的体外培养

(1) 材料：牛肝或兔肝、蛋白胨、氯化钠、半胱氨酸盐酸盐、麦芽糖、蒸馏水、小牛血清、硅胶塞、青霉素、链霉素等。

(2) 操作步骤：

1) 肝浸汤培养基的制作：牛肝或兔肝15g，蛋白胨2g，氯化钠0.5g，半胱氨酸盐酸盐0.2g，麦芽糖1g，蒸馏水100mL。先将肝脏研碎，浸入100mL蒸馏水中混匀，在冰箱中冷浸48小时，每天振摇之。将冷浸液加热煮沸 30 分钟，用 4 层纱布过滤，并补足蒸发的水分至 100 mL，再过滤，得到清亮的肝浸液。在肝浸液中加入上述的其他成分，完全溶解后调整 pH 至 5.5～6.0。每管 8 mL，分装于试管中，用硅胶塞封口。55.1 kPa 高压灭菌 20 分钟，放于 4℃冰箱内贮存备用。使用前，每管加灭活无菌的小牛血清 2 mL 及青霉素、链霉素（各 200～400 U/mL）。

2）接种培养：以无菌棉拭从受检者阴道后穹隆处取阴道分泌物，接种至上述培养基中，37℃温箱中培养。24～48 小时后吸取管底沉淀物，显微镜下检查有无阴道毛滴虫生长。如无虫体生长，应继续培养至 96 小时后检查。

（3）注意事项：

1）配制培养基、接种和检查培养情况时，均应是严密的无菌操作。

2）培养 96 小时后仍没有虫体生长才可报阴性。

三、实验诊断要点

（1）取阴道后穹隆分泌物、尿液沉淀或前列腺分泌物，用生理盐直接水涂片法或涂片染色法（吉姆萨或瑞特染色）镜检，若查得本虫滋养体即可确诊。

（2）必要时可进行体外培养。

四、实验报告

绘阴道毛滴虫滋养体图，并注明结构。

（杨 彪）

第三节 杜氏利什曼原虫

一、实验目的

（1）掌握杜氏利什曼原虫无鞭毛体的形态特征。

（2）熟悉杜氏利什曼原虫前鞭毛体的形态特征。

（3）熟悉杜氏利什曼原虫的病原学检查方法。

二、实验内容

（一）标本观察

1. 杜氏利什曼原虫无鞭毛体（玻片染色标本，油镜观察） 又称利杜体，圆形或椭圆形，较小，大小为 (2.9～5.7)μm×(1.8～4.0)μm。寄生于巨噬细胞内，有时巨噬细胞破裂，周围可见到散落出的大量虫体。吉姆萨或瑞特染色标本中，细胞质被染为淡蓝色或深蓝色，核为紫红色，大而圆。核前有短杆状动基体。虫体前端有颗粒状的基体，并由此发出一根丝体（彩图 8-5）。

2. 杜氏利什曼原虫前鞭毛体（玻片染色标本，油镜观察） 又称鞭毛体，标本来自体外培养。虫体呈梭形或纺锤状，前端较宽，后端较窄，大小为 (14.3～20)μm×(1.5～1.8)μm，经吉姆萨或瑞特染色后，细胞质染成淡蓝色，细胞核圆形，紫红色，位于体中部。动基体杆状，紫红色，位于虫体前部，基体在动基体之前，由基体向前发出 1 根鞭毛游离于虫体外（彩图 8-6）。培养基培养时，可见多个前鞭毛体聚集在一起，呈菊花状排列，或相互交织成网状。

（二）技术操作

1. 骨髓、淋巴结活组织涂片检查利杜体

(1) 骨髓穿刺:检出率达90%,常行髂骨穿刺,简便安全。

1) 准备材料:无菌骨髓穿刺包、无菌手套、胶布、75%乙醇、2%碘酊或碘伏、消毒棉签、10 mL或20 mL注射器、利多卡因、载玻片、盖玻片、无菌盘、甲醇、瑞特或吉姆萨染液等。

2) 操作步骤:①根据穿刺部位,选取相应体位,若采用髂前上棘穿刺(穿刺点在髂前上棘后1~2 cm),患者取仰卧位;若采用髂后上棘穿刺(穿刺点在骶椎两侧、臀部上方突出的部位),患者取侧卧位。②常规消毒局部皮肤,操作者打开骨髓穿刺包,戴无菌手套,铺无菌洞巾;以2%利多卡因做局部皮肤、皮下和骨膜麻醉。③操作者将骨髓穿刺针固定在适当的长度上(约1.5 cm),以左手拇指和示指固定穿刺部位,右手持骨髓穿刺针与骨面垂直刺入,当穿刺针针尖接触骨质后,沿穿刺针的针体长轴左右旋转穿刺针直至骨髓腔。④拔出穿刺针针芯,接上干燥的注射器(10 mL或20 mL),用适当的力量抽取少许骨髓液,抽取体积一般为0.1~0.2 mL。⑤骨髓液作涂片,干燥后甲醇固定,瑞特或吉姆萨染色后镜检。

3) 注意事项:①涂片用的载玻片必须洁净无油污。②涂片必须自然干燥,不可加温或日晒促使其干燥,否则染色时易脱落。

(2) 淋巴结穿刺:检出率为46%~87%。

1) 准备材料:无菌手套、胶布、75%乙醇、2%碘酊或碘伏、消毒棉签、10 mL注射器、利多卡因、载玻片、盖玻片、甲醇、瑞特或吉姆萨染液等。

2) 操作步骤:①选取表浅、肿大的淋巴结,如腹股沟部、肱骨上滑车等。②常规消毒局部皮肤和操作者的手指。③操作者以左手拇指和示指固定肿大的淋巴结,右手持干燥无菌的10 mL注射器(针头为18~19号),沿淋巴结长轴刺入淋巴结内(刺入的深度因淋巴结的大小而定),然后边拔针边用力抽吸,利用负压吸出淋巴结内的液体和细胞成分。④固定注射器内栓,拔出针头后,将注射器取下充气后,再将针头内的抽取液喷射到载玻片上,并及时制备涂片、甲醇固定,染色镜检。

3) 注意事项:同“骨髓穿刺”。

2. 杜氏利什曼原虫前鞭毛体的体外培养

(1) 材料:试管、棉塞、橡胶塞、琼脂、氯化钠、双蒸馏水、无菌脱纤维蛋白兔血、洛氏液、青霉素、链霉素、吉姆萨染液等。

(2) 操作步骤:

1) NNN培养基的制作:琼脂14 g,氯化钠6 g,加双蒸馏水900 mL煮沸,充分溶解后分装试管,每管3.5 mL,用棉塞紧塞瓶口,高压灭菌,待冷却至48℃时每管加入培养基1/3量的无菌脱纤维蛋白兔血,混匀后斜置冷却成斜面。每管加洛氏液0.2~0.3 mL,使斜面上有一薄水层。以无菌橡胶塞取代原来的棉塞。置于37℃温箱中培育24小时。接种前加青霉素、链霉素(各200~400 U/mL)。

2) 接种培养:取患者骨髓、淋巴结或其他疑有黑热病病变的活组织,与洛氏液少许充分混匀后接种于上述培养基中,于22~25℃温箱中培育。10~12天后取少许培养物作涂片,吉姆萨液染色后镜检。培养得到的是杜氏利什曼原虫的前鞭毛体。

(3) 注意事项:避免斜面水层蒸发;使用前确认培养基未污染,无菌。

三、实验诊断要点

(1) 骨髓、淋巴结等穿刺检查到无鞭毛体即可确诊。

(2) 穿刺检查阴性或可疑者,可将穿刺物或其他疑有黑热病病变的活组织体外培养或接种动物,进一步确诊。

四、实验报告

绘杜氏利什曼原虫无鞭毛体和前鞭毛体图,并注明结构。

(王卫杰)

第九章
孢 子 虫

第一节 隐孢子虫

一、实验目的

(1) 掌握隐孢子虫卵囊的形态特征。

(2) 熟悉改良抗酸染色法检查隐孢子虫卵囊。

二、实验内容

(一) 标本观察

油镜观察隐孢子虫卵囊(玻片染色标本)。

标本取自感染者腹泻粪便。经改良抗酸染色后,背景为蓝绿色,卵囊为玫瑰红色,呈圆形或椭圆形,直径为 4～6 μm。成熟卵囊内部可见 4 个月牙形的子孢子,排列不规则,形态多样,残留体为黑色或棕色颗粒物(彩图 9-1)。

(二) 技术操作(改良抗酸染色法检查隐孢子虫卵囊)

1. 材料　隐孢子虫感染者粪便、载玻片、竹签、染色架、甲醇、苯酚复红染液(碱性复红 4 g、95%乙醇 20 mL,石炭酸 8 mL,蒸馏水 100 mL)、10%硫酸溶液、2%孔雀绿原液(孔雀绿 2 g、蒸馏水 100 mL)、镊子、蒸馏水、清水等。

2. 操作步骤

(1) 用竹签挑取阳性粪便少许,在载玻片上涂成直径 15 mm 的圆形粪膜,自然干燥。粪膜不宜过厚,以透过涂片略能辨认书上的字迹为宜,以免影响观察。

(2) 滴加甲醇,置室温下固定 10 分钟。

(3) 将玻片置于染色架上,滴加苯酚复红染液至盖满粪膜,染色 5 分钟。

(4) 清水缓慢冲洗玻片 30 秒。

(5) 用 10%硫酸溶液脱色 2 分钟。

(6) 清水缓慢冲洗玻片 30 秒。

(7) 用 1∶10 孔雀绿染液(2%孔雀绿原液 10 mL、蒸馏水 100 mL)复染 1 分钟。

(8) 清水缓慢冲洗玻片 30 秒,自然干燥。

(9) 将染色玻片置于油镜下观察。

3. 注意事项

(1) 若染色(1.5 分钟)和脱色(2 分钟)时间短,则卵囊内子孢子边界不明。

(2) 若染色时间长(5～10 分钟),则脱色时间需相应延长,子孢子边界明显。

三、实验诊断要点

(1) 粪便直接涂片染色,查出卵囊即可确诊,但要注意与环孢子虫及微孢子虫相鉴别。
(2) 呕吐物和痰液有时也可作为隐孢子虫受检标本。

四、实验报告

绘隐孢子虫卵囊图,并注明结构。

(王卫杰)

第二节 疟 原 虫

一、实验目的

(1) 掌握间日疟原虫红细胞内期形态特征。
(2) 掌握恶性疟原虫红内期环状体和配子体的形态特征。
(3) 熟悉厚、薄血膜涂片的制作及染色方法。
(4) 了解三日疟原虫和卵形疟原虫红细胞内期的主要形态特征。

二、实验内容

(一) 标本观察

1. 间日疟原虫(薄血膜吉姆萨染色玻片标本,油镜观察) 在薄血膜片上,找到一理想的观察视野,即红细胞分布均匀、干净,无其他异物、染色鲜明的区域。油镜下,可见薄血膜上红细胞被染成红色,被间日疟原虫寄生的红细胞自大滋养体时期开始出现胀大、褪色,红细胞膜上有红色薛氏点。疟原虫胞质被染成蓝色,核染成紫红色。间日疟原虫在红细胞内的发育有 3 期 6 种形态,即滋养体期、裂殖体期和配子体期。滋养体期又分为小滋养体(环状体)和大滋养体,裂殖体期又分为未成熟裂殖体和成熟裂殖体,配子体期又分为雌配子体和雄配子体。

(1) 滋养体期:小滋养体的细胞质少,环形,环较大,约等于红细胞直径的 1/3,核多为 1 个,位于环的周缘,中央为一空泡,整个虫体呈戒指状,一个红细胞内多只含 1 个疟原虫。大滋养体期虫体逐渐长大,胞质形状不规则,有伪足伸出,空泡明显,胞核仍然是 1 个。疟色素棕黄色,小杆状,分散在胞质中(彩图 9-2,彩图 9-3)。

(2) 裂殖体期:虫体最显著的特征是出现了胞核的分裂,胞核的数量增加为 2 个以上。未成熟裂殖体虫体渐呈圆形,空泡消失,疟色素开始集中。成熟裂殖体核分裂至 12～24 个,胞质亦分裂,每个核均被一部分胞质包裹,形成许多椭圆形的裂殖子。裂殖子 12～24 个,通常 16 个,排列不规则,虫体占满胀大的红细胞,疟色素集中成堆(彩图 9-4,彩图 9-5)。

(3) 配子体期:雌配子体圆形或卵圆形占满胀大的红细胞,胞质深蓝色,核小而致密,深红色,偏于一侧。雄配子体呈圆形,略大于正常红细胞,胞质淡蓝色而略带红色,核大而疏松,淡红色,常位于中央。雌、雄配子体的疟色素均分散于胞质中(彩图 9-6,彩图 9-7)。

2. 恶性疟原虫(薄血膜吉姆萨染色玻片标本,油镜观察)

(1) 小滋养体:被寄生的红细胞无胀大和褪色的表现,大小正常或略小,边缘常皱缩,可出现几颗粗大的紫红色茂氏点。虫体细胞质少,呈环状,环纤细,其直径相当于正常红细胞直径的 1/5,核 1～2 个,具有 2 个核的环状体较常见,一个红细胞内常可见到 2 个以上的环状体寄生,多位于红细胞边缘

(彩图 9－8)。

(2) 配子体：配子体通常胀破了被寄生的红细胞而游离在红细胞之外，或仅在虫体的凹陷面有红细胞的痕迹。

1) 雌配子体：新月形，两端尖，细胞质呈蓝色，核小而致密，呈深红色，位于虫体中央，疟色素黑褐色，多位于核的周围(彩图 9－9)。

2) 雄配子体：腊肠形，两端钝圆，细胞质呈蓝色而略带红色，核疏松呈淡红色，位于虫体中央，疟色素呈棕黄色小杆状，在核的周围分布较多(彩图 9－10)。

3. 三日疟原虫(薄血膜吉姆萨染色玻片标本，油镜观察)　被寄生的红细胞大小正常，有时缩小，颜色无改变，偶见少量淡紫色、微细的齐氏点。大滋养体期的带状滋养体是三日疟原虫的典型特征，滋养体横跨红细胞，空泡小或无，细胞质呈圆形或带状，被染成蓝色。细胞核 1 个，呈紫红色。疟色素为深褐色的粗大颗粒，常沿胞质边缘分布。

4. 卵形疟原虫(薄血膜吉姆萨染色玻片标本，油镜观察)　基本形态似间日疟原虫。被卵形疟原虫寄生的红细胞略胀大，有的细胞变长，边缘成锯齿状；薛氏点较间日疟原虫的粗大，而且出现早，在环状体期即出现。

(二) 技术操作(血膜涂片的制作和染色)

1. 材料　75%乙醇棉球、采血针、载玻片、吸管、蜡笔、玻棒、甲醇、缓冲液(pH 7.0)、吉姆萨染液、瑞特染液等。

2. 操作步骤

(1) 采血：用 75%乙醇棉球消毒耳垂，待干后用左手拇指与食指捏住耳垂下方，使耳垂血液充盈，下侧皮肤绷紧，右手持采血针刺破皮肤，挤出血滴。

(2) 制作血膜涂片

1) 薄血膜涂片：在载玻片 1/3 处蘸血 1 小滴，另选一端缘光滑的载片为推片，将推片的一端与血液接触，与载片成 30°～45°夹角，待血液沿推片端缘扩散后，自右向左迅速推成薄血膜。血细胞单层均匀分布，细胞间无空隙，血膜末端呈扫帚状或舌状为理想薄血膜。

2) 厚血膜涂片：以上述涂有薄血膜的载玻片一端空白处蘸血一小滴，以推片的一角将血滴自内向外作螺旋形涂抹，制成直径 0.8～1.0 cm 厚薄均匀的厚血膜。

(3) 溶血：滴加数滴蒸馏水于晾干后的厚血膜上，溶血；至血红蛋白完全脱去，血膜呈灰白色，弃去蒸馏水，晾干。

(4) 固定与染色：血涂片必须充分晾干以免染色时脱片。用玻棒蘸甲醇在血膜上轻轻抹过，放置 30～60 秒。用吉姆萨染色法或瑞特染色法染色。

1) 吉姆萨染色法：将吉姆萨染液用 pH 7.0 的缓冲液 1∶(15～20)稀释。用蜡笔划出染色范围，将稀释的吉姆萨染液滴于已固定的薄、厚血膜上，染色约半小时，用上述缓冲液冲洗。晾干后镜检。此法染色效果良好，血膜褪色较慢，保存时间较久，但染色时间较长。

2) 瑞特染色法：瑞特染剂含甲醇，血膜不需先固定。用蜡笔划出染色范围，使染液覆盖薄、厚血膜 1 分钟后，滴加等量的蒸馏水，轻轻晃动玻片混匀，液面出现一层灿铜色浮膜，3～5 分钟后用水缓慢从玻片一端冲洗，注意勿先倒去染液或直对血膜冲洗，晾干后镜检。该法操作简便，染色时间短，但较易褪色，保存时间不长，多用于临时性检验。

3. 注意事项

(1) 推片时速度要适当、均匀，中途不能停顿；涂厚血膜时不宜反复涂抹。

(2) 染液应快速滴加，使其尽快覆盖全部血膜。

(3) 染色过程中，不能让染液干涸在玻片上，染液需用缓冲液或水冲洗，而不能先把染液倒掉后再冲洗。

三、实验诊断要点

(1) 外周血涂片染色镜检疟原虫仍是当前确诊疟疾最可靠的方法，最好在服药前采血检查，并且恶性疟在发作开始时，间日疟在发作后数小时至10余小时采血能提高检出率。

(2) 最好厚、薄血膜同时制作，厚血膜用以检出疟原虫，薄血膜用于虫种的鉴定。

(3) 免疫学诊断可作为辅助诊断，分子生物学诊断敏感性高。

四、实验报告

(1) 绘间日疟原虫滋养体、裂殖体、配子体图，并注明结构。

(2) 绘恶性疟原虫环状体和雌、雄配子体图，并注明结构。

第三节　刚地弓形虫(弓形虫)

一、实验目的

(1) 掌握弓形虫滋养体(速殖子、缓殖子)及包囊的形态特征。

(2) 熟悉假包囊和卵囊的形态特征。

(3) 了解弓形虫的病原学检查方法。

二、实验内容

(一) 标本观察

1. 速殖子和假包囊(玻片染色标本，油镜观察)　标本取自急性感染小鼠的腹腔液。经吉姆萨染色后，油镜下观察游离的速殖子呈香蕉形或新月形，一边平直，另一边隆起，一端钝圆，另一端较尖，大小为(4～7)μm×(2～4)μm。细胞核位于虫体中央稍近钝圆端，呈紫红色。细胞质呈蓝色，其中可见少量浅红色颗粒(彩图9-11)。

假包囊为宿主的一个有核细胞内含有多个速殖子的集合体，没有真正的囊壁。可见宿主细胞的细胞核被挤向一边(彩图9-12)。

2. 包囊(玻片染色标本，油镜观察)　标本取自慢性感染小鼠的脑组织，包囊呈圆形或椭圆形，大小不一，直径为5～100 μm，具有一层富有弹性的囊壁，囊内含数个至数百个缓殖子，虫体形态与速殖子相似，但个体较小，核稍偏后(彩图9-13)。

3. 卵囊(生理盐水涂片，高倍镜观察)　标本取自猫粪。圆形或椭圆形，大小为10～12 μm，具有两层光滑透明的囊壁，囊内充满均匀的小颗粒。成熟的卵囊内含2个孢子囊，每个孢子囊内含4个新月形子孢子(彩图9-14)。

(二) 技术操作

1. 涂片染色法检测弓形虫滋养体

(1) 材料：弓形虫感染模型小鼠、眼科剪、镊子、75%乙醇、烧杯、小鼠解剖台、5 mL离心管、载玻片、盖玻片、甲醇、吉姆萨染液等。

(2) 操作步骤：

1) 模型小鼠脱颈椎处死，75%乙醇消毒，置于解剖台解剖。

2) 取腹腔液至离心管内，离心(2500 r/min，10分钟)、洗涤3～4次，取沉淀物滴于载玻片上，加盖玻片镜检。活弓形虫速殖子呈新月状，甚活跃。

3) 沉渣或活组织穿刺物可制成涂片，甲醇固定，吉姆萨染色后镜检。

(3) 注意事项：此法在病原学检查时，操作简便，但阳性率不高，易漏检，可做动物接种。

2. 动物接种分离法检测弓形虫滋养体

(1) 材料：小白鼠、生理盐水、研钵、吸管、5 mL 注射器、镊子、眼科剪、小鼠解剖台、载玻片、盖玻片等。

(2) 操作步骤：

1) 将样本组织(约花生米大小)磨成匀浆，加生理盐水 2 mL 稀释，吸取 2 mL 经腹腔接种敏感实验动物小白鼠(接种 3 只)。

2) 1 周后如果小白鼠出现食欲下降、呆滞、松毛等，说明已发病，剖杀取腹腔液镜检。

(3) 注意事项：

1) 若镜检滋养体阴性，则接种鼠的腹水需盲目传代至少 3 次。

2) 样本亦可接种于离体培养的单层有核细胞。

三、实验诊断要点

(1) 取急性期患者的腹水、羊水、脑脊液等，离心后取沉淀涂片，或采用活组织穿刺物涂片，吉姆萨染色检查滋养体。

(2) 动物接种分离法和细胞培养法是目前弓形虫感染比较常用的病原学检查方法。

(3) 因为弓形虫病原学检查比较困难且阳性率不高，所以血清学检查是目前广泛应用的重要辅助诊断手段。

四、实验报告

绘刚地弓形虫滋养体图，并注明结构。

(杜 峰)

第十章
纤　毛　虫

结肠小袋纤毛虫

一、实验目的

掌握结肠小袋纤毛虫滋养体和包囊的形态特征。

二、实验内容(标本观察)

1. 结肠小袋纤毛虫滋养体(玻片染色标本,油镜观察)　经铁苏木素染色后,滋养体呈椭圆形,大小为(30～200)μm×(30～100)μm。全身覆盖斜纵行的纤毛。前端有一凹陷的胞口,下接漏斗状胞咽,后端可见胞肛。滋养体内可见一个肾形的大核及一个附在大核凹侧缘的圆形小核,染成蓝黑色(彩图 10－1)。

2. 结肠小袋纤毛虫包囊(玻片染色标本,油镜观察)　包囊呈圆形或椭圆形,直径为 40～60 μm。囊壁厚,分为内外两层。经铁苏木素染色后,内部可见一个蓝黑色肾形的细胞核(彩图 10－2)。

三、实验诊断要点

(1) 粪便直接涂片查到滋养体或包囊即可确诊。

(2) 送检粪便保持新鲜,并反复检查可提高检出率。

(3) 必要时可采用乙状结肠镜进行活组织检查或用阿米巴培养基进行培养。

四、实验报告

绘结肠小袋纤毛虫滋养体和包囊图,并注明结构。

(杜　峰)

第四篇　医学节肢动物学

第十一章 昆　虫　纲

第一节　蚊

一、实验目的

(1) 掌握蚊虫生活史各期一般形态。

(2) 熟悉常见蚊属的鉴别特征。

二、实验内容

(一) 标本观察

1. 成虫(针插标本,放大镜观察)　小型昆虫,体长1.6～12.6 mm。

(1) 按蚊:体灰色,无斑,翅多有黑白斑。触须雌、雄均与喙等长,雄蚊末端膨大。静止时喙与身体成一直线,身体与停留面成锐角(彩图11-1)。

(2) 库蚊:体多为棕色,无斑。雌蚊触须甚短,雄蚊触须长于喙,端部羽状。静止时喙与身体成钝角,身体与停留面平行(彩图11-2)。

(3) 伊蚊:体多为黑色,间有白纹,足有白环,翅无斑点。雌蚊触须甚短,雄蚊触须与喙等长。静止时,同库蚊(彩图11-3)。

2. 卵(玻片标本,低倍镜观察)

(1) 按蚊:呈舟形,两侧有浮囊,产出后分散浮于水面(彩图11-4)。

(2) 库蚊:呈圆锥形,无浮囊,产出后黏集成卵筏浮于水面(彩图11-5)。

(3) 伊蚊:多呈橄榄形,无浮囊,产出后分散沉于水底(彩图11-6)。

3. 幼虫(玻片标本,低倍镜观察)

(1) 按蚊,无呼吸管,有1对呼吸孔,1—7腹节背面两侧有掌状毛。停留时虫体与水面平行(彩图11-7)。

(2) 库蚊,呼吸管细长,有数对呼吸管毛,无掌状毛。停留时,虫体均倒挂于水面之下,并与水面形成一定角度(彩图11-8)。

(3) 伊蚊,呼吸管粗短,有1对呼吸管毛,无掌状毛。停留时,同库蚊(彩图11-9)。

4. 蛹(玻片标本,低倍镜观察)

(1) 按蚊:呼吸管有裂隙,短粗,口宽似漏斗形(彩图11-10)。

(2) 库蚊:呼吸管无裂隙,细而长,口小(彩图11-11)。

(3) 伊蚊:呼吸管无裂隙,短而宽(彩图11-12)。

(二) 技术操作

1. 成蚊标本采集

(1) 材料：吸蚊管、毒瓶、诱蚊灯、诱蚊帐等。

(2) 方法：成蚊采集可因时因地采用吸蚊管采集法、毒瓶采集法、诱蚊灯诱捕法、诱蚊帐诱捕法等。

2. 成蚊标本制作(双针法)

(1) 材料：毒瓶、昆虫针、软木块、三级台、标签纸、标本盒、樟脑丸、回软缸等。

(2) 操作步骤：

1) 将采集的成蚊用毒瓶麻醉杀死，立即取出针插；若放置太久，须置于回软缸内使虫体变软。

2) 将软木块插在 3 号昆虫针上 1/3 处。

3) 将 0 号昆虫针插于软木块另一端。

4) 将 0 号昆虫针从成蚊中胸背插入，但不要穿透。

5) 利用三级台调整木块和蚊虫标本距离。

6) 书写标签，将 3 号昆虫针穿过标签。

7) 将标本置于加有樟脑丸的标本盒内即可。

(3) 注意事项：

1) 成蚊比较脆弱，注意针插标本(包括鳞片)的完整性。

2) 标本盒内标本要注意防霉、防蛀、防潮。

三、实验报告

列表比较按蚊、库蚊、伊蚊生活史各期形态特征。

第二节 蝇

一、实验目的

(1) 掌握蝇生活史各期的一般形态特征及其与传播疾病有关的主要形态结构。

(2) 了解成蝇标本的制作方法。

二、实验内容

(一) 标本观察

1. 成虫(针插标本，放大镜观察) 体长一般为 5～10 mm，呈暗灰、黑、黄褐、暗褐等色，许多科类带有金属光泽，全身被有鬃毛。

(1) 头部：近似球形。复眼 1 对，3 个单眼；颜面中央有 1 对触角；大部分蝇类的口器为舐吸式；吸血蝇类为刺吸式口器；不食蝇口器退化。

(2) 胸部：前胸、后胸退化，中胸特别发达，足 3 对，跗节末有爪和爪垫各 1 对。

(3) 腹部：由 10 节组成，一般仅见 5 节，后 5 节演化为外生殖器。

(4) 舐吸式口器(玻片标本，低倍镜观察)：由基喙、中喙和口盘组成。口盘由 1 对半圆形唇瓣构成，唇瓣腹面有对称排列的假气管，两唇瓣间为口腔(彩图 11－13)。

(5) 足(玻片标本，低倍镜观察)：足上有许多鬃毛；末端有爪及爪垫各 1 对，中间有 1 爪间突；爪垫发达，密布细毛，并可分泌黏液(彩图 11－14)。

2. 卵(浸制标本，肉眼或放大镜观察) 卵圆形或香蕉形，乳白色，长约 1 mm，常数十粒或数百粒堆积成块状。

3. 幼虫(浸制标本,肉眼或放大镜观察) 亦称蛆,圆柱形,多为乳白色,前端尖细,后端呈钝性断面。体分节,腹部第8节后侧有后气门1对,后气门形状是幼虫分类的重要依据。

4. 蛹(浸制标本,肉眼或放大镜观察) 圆筒形,长5～8 mm,体表被有成熟幼虫表皮硬化而成的蛹壳,其颜色可由浅变深,直至棕褐色或黑色,不食不动。

(二) 技术操作

1. 成蝇标本采集 通常采用昆虫采集网网捕法或诱蝇笼诱捕法。

2. 成蝇针插标本制作

(1) 材料:昆虫针、小镊子、解剖针、放大镜、解剖镜、标签纸、樟脑丸、标本盒、回软缸。

(2) 操作步骤:

1) 直接针插:一般用2号昆虫针(体长小于5 mm者用1号昆虫针,大于10 mm者用3号昆虫针),从蝇的胸背面盾片沟后中线略偏右插入,从中足基节穿出,将蝇体移至针上方1/3处。

2) 双针法:适于3 mm的成蝇。同成蚊标本制作。

3) 整姿:翅上仰,足拉出,各部特征清晰。

4) 拉出雄性尾器并固定。

5) 书写并插上标签。

6) 将标本置于加有樟脑丸的标本盒内。

(3) 注意事项:

1) 已干燥的标本,必须回软之后才可针插,回软时间依蝇个体大小而定。

2) 雄性成蝇标本必须拉出尾器。

三、实验报告

描述蝇与传染病有关的形态特征。

第三节 白 蛉

一、实验目的

(1) 掌握白蛉成虫的形态特征。

(2) 了解白蛉卵、幼虫和蛹的形态特征。

二、实验内容

(一) 标本观察

1. 成虫(针插标本,放大镜或解剖镜观察) 成虫体长1.5～4 mm,多呈灰黄或灰褐色,全身密被细毛(彩图11-15)。

(1) 头部:头部球形。复眼1对,大而黑。触角细长,刺吸式口器。

(2) 胸部:胸背隆起呈驼背状。翅1对,狭长,上具短毛,顶端尖,停息时两翅向后上方竖立呈V形,与体成45°角。足3对,细长,多毛。

(3) 腹部:腹部分10节,背板第1节的长毛竖立,第2—6节的长毛在不同蛉种或竖立或平卧或两者交杂。

2. 卵(玻片标本,低倍镜或高倍镜观察) 长椭圆形,灰白色,长约0.4 mm,卵壳上有纹迹。

3. 幼虫(玻片标本,低倍镜或高倍镜观察) 体分为头、胸、腹三部分。头大而色深。胸部3节,腹部10节。1龄幼虫腹部末端有1对长的尾鬃。2～4龄幼虫腹部末端有2对长的尾鬃。

4. 蛹(玻片标本,低倍镜观察) 蛹皮甚薄,形似成蛉,尾端有4龄幼虫蜕下的皮,2对尾鬃依然存在。

5. 中华白蛉咽甲(玻片标本,高倍镜观察) 咽甲,在口腔咽喉第二个较膨大部位,由尖齿和横脊组成。尖齿前部和中部较大而松散,后部的较小而密。齿后有若干横脊。

6. 中华白蛉受精囊(玻片标本,高倍镜观察) 受精囊,位于雌蛉腹部尾端,呈玉米棒状。分节,但分节不完全。

(二) 技术操作

1. 成蛉标本采集 用黏捕法,把10 cm宽,17 cm长的白纸固定在相应的木框上,将蓖麻油均匀地涂抹在白纸的两面,而后将纸框悬挂在白蛉孳生地附近或特定场所,白蛉飞上即被黏住,用针挑下置于70%乙醇中保存。

2. 成蛉针插标本制作 同成蚊标本制作。

三、实验报告

描述白蛉成虫的形态特征。

第四节 蚤

一、实验目的

(1) 掌握蚤成虫的一般形态特征。

(2) 了解几种常见蚤的形态特点及蚤成虫玻片标本的制作。

二、实验内容

(一) 标本观察

1. 成虫(玻片标本,低倍镜观察) 体型小,一般为1～3 mm,黄褐色,两侧扁平,无翅。

(1) 头部:略呈三角形。触角3节,单眼1对,口器刺吸式。

(2) 胸部:分为3节,每一胸节由背板、腹板各一块及侧板一对构成。足3对,基节粗壮,善于跳跃。

(3) 腹部:由10节组成,雄蚤8、9腹节和雌蚤7—9节特化为外生殖器。

2. 卵(玻片标本,低倍镜观察) 可见卵近似椭圆形,直径为0.4～2.0 mm,白色至淡黄色。

3. 幼虫(玻片标本,低倍镜观察) 体形似蛆而小,白色。口器咀嚼式,有触角1对。腹节末端有1对指状突起。

4. 蛹(玻片标本,低倍镜观察) 可见具有成蚤的雏形,淡黄至淡棕色,外包有茧,茧外则黏附有尘埃、碎屑等,具伪装作用,但制作标本时,通常已去除。

5. 两种常见蚤成虫(玻片标本,低倍镜观察)

(1) 印鼠客蚤:眼鬃1根,位于眼的前方。雌蚤受精囊尾部基段扩大,微宽或等宽于头部,呈C形(彩图11-16)。

(2) 人蚤:在眼下方有眼鬃1根。雌蚤受精囊的头部圆形,尾部细长弯曲呈逗点状(彩图11-17)。

(二) 技术操作

1. 标本采集 采集宿主体外寄生蚤,采用捕鼠笼或其他方法捕鼠,各装入白色口袋,扎紧袋口,带回。用乙醚麻醉后,在白瓷盘中拣蚤,对毛中的蚤用毛刷或篦子梳下麻醉的蚤并拣取,保存于70%乙醇中。

2. 玻片标本制作

(1) 材料：载玻片、盖玻片、小平皿、小镊子、吸管、10%KOH、乙酸、系列浓度乙醇、二甲苯、加拿大树胶、显微镜、解剖镜等。

(2) 操作步骤：

1) 将保存于乙醇中的蚤取出，置于盛有蒸馏水的小平皿 0.5 小时，同时反复用吸管吸蒸馏水冲洗蚤体。

2) 冲洗后的蚤体置于显微镜下挑选虫体完整且特征清晰的蚤。

3) 蚤体置于 10%KOH 中消化，直至肉眼观察虫体呈棕色，移至 1%的乙酸溶液中中和 2 小时。

4) 从低到高置于系列浓度乙醇中脱水，然后用二甲苯透明。

5) 用小镊子将蚤体小心移至载玻片上，滴加 1 小滴加拿大树胶，在解剖镜下整姿加盖盖玻片，烘干即可。

(3) 注意事项：乙醇脱水后蚤体比较脆弱，小镊子夹取时利用水的张力将其蘸起，以免蚤体破碎或毛脱失。

三、实验报告

描述蚤成虫的形态特征。

第五节　虱

一、实验目的

(1) 掌握人虱和耻阴虱成虫的一般形态特征。

(2) 了解虱卵和若虫的形态特征及虱成虫玻片标本的制作。

二、实验内容

(一) 标本观察

1. 人虱(玻片标本，低倍镜观察)　灰白色，体狭长，雌虫可达 4.4 mm，雄虫稍小。虫体由头、胸、腹三部分组成(彩图 11-18)。

(1) 头部：略呈菱形，触角约与头等长。眼明显，口器为刺吸式。

(2) 胸部：3 节融合，无翅及翅痕，3 对足均粗壮，跗节末端有爪，爪与胫节末端的指状胫突配合形成抓握器。

(3) 腹部：分节明显，雌虱腹部末端呈 W 形，雄虱腹部末端圆钝。

2. 耻阴虱(玻片标本，低倍镜观察)　灰白色，体短似蟹形。雌虱体长为 1.5～2.0 mm，雄性稍小。胸部较腹部宽，前足细弱，中、后足粗壮(彩图 11-19)。

3. 虱卵(玻片标本，低倍镜观察)　虱卵俗称虮子。低倍镜观察，可见卵白色，近透明，椭圆形，长约 0.8 mm，一端有小盖。常黏附于毛发或衣服纤维上。

4. 虱若虫(玻片标本，低倍镜观察)　外形似成虫，色淡，体较小，腹部亦短，生殖器官未发育成熟。

(二) 技术操作

1. 标本采集　从宿主毛丛中直接拣取虱标本。

2. 虱标本制作

(1) 材料：指形管、载玻片、盖玻片、吸管、10%KOH、乙酸、系列浓度乙醇、二甲苯、加拿大树胶、显微镜、解剖镜等。

(2) 操作步骤：

1) 浸制标本：一般采用70%乙醇浸制保存。

2) 玻片标本：① 需制作的标本，首先在70%乙醇中固定至少20日；② 置于10%KOH中消化1日；③ 洗去杂物，乙酸中和2小时；④ 在系列浓度乙醇中脱水，每次30分钟，二甲苯透明；⑤ 于载玻片上滴加树胶，置入虱，整姿封片，烘干即可。

(3) 注意事项：

1) 脱水必须彻底，否则不易透明，甚至会使透明剂内出现白色混浊现象。

2) 虫体透明即封片，否则时间过久虫体易变脆。

三、实验报告

比较人虱与耻阴虱成虫的形态特征。

第六节　蜚蠊、臭虫

一、实验目的

(1) 掌握蜚蠊、臭虫成虫的形态特征。

(2) 熟悉蜚蠊卵荚的形态特征。

二、实验内容

(一) 标本观察

1. 蜚蠊

(1) 成虫(针插标本，肉眼或放大镜观察)：椭圆形，一般大小为10～30 mm，体呈黄褐色或深褐色。

1) 头部：小且向下弯曲。复眼较大，肾形，单眼1对，触角细长，口器为咀嚼式。

2) 胸部：前胸发达，中、后胸较小，前翅革质，后翅膜质，足粗大多毛。

3) 腹部：扁阔，分为10节。

(2) 卵荚(浸制标本，放大镜观察)：大多长约1 cm，呈钱包状，其鞘坚硬、暗褐色，内有10余颗至40余颗卵(彩图11-20)。

(3) 几种常见蜚蠊成虫：

1) 美洲大蠊(针插标本，肉眼或放大镜观察)：体长28～32 mm，红褐色，前胸背板淡褐色，中部有黑褐色蝶形斑，接近前缘处有T形淡黄色斑(彩图11-21)。

2) 德国小蠊(针插标本，肉眼或放大镜观察)：体长10～14 mm，淡褐色，前胸背板上有2条直的暗黑色纵带(彩图11-22)。

3) 黑胸大蠊(针插标本，肉眼或放大镜观察)：体长24～30 mm，棕褐色，前胸背板与体色一致，无花纹(彩图11-23)。

2. 臭虫

(1) 成虫(玻片标本，放大镜或低倍镜观察)：背腹扁平，卵圆形，红褐色，大小约为5 mm×3 mm，遍体生有短毛。分为头、胸、腹3部分。

1) 头部：有复眼1对，触角1对。喙较粗，内含刺吸式口器。

2) 胸部：分为3节，前胸大，中胸小，后胸背面大部分被翅基遮盖。足3对，末端有爪1对。

3) 腹部：腹部10节，外观仅见8节。

(2) 两种常见臭虫成虫：

1) 温带臭虫(玻片标本,放大镜或低倍镜下观察):呈卵圆形,长5.6 mm,前胸背板前缘凹陷较深,两侧向外延伸成翼状薄边,腹部较短胖,柏氏器管状,不明显(彩图11-24)。

2) 热带臭虫(玻片标本,放大镜或低倍镜下观察):呈长椭圆形,长7.0 mm,前胸背板前缘的凹陷较浅,两侧缘不外延,腹部较瘦长,柏氏器块状,较明显(彩图11-25)。

(二) 技术操作

1. 标本采集　蜚蠊标本采集通常在蜚蠊活动场所采用诱蜚蠊盒、瓶诱捕法或杀虫剂杀灭法;臭虫标本采集通常在臭虫活动的床板、椅子、门窗等缝隙采用针挑法,或者对草席、床垫等采用拍打法。

2. 针插标本制作　方法同成蝇标本制作。蜚蠊,针尖在靠近前胸背板后缘正中处插入,从腹面六足中间插出;臭虫,针尖在小盾片偏右插入。

三、实验报告

简述蜚蠊、臭虫成虫的形态特征。

(木　兰)

第十二章
蛛　形　纲

第一节　蜱

一、实验目的

(1) 掌握硬蜱和软蜱的一般形态特征及其鉴别。

(2) 了解蜱标本的采集方法。

二、实验内容

(一) 标本观察

1. 硬蜱

(1) 成虫(玻片标本,解剖镜观察):虫体呈圆形或长圆形,体长 2～10 mm,由颚体和躯体组成。镜下可见虫体的颚体由颚基、螯肢、须肢和口下板组成;螯肢末端具齿状的定趾和动趾;须肢 1 对位于螯肢两侧,由 4 节组成,第 4 节短小,嵌生于第 3 节端部腹面的凹陷内;口下板位于螯肢腹面,有较发达的倒齿。躯体两侧对称,背面有盾板。雄蜱盾板覆盖着整个躯体,而雌蜱的盾板仅覆盖背面的前部。生殖孔位于虫体腹面的前半部分,肛门位于躯体的后部。气门 1 对,位于第Ⅳ对足的后外侧(彩图 12－1)。

(2) 全沟硬蜱成虫(浸制标本,肉眼及放大镜观察):虫体呈卵圆形、褐色。从背面可看到躯体前端的颚体,躯体两侧对称,有足 4 对。背部具有 1 块盾板,盾板的大小是区分雌、雄的标志,雌蜱的盾板仅覆盖躯体前端一部分,雄蜱的盾板则覆盖整个背面(彩图 12－2)。

2. 软蜱

(1) 成虫(浸制标本,肉眼及放大镜观察):虫体呈卵圆形,体长 2～10 mm,由颚体和躯体组成。颚体较小,位于腹面前部,从背面不能看到颚体,躯体两侧对称,有足 4 对,背部无盾板,躯体体表多呈颗粒状小疣、皱纹、乳突或盘状凹陷,雌雄区别不明显(彩图 12－3)。

(2) 成虫(玻片标本,解剖镜观察):外形同软蜱浸制标本。颚体位于腹面前部,由颚基、螯肢、须肢及口下板组成,躯体背面无盾板。气门 1 对,位于第Ⅳ对足前外侧(彩图 12－4)。

(二) 技术操作(禽畜体上蜱的采集)

1. 材料　镊子、蜱虫夹子、培养皿等。

2. 操作步骤

(1) 蜱的个体较大,在禽畜体上寄生的蜱类,通过肉眼观察即可发现。发现后可用镊子夹取,或将附有蜱虫体的毛或羽剪下,置于培养皿中,再仔细收集。

(2) 正在吸血的蜱,其假头刺入宿主皮肤,从宿主体上拔取吸血蜱虫时,应用蜱虫夹子夹住其假头部分,先做些松动,使之上下摇动,而后果断拔出整个虫体。

3. 注意事项

(1) 不可将蜱虫的假头残留在皮肤内。

(2) 采集时不要挤压吸过血的蜱腹部，避免血液反流。

三、实验报告

描述硬蜱和软蜱形态特征。

第二节 螨

一、实验目的

(1) 掌握革螨、恙螨、疥螨、蠕形螨、尘螨的一般形态特征。

(2) 熟悉人疥螨、蠕形螨的常用检查方法。

二、实验内容

(一) 标本观察

1. 革螨成虫(玻片标本，低倍镜及高倍镜观察) 虫体呈圆形或卵圆形，长 0.2～1.0 mm，淡黄色或褐色，由颚体和躯体组成。颚体位于躯体前端，由颚基、1 对螯肢及 1 对须肢组成；躯体背面具有 1 块盾板(少数种类为 2 块)。雄螨腹面是 1 块全腹板，而雌螨腹面有胸板、腹殖板、肛板等几块骨板；雌虫生殖孔位于胸板之后，雄虫生殖孔位于全腹板前缘。第Ⅲ、第Ⅳ对足基节间外侧具气门 1 对，向前延伸形成管状的气门沟(彩图 12-5)。

2. 地理纤恙螨幼虫(玻片标本，低倍镜及高倍镜观察) 幼虫呈椭圆形，橘红色。刚孵出时体长约 0.2 mm，饱食后体长可超过 1.0 mm。由颚体和躯体组成。颚体位于躯体前端，由螯肢及须肢各 1 对组成。躯体左右对称，有 3 对足，躯体背面靠前有一宽大于长的矩形盾板。盾板上有 5 根毛，前侧毛 2 根，前中毛 1 根，后侧毛 2 根。盾板上还有感器 1 对，另外，盾板两侧各有眼 1 对，眼点呈鲜红色。盾板后方的躯体上有很多横列的背毛，背毛序，即背毛式(fDS)：2+8+6+6+4+2=28(彩图 12-6)。

3. 疥螨成虫(玻片标本，低倍镜及高倍镜观察) 虫体呈卵圆形，背面隆起，乳白色半透明。雌螨大小为(0.3～0.5)mm×(0.25～0.4)mm，雄螨稍小，大小为(0.2～0.3)mm×(0.15～0.2)mm。由颚体和躯体两部分组成。颚体短小，位于前端，由螯肢、须肢和口下板组成。躯体体表遍布大量的波状纹，背面有很多成列的圆锥形皮棘和成对的粗刺、刚毛等，腹面光滑，仅有少数刚毛。背部靠前端有盾板，雄螨背面靠后半部还有 1 对后侧盾板。雌雄螨前 2 对足末端均有具长柄的吸垫；雌雄螨后 2 对足，雌螨足末端均为长鬃，而雄螨仅第Ⅲ对足的末端为 1 根长鬃，第Ⅳ对足末端为具长柄的吸垫(彩图 12-7)。

4. 蠕形螨成虫(透明胶纸法，低倍镜及高倍镜观察)

(1) 毛囊蠕形螨：螨体狭长呈蠕虫状，半透明。成虫长 0.1～0.4 mm，雌虫略大于雄虫。虫体分为颚体和躯体两部分。颚体短宽，呈梯形，位于虫体前端，1 对螯肢呈针状，另具须肢 1 对。躯体又分为足体和末体两部分，足体腹面有足 4 对，足短粗呈牙突状，末体细长，其表面具有明显环状横纹。毛囊蠕形螨的末体较狭长，占躯体长度的 2/3～3/4，末端钝圆(彩图 12-8)。

(2) 皮脂蠕形螨：形态与毛囊蠕形螨基本相似，较粗短，末体约占躯体长度的 1/2，末端呈锥状，较尖(彩图 12-9)。

5. 尘螨成虫(玻片标本，低倍镜及高倍镜观察) 虫体呈椭圆形，乳黄色，体长 0.17～0.50 mm。由颚体和躯体两部分组成。颚体位于躯体前端，有 1 对钳状螯肢和 1 对须肢。躯体体表有许多细密或粗皱的皮纹和少量刚毛。躯体背面靠前端有 1 块狭长的前盾板，雄虫体背后部还有后盾板。肩部有 1 对长鬃，尾端有 2 对长鬃(彩图 12-10)。

(二) 技术操作

1. 针挑法检查人疥螨

(1) 材料：大头针、酒精灯、载玻片、盖玻片、甘油、滴管等。

(2) 操作步骤：

1) 用消毒大头针尖轻轻挑破患者表皮丘疹或疱疹，挑出如针尖大小的疥螨；或挑破皮疹结痂，在皮内发现疥螨挖掘的隧道开口后，挑开隧道直到隧道的尽头，取出疥螨。

2) 将疥螨或其虫卵置于载玻片上，加 1 滴甘油，盖上盖玻片镜检。

(3) 注意事项：使用过的针头一定要在酒精灯火焰上消毒。

2. 透明胶纸法检查蠕形螨

(1) 材料：载玻片、透明胶纸(宽约 2 cm)、显微镜等。

(2) 操作步骤：

1) 晚上睡前洗面后，用一条长约 6 cm 透明胶纸粘贴于面部的额、鼻、鼻沟、鼻翼及颏部等任意一处，至次晨取下贴于载玻片上带至实验室。

2) 置显微镜下检查。

(3) 注意事项：

1) 观察前调整显微镜光线至适宜亮度，不要太暗也不要太亮。

2) 按照从左到右、从上到下、先低倍后高倍的顺序观察。

三、实验报告

班级分组自查蠕形螨感染状况。

(王丽明)

第五篇　综合性实验

实验一
粪便标本的病原学检查方法

【实验目的】

(1) 掌握粪便检查常用的病原检查方法。

(2) 掌握粪便中常见蠕虫卵、原虫包囊的鉴别。

【实验内容】

(一) 模拟阳性粪便的准备

将玉米面粉和白面粉混匀，用蒸馏水调制成糊状，加入少量菜泥、肉泥、花粉颗粒混匀模拟粪便。取蛔虫卵、鞭虫卵、蛲虫卵、钩虫卵、华支睾吸虫卵、卫氏并殖吸虫卵、布氏姜片吸虫卵、日本血吸虫卵、溶组织内阿米巴包囊和蓝氏贾第鞭毛虫包囊混合后加入标本中，混匀，制成试验用的阳性模拟标本。

(二) 检查方法

1. 采用生理盐水直接涂片法、饱和盐水浮聚法检查常见蠕虫卵　具体方法见第三章第一节和第四节。

2. 采用碘液直接涂片法检查溶组织内阿米巴包囊和蓝氏贾第鞭毛虫包囊　具体方法见第七章第一节。

(三) 实验结果观察和分析

1. 虫卵形态鉴别　肠道寄生的蠕虫和部分非肠道寄生的蠕虫可以从粪便中排出虫卵。从粪便中检出虫卵是这些寄生虫感染的确诊依据。用光学显微镜观察，在粪便模拟标本中发现可疑虫卵时，可以根据虫卵的大小、形状、颜色、卵壳的特点、特殊结构、虫卵内容物等特征，综合分析确定是何种寄生虫虫卵。

(1) 吸虫卵：大小不一，多为椭圆形，颜色多为黄褐色、金黄色、淡黄色，除日本血吸虫卵外，都有一个卵盖，有些虫卵有小疣或侧刺，虫卵内容物多为 1 个卵细胞和数个卵黄细胞，有的含有一个毛蚴。

(2) 线虫卵：一般为椭圆形，颜色为棕黄色、淡黄色或无色透明。无卵盖，卵壳厚薄不一，卵内含单个或多个卵细胞或幼虫。

2. 原虫包囊形态鉴别　包囊为棕黄色或黄绿色，一般为圆形或椭圆形，囊壁厚，不着色，内含不同数量的细胞核。未成熟溶组织内阿米巴包囊内含拟染色体(不着色)和糖原泡(棕黄色)。蓝氏贾第鞭毛虫包囊内有中体及鞭毛的早期结构(不着色)。

3. 粪便标本中常见杂物及其形态特点

(1) 花粉颗粒：呈多边形，胞壁厚，看不到卵细胞。

(2) 植物细胞：比多数蠕虫卵大，形态多样，呈圆形、椭圆形、多角形和花边形等，双层细胞壁。

(3) 脂肪球：大小不等，油滴状，折光性强。

(4) 淀粉颗粒：大小不等，圆形或成角，有折光性，无内部结构，用碘液染色可染成红色或紫色。

(5) 动物细胞:如肠道炎症患者粪便中有巨噬细胞、多形核白细胞、上皮细胞等。

(四) 注意事项

(1) 注意粪便模拟标本中寄生虫虫卵、包囊与其他杂质的辨别。

(2) 使用的器皿、用具、玻片等注意清洗消毒,废弃物不随便丢弃,统一处理,以防污染。

实验二
猪肉中旋毛虫的检疫

【实验目的】

(1) 掌握猪肉中旋毛虫幼虫囊包的形态特征。

(2) 掌握旋毛虫幼虫囊包的检查方法。

【实验内容】

采用肌肉活组织检查法。

(一) 采样

取猪肉的膈肌、肋间肌、腰肌、咬肌各1块，每块不少于20 g。

(二) 肉眼观察

撕去肌膜，将肌肉拉平，肉眼仔细检查肌肉表面有无可疑的旋毛虫病灶。未钙化的幼虫囊包呈露滴状，半透明，细针尖大小，色泽淡。随着囊包形成的时间延长，色泽变深，逐渐变为乳白色、灰白色或黄白色。若见到可疑病灶，做好记录，分离可疑部位，下一步压片镜检。

(三) 压片镜检

在可疑部位，顺着肌纤维方向，在不同部位剪取10个麦粒大小的肉粒。将剪下的肉粒一次均匀地贴附于载玻片上，每行5粒，共两行。加50%甘油少许覆盖肉粒，再取一张清洁的载玻片放在肉粒上，用力适度捏住两张载玻片的两端轻压，把肉粒压成薄片，以透过肉片标本能看到书上的字迹为标准。将载玻片置于显微镜下镜检。

(四) 结果判定

没有形成囊包的幼虫，在肌纤维之间呈杆状，也可由于压片过紧，虫体挤入肌浆中。形成期的幼虫囊包为圆形或椭圆形，发光透明，囊包内为蜷曲的幼虫。钙化的幼虫囊包，在囊包内为数量不等、颜色不均的黑色钙化物，囊包周围大量结缔组织增生。

(五) 注意事项

所使用的实验器材注意灭菌消毒，废弃物不随便丢弃，阳性猪肉进行无害化处理。

实验三

日本血吸虫致病及免疫学诊断

【实验目的】

(1) 掌握日本血吸虫的感染途径、寄生部位及成虫形态特征。

(2) 掌握日本血吸虫卵造成的病理变化。

(3) 了解日本血吸虫病的免疫学诊断方法。

【实验内容】

(一) 日本血吸虫感染小鼠模型的建立

1. 实验动物　8 周昆明小鼠 20 只。

2. 感染小鼠　将含日本血吸虫尾蚴的阳性钉螺置于清洁去氯水(开水存放数天,氯气逸出)中,20～25℃、光照条件下逸出尾蚴。用接种环挑取水面的尾蚴,移至盖玻片上,在解剖镜下计数,收集30±5 条。小鼠腹部朝上固定于鼠板,拔除腹部鼠毛,取氯水湿润小鼠腹部皮肤,直接将盖玻片贴附小鼠腹部皮肤,盖玻片保留 20 分钟后去除。感染后的小鼠饲养到第 6 周。

(二) 日本血吸虫感染小鼠致病结果观察

1. 日本血吸虫成虫计数　采用生理盐水心脏灌注法。小鼠颈椎脱臼处死后,将皮肤剥离,打开腹腔、胸腔,注射器吸取生理盐水经左心室进针灌注,待门静脉充盈后将其侧剪开,继续灌注生理盐水冲出虫体。灌洗后,将整个肠及系膜组织取出,压于两块厚玻璃板间,计数肠系膜静脉中残留未冲出虫体。每只小鼠感染虫数为灌洗所得虫数与压板所得虫数之和。

2. 日本血吸虫虫卵计数　取小鼠肝脏左前叶于 10%福尔马林液中固定,剩余肝脏称重后在 10 mL 5% KOH 中 37℃消化过夜。将消化液混匀后取 1 mL 加入 1.5 mL Eppendorf 管,再从中取 10 μL 置于载玻片上,加盖玻片后于 100 倍光镜下计数虫卵。

$$\text{克肝虫卵数} = \text{光镜下计数} / \text{消化肝质量} \times 1000$$

3. 肝脏病理学观察　取小鼠肝脏病变部分浸泡于 10%福尔马林液中固定 12 小时以上,制作病理切片并进行苏木精伊红染色,显微镜下进行观察,注意虫卵肉芽肿的密度、虫卵形态、肉芽肿中的细胞种类等,并拍照记录。

(三) ELISA 法辅助诊断日本血吸虫病

1. 实验原理　酶联免疫吸附试验(enzyme-linked immunosorbent assay, ELISA)是常用的辅助诊断日本血吸虫病的免疫学方法。将日本血吸虫的成虫抗原包被在特制的聚苯乙烯反应孔内,再将待测的血清加到反应孔内,如血清中含有特异性抗体,即可形成抗原抗体复合物,若在反应孔内加入相应的 HRP 酶标记二抗,即可通过底物的显色反应来判断实验结果。

2. 试剂

- PBS(10 mM pH7.4)
- PBST(含 0.05% Tween-20 的 PBS)
- 包被液(pH9.6,0.05 M 碳酸盐缓冲液)
- 封闭液:3%脱脂奶(3 g 脱脂奶/100 mLPBS)

- 底物显色液
- 鼠抗血清:血吸虫感染小鼠实验获得,−20℃冻存备用
- 抗鼠 IgG - HRP
- 日本血吸虫成虫抗原

3. 主要步骤

(1) 包被:以包被液稀释成虫抗原成 5 μg/mL,100 μL/孔,4℃湿盒过夜。

(2) 洗涤:以 PBST 洗涤 5 次。

(3) 封闭:以 3%脱脂奶封闭,300 μL/孔,室温 1 小时。

(4) 与抗血清反应:加入鼠抗血清(1∶100),100 μL/孔,室温 1 小时;同时以正常小鼠血清作为阴性对照,不加血清组作为空白对照。

(5) 以 PBST 洗涤 6 次。

(6) 与酶标二抗反应:加入羊抗鼠 IgG - HRP(1∶5000),100 μL/孔,室温 1 小时。

(7) 同上洗涤 6 次。

(8) 显色:加入显色液 200 μL/孔,室温放置半小时,避光。

(9) 终止:以 2N H_2SO_4 50 μL/孔,终止反应。

4. 实验结果观察和分析　阳性反应呈棕色或棕黄色,用酶标仪 OD 490 nm 处读取结果,比较实验组、阳性对照组、阴性对照组和空白组的检测值。

5. 注意事项

(1) 严格实验操作,严防孔间交叉污染。

(2) 实验中要设定阳性对照、阴性对照和无抗原的空白对照。

(田　芳)

实验四

疟原虫致病相关实验

【实验目的】

(1) 学习疟原虫生活史，理解疟原虫的致病机理。

(2) 掌握疟原虫病原学诊断方法，能够识别镜下各发育阶段的红内期疟原虫。

(3) 学习研究疟原虫的基本方法，充分调动学生学习的主观能动性。

【实验内容】

(一) 疟原虫感染小鼠模型的建立

1. 实验动物　6周龄C57BL/6小鼠。

2. 感染小鼠　用1×10^6伯氏疟原虫感染的红细胞腹腔注射小鼠。

(二) 疟原虫感染的病原学诊断

感染后第5～6天开始，小鼠尾尖取血1小滴置于载玻片1/4～1/3处，左手拇指与食指及中指夹持载玻片两端。取一边缘平整的载玻片作为推片，将其一端接触血滴，当血液沿推片端缘和载玻片之间扩展至约2cm宽时，使两载玻片之间的角度成30°～45°，然后将推片自右向左匀速推进，做成舌状的薄血膜，自然晾干。用甲醇固定薄血膜并晾干，然后再用pH为7.0～7.2的磷酸缓冲液稀释的吉姆萨染色液染色30分钟。用水冲洗后晾干或以滤纸吸干，进行镜检。镜下观察伯氏疟原虫红内期各阶段的形态。

(三) 小鼠脑疟症状的观察

小鼠在感染伯氏疟原虫后第7天，可出现明显的脑疟症状，如抽搐、皮毛竖起、颤抖、肢体瘫痪、痉挛、昏迷等神经学症状。

(四) 小鼠脑组织病理观察

小鼠感染疟原虫后，每天观察其状态。当小鼠处于濒死状态时，处死小鼠，取出完整脑组织，用甲醛固定。依照病理组织学标准方法制备切片和苏木精伊红染色，显微镜下观察脑组织病理变化。主要观察脑组织中大量的出血灶和淋巴细胞浸润。

（杜　峰）

实验五
蚊的采集与饲养

【实验目的】

(1) 熟悉蚊成虫、幼虫和蛹的采集方法。

(2) 熟悉蚊成虫、幼虫和蛹的饲养方法。

【实验内容】

(一) 采集

1. 成蚊的采集　通常在光线比较暗、湿度合适的地点可发现成蚊，如人房内天花板、墙角、家具背面、床板下、悬挂的衣物上以及地下室、猪圈、牛舍、马厩、地窖、洞穴等处。用手电筒照射，发现成蚊后即用电动吸蚊器或吸蚊管采集，每次吸取成蚊的数量控制在20只以下，并及时放入蚊笼中。注意避免因吸蚊器或吸蚊管中成蚊过多而发生碰撞，造成蚊死亡及标本损坏。

停息在草丛中或树叶上的成蚊，可用扫网捕捉；而在无停歇状态下的成蚊(如群舞中的成蚊)，可用捕网捕捉。每次采集到的成蚊用吸蚊管吸出，放入蚊笼内。每次采集应小心迅速，以免损伤成蚊标本。

在灌木丛或树林中，白天可用人诱法采集少量成蚊，即裸露四肢诱使蚊虫叮咬，待成蚊停歇或叮咬后，用电动吸蚊器或吸蚊管采集成蚊，放入蚊笼。

晚上时，在人房附近或者大量孳生蚊虫的水域及树林旁边，可在距地面高2 m的高度悬挂100 W白炽灯，并在白炽灯下悬挂2 m×2 m的白布或蚊帐来诱使蚊虫停歇，然后进行采集。同时也可以将紫外灯诱蚊器或CO_2诱蚊器放置在需要采集成蚊的野外，凌晨可以收集诱捕的成蚊，但此法会造成采集的成蚊发生碰撞而损坏或死亡较多，适合于地方性蚊虫密度的调查。

2. 幼虫和蛹的采集　不同幼虫种类需根据孳生地的不同进行采集。对于不同孳生地，注意使用不同采集方法及器具。①大面积水域或积水较多的环境，如湖泊、池塘、溪流、沼泽、灌溉渠等，可用平底舀固定在伸缩杆上取水，然后用胶头吸管吸取采集到的幼虫或蛹并移入广口瓶中；②树洞、竹筒、破碗、小罐或石缝等少量积水的地方，可以直接用胶头吸管吸取积水来采集幼虫和蛹，并移入广口瓶中。广口瓶内需装入适量的原孳生地的水，瓶口覆盖上单层纱布，在瓶颈处用橡皮筋将纱布扎紧，以防蚊蛹羽化为成蚊后飞走。

(二) 饲养

蚊虫需在养蚊室内饲养，一般室温保持在24～28℃，相对湿度保持在70%～80%为宜，每日需光照12～14小时，平均光照强度为150 Lux。

1. 成蚊的饲养　成蚊通常以葡萄糖为饲料，将浸10%葡萄糖溶液的棉球(或海绵)放在蚊笼上面的纱网上，供笼内成蚊吸食，棉球、海绵需1～2日更换一次。

当需要雌蚊产卵传代时，则需喂以小白鼠血，先移除浸葡萄糖溶液的棉球(或海绵)，将小白鼠腹面朝上，四肢用橡皮筋固定在板上，并剃去腹部的毛，在黄昏时(伊蚊可在白天)放入蚊笼中，供雌蚊吸血。次晨，再将小白鼠取出，并将盛有水(可用放置过夜的脱氯自来水，下同)的口径约13 cm的搪瓷碗置于蚊笼内，经3～4日雌蚊可产卵于碗内。将碗移出蚊笼经2～4日幼虫即可孵出。

2. 幼虫的饲养　幼虫通常可以肝粉和酵母粉为饲料，将饲料的悬浊液用滴管加到盛幼虫碗的底部，并在碗内水面上撒适量的饲料粉。现场采集的幼虫，可选取 3 龄、4 龄幼虫进行饲养。

投加饲料的量和次数按照幼虫的龄期和密度而定，如 1 龄、2 龄幼虫投食应少量多次，而 3 龄、4 龄幼虫则投食量要适当加大，并减少次数；同时根据幼虫的龄期和密度改变其饲养容器，如瓷碗可以换成瓷盆，幼虫密度一般在直径 32 cm 的搪瓷盆内饲养 1500 条幼虫为宜。

饲养幼虫一定要注意水质的清洁，若水面生膜，可用纱布将水膜拉去；当水质变浑浊、发生异味时，就应换水，可用纱网将幼虫滤出，移入另一盛有清水的饲养容器内。

按上述条件饲养，一般从初孵幼虫发育到蛹需 5～8 日。

3. 蛹的饲养　蛹能活动但不摄食，可用大口吸管将蛹吸起，放在口径约 13 cm 的搪瓷碗中，再移入蚊笼内，约 2 日后即可羽化为成蚊。

（谭文彬　王卫杰　李士根）

第二部分

学 习 指 导

第一篇
总　论

掌握人体寄生虫学的概念及人体寄生虫学包括的内容。

第一章　寄生虫的生物学

(1) 熟悉演化中的寄生现象——共生、共栖、互利共生、寄生；掌握寄生虫和宿主的概念。

(2) 了解寄生虫为适应寄生生活，在形态、功能等发生的一系列变化。

(3) 掌握寄生虫生活史的概念及其类型。

(4) 掌握寄生虫与宿主的类型及其概念：专性寄生虫、兼性寄生虫、体内寄生虫、体外寄生虫、偶然寄生虫、机会性致病寄生虫，终宿主、中间宿主、保虫宿主(储存宿主)、转续宿主。

(5) 了解寄生虫所需营养物质的种类、营养物质吸收的途径及寄生虫的代谢。

(6) 熟悉寄生虫的生殖类型。

(7) 了解寄生虫的分类及命名。

第二章　寄生虫与宿主的相互关系及寄生虫感染的特点

(1) 掌握寄生虫对宿主的损害：掠夺营养、机械性损伤、毒性与免疫损伤。

(2) 了解寄生虫抗原、宿主对寄生虫的免疫应答、寄生虫对宿主的免疫逃避。

(3) 掌握寄生虫感染免疫的结果：保护性免疫、免疫病理损害，重点掌握消除性免疫、非消除性免疫、带虫免疫、伴随免疫的概念。

(4) 熟悉宿主与寄生虫相互作用的结局。

(5) 掌握寄生虫感染、寄生虫病、感染阶段、致病阶段、诊断阶段、传播阶段的概念。

(6) 掌握寄生虫感染的特点：带虫者、慢性感染、隐性感染、多寄生现象、异位寄生、幼虫移行症、嗜酸性粒细胞增多与 IgE 水平升高。

第三章　寄生虫的危害与我国寄生虫病的现状

(1) 了解寄生虫的危害：寄生虫对人类健康的影响、寄生虫对社会经济发展的影响及寄生虫病与社会经济的相互关系。

(2) 了解我国寄生虫病防治取得的成就及流行现状和趋势，明确今后我国寄生虫病的防治任务。

第四章　寄生虫病的流行与防治原则

(1) 掌握寄生虫病流行的 3 个环节，并掌握传染源、传播途径和易感人群的概念及常见的传播途径类型和感染途径。

(2) 掌握影响寄生虫病流行的因素和寄生虫病流行的特点。

(3) 掌握寄生虫病的防治原则。

测试习题

一、名词解释

1. 寄生(parasitism)
2. 寄生虫(parasite)
3. 终宿主(definitive host)
4. 中间宿主(intermediate host)
5. 保虫宿主(reservoir host)
6. 转续宿主(paratenic host 或 transport host)
7. 生活史(life cycle)
8. 感染阶段(感染期,infective stage)
9. 人兽共患寄生虫病(parasitic zoonoses)
10. 带虫者(carrier)
11. 专性寄生虫(obligatory parasite)
12. 兼性寄生虫(facultative parasite)
13. 机会性致病寄生虫(opportunistic parasite)
14. 异位寄生(ectopic parasitism)
15. 隐性感染(latent infection)
16. 幼虫移行症(larva migrans)
17. 非消除性免疫(non-sterilizing immunity)
18. 带虫免疫(premunition)
19. 伴随免疫(concomitant immunity)
20. 食源性寄生虫病(food-borne parasitosis)

二、填空题

1. WHO/TDR 等提出的热带病规划中,要求重点防治的 10 类主要热带病中,有 7 类是寄生虫病,它们是________、________、________、________、________、________和________。其中我国有________、________、________和________4 种,它们分别寄生于人体的________、________、________和________。

2. 人体寄生虫学(human parasitology)的研究范畴包括________、________和________三部分。

3. 根据两种生物之间相互依赖的程度和利害关系可将共生分为______、______和______3 种类型。

4. 寄生虫对宿主的主要损害有________、________和________。

5. 寄生虫的生殖包括________和________,其中前者包括________、________、________和________,后者包括________和________。

6. 寄生虫的传播途径主要有________、________、________、________、________、________

和________。

7. 寄生虫的生活史可分________和________两种类型，主要根据________________________划分。

8. 大多数寄生虫感染比细菌和病毒感染所产生的适应性免疫________。

9. 在寄生虫类别中，按寄生虫与宿主的关系分为________、________、________、________、________和________。

10. 寄生虫病的传染源包括________、________和________。

11. 寄生虫在宿主体内免疫逃避的机制有________、________和________。

12. 宿主对寄生虫的作用主要表现为________，包括________和________。

13. 宿主感染寄生虫后，产生的保护性免疫包括________免疫和________免疫，其中________免疫最常见。

14. 寄生虫与宿主相互作用的结局为________、________和________。

15. 寄生虫病流行的 3 个基本环节是________、________、________。

16. 寄生虫病的流行受________、________和________的影响。

17. 寄生虫病的流行特点有________、________和________。

18. 寄生虫病的防治要采取________、________和________的综合性防治措施。

19. 伴随免疫常见于________感染，带虫免疫常见于________感染。

20. 幼虫移行症包括________和________。

三、是非题(请在认为正确的题后括号内填"是"，错误的题后括号内填"否")

1. 寄生于消化道的寄生虫并非全部经口感染，经口感染的寄生虫并非全部寄生于消化道。(　　)

2. 人体对寄生虫的免疫应答多数属于非消除性免疫。(　　)

3. 利什曼原虫、肺吸虫、旋毛虫、弓形虫所致疾病都属于人兽共患寄生虫病。(　　)

4. 有些蠕虫进入正常宿主后，经循环系统、呼吸系统或其他组织移行到达寄生部位，称幼虫移行症。(　　)

5. 加强粪便管理是预防各种蠕虫病的重要措施之一。(　　)

6. 所有寄生于肠道的寄生虫都可以引起腹泻。(　　)

7. 弓形虫、隐孢子虫、粪类圆线虫及疟原虫都是机会性致病寄生虫。(　　)

8. 病原学检查是确诊寄生虫病的方法。(　　)

9. 经口感染是蠕虫常见的感染途径。(　　)

10. 所有组织内寄生蠕虫都是生物源性蠕虫。(　　)

四、选择题

(一) A1 型题(从 5 个备选答案中选择 1 个最佳答案)

1. 可诱导超敏反应的寄生虫抗原成分是(　　)

A. 仅有线虫的蜕皮液　B. 仅有绦虫的囊液　C. 仅有代谢产物
D. 仅有表膜和虫体内抗原　E. 以上都是

2. 影响寄生虫病流行的自然因素主要有(　　)

A. 温度和湿度　B. 仅与湿度有关　C. 与湿度无关
D. 仅与雨量有关　E. 与雨量无关

3. 寄生虫能在自然界繁衍、生存，最主要的适应性改变是(　　)

A. 寄生虫形态变化，以适应外界生存　B. 对寒冷抵抗力强　C. 对湿度适应性强

D. 生殖能力增强　　E. 有多个中间宿主

4. 引起寄生虫病流行的社会因素中不重要的是 (　　)
A. 经济条件　　B. 卫生状况　　C. 风俗习惯
D. 生产方式　　E. 文化修养

5. 寄生虫的生活史是指 (　　)
A. 寄生虫的繁殖方式　　B. 寄生虫的取食来源
C. 寄生虫生长、发育、繁殖的过程　　D. 寄生虫宿主的种类
E. 寄生虫寄生于宿主的部位

6. 存在于宿主血液中的寄生虫抗原是 (　　)
A. 功能抗原　　B. 排泄抗原　　C. 体抗原
D. 分泌抗原　　E. 循环抗原

7. 转续宿主是指 (　　)
A. 寄生虫的适宜终宿主　　B. 寄生虫的适宜中间宿主
C. 寄生虫成虫寄生的不适宜宿主　　D. 寄生虫成虫寄生的适宜的脊椎动物
E. 寄生虫幼虫寄生的非适宜宿主

8. 带虫者是指 (　　)
A. 患者　　B. 感染了寄生虫而未出现临床症状的人
C. 无免疫力的人　　D. 易感者
E. 以上都不是

9. 幼虫移行症是指 (　　)
A. 蠕虫侵入人体后，在组织内移行造成的损害
B. 蠕虫侵入正常宿主后，在组织内移行造成的损害
C. 蠕虫侵入非正常宿主后，在组织内移行造成的损害
D. 蠕虫幼虫侵入非正常宿主后，在组织内移行造成的损害
E. 蠕虫在常见的寄生部位以外的器官寄生而造成的损害

10. 能引起幼虫移行症的蠕虫是 (　　)
A. 蛔虫　　B. 蛲虫　　C. 丝虫　　D. 斯氏并殖吸虫　　E. 美洲钩虫

11. 治愈后可产生消除性免疫的寄生虫是 (　　)
A. 日本血吸虫　　B. 疟原虫　　C. 旋毛虫
D. 杜氏利什曼原虫　　E. 溶组织内阿米巴

12. 蠕虫感染常伴有哪种血细胞增多 (　　)
A. 红细胞　　B. 中性粒细胞　　C. 淋巴细胞
D. 嗜酸性粒细胞　　E. 嗜碱性粒细胞

13. 人或动物感染血吸虫后出现的伴随免疫来源于体内的 (　　)
A. 活成虫　　B. 活童虫　　C. 活卵
D. 死卵　　E. 死成虫

14. 宿主对寄生虫的免疫应答多数属于 (　　)
A. 固有免疫　　B. 排虫免疫　　C. 消除性免疫
D. 非消除性免疫　　E. 无免疫应答

15. 下列寄生虫种类中，哪种生活史无世代交替现象 (　　)
A. 疟原虫　　B. 杜氏利什曼原虫　　C. 弓形虫
D. 血吸虫　　E. 卫氏并殖吸虫

(二) B 型题(每组试题有 5 个备选答案,每题只有 1 个正确答案,每个答案可选择一次或多次,或一次也不选)

(1—2 题共用备选答案)

A. 细胞内寄生虫　　B. 体外寄生虫　　C. 腔道寄生虫

D. 机会性致病寄生虫　　E. 偶然性寄生虫

1. 蚤是 (　　)
2. 棘阿米巴是 (　　)

(3—5 题共用备选答案)

A. 生活史中人是唯一宿主

B. 生活史中需要 1 个中间宿主

C. 生活史中需要 2 个中间宿主

D. 生活史中某些阶段需要在节肢动物体内发育与增殖

E. 成虫与感染期幼虫寄生在同一宿主体内

3. 马来丝虫 (　　)
4. 旋毛形线虫 (　　)
5. 蠕形线住肠线虫 (　　)

(6—10 题共用备选答案)

A. 细胞毒型超敏反应　　B. 迟发型超敏反应

C. 免疫复合物型超敏反应　　D. 速发型超敏反应

E. 速发与迟发型超敏反应

6. 钩蚴所引起的哮喘 (　　)
7. 疟原虫所致的肾病 (　　)
8. 利什曼原虫所致溶血 (　　)
9. 棘球蚴所引起的休克 (　　)
10. 血吸虫所引起的组织肉芽肿 (　　)

(三) C 型题(每组试题共用 4 个备选答案,备选答案可重复被选,但每题只有 1 个正确答案)

(1—4 题共用备选答案)

A. 地方性　　B. 自然疫源性

C. 两者都是　　D. 两者都不是

1. 钩虫病的流行特点为 (　　)
2. 肺吸虫病的流行特点为 (　　)
3. 阴道毛滴虫病的流行特点为 (　　)
4. 日本血吸虫病的流行特点为 (　　)

(5—6 题共用备选答案)

A. ectopic parasitism　　B. larva migrans

C. 两者都是　　D. 两者都不是

5. 蛲虫性阑尾炎属于 (　　)
6. 广州管圆线虫引起脑膜炎属于 (　　)

(7—10 题共用备选答案)

A. 经口传播　　B. 自体内感染

C. 两种方式均可　　D. 两种方式均不可

7. 疟疾 (　　)

8. 蛔虫病 （ ）
9. 猪囊尾蚴病 （ ）
10. 微小膜壳绦虫病 （ ）

(四) X 型题(在 5 个备选答案中,至少有 2 个正确答案,多选或少选均不得分)

1. 寄生虫在宿主体内的免疫逃避机制主要有 （ ）
A. 抗原变异 B. 抗原伪装 C. 释放可溶性抗原
D. 抑制宿主的免疫应答 E. 寄生部位的隔离
2. 机会性致病寄生虫有 （ ）
A. 粪类圆线虫 B. 刚地弓形虫 C. 疟原虫
D. 包虫 E. 隐孢子虫
3. 下列哪些是人兽共患寄生虫病 （ ）
A. 疟疾 B. 日本血吸虫病 C. 蛲虫病
D. 贾第虫病 E. 包虫病
4. 生活史中有世代交替现象的是 （ ）
A. 疟原虫 B. 血吸虫 C. 钩虫
D. 蛔虫 E. 弓形虫
5. 宿主对寄生虫感染产生的免疫应答,结局可以是 （ ）
A. 寄生虫被损伤、杀死或清除 B. 寄生虫出现免疫逃避、继续在宿主体内存活
C. 宿主产生对再感染的免疫力 D. 寄生虫与宿主维持相对平衡
E. 以上均不是
6. 寄生虫对宿主造成的机械性损伤正确的是 （ ）
A. 蛔虫阻塞胆管
B. 溶组织内阿米巴滋养体分泌溶组织酶致肠黏膜溃疡
C. 棘球蚴压迫组织
D. 囊尾蚴压迫组织
E. 钩虫钩齿或板齿致肠黏膜损伤
7. 寄生虫的实验室检查方法有 （ ）
A. 病原学检查 B. 免疫学检查 C. 分子生物学检查
D. 活组织检查 E. 动物接种
8. 寄生虫抗原的特点有 （ ）
A. 具复杂性 B. 具多源性
C. 具有属、种间特异性 D. 具有株间特异性
E. 具有耐酸、碱或消化液破坏的特性
9. 寄生虫营寄生生活后的变化有 （ ）
A. 某些器官的退化或消失 B. 某些器官强化或新生 C. 繁殖能力的增强
D. 具抗消化液能力 E. 免疫逃避功能形成
10. 寄生虫病的防治原则为 （ ）
A. 控制或消灭传染源 B. 切断传播途径 C. 提高文化水平
D. 增强法律意识 E. 保护易感人群

五、问答题

1. 寄生虫生活史有哪两种类型？试举例说明。

2. 寄生虫对宿主可造成哪些损害？

3. 寄生虫的主要传播途径有哪些？举例说明。

4. 寄生虫病的流行特点主要有哪些？

5. 试述寄生虫病的流行环节及影响流行的因素。

6. 寄生虫病的防治原则有哪些？

7. 宿主对寄生虫产生的非消除性免疫主要表现为哪两类？试举例说明。

8. 何谓异位寄生？举出3个例子说明其危害。

参考答案

一、名词解释

1. 寄生(parasitism)：两种生物共同生活，其中一方受益，另一方受害，受害者提供营养物质和居住场所给受益者，称为寄生。

2. 寄生虫(parasite)：在寄生关系中，受益者称为寄生物，寄生物为多细胞的无脊椎动物或单细胞的原生动物者称为寄生虫。

3. 终宿主(definitive host)：寄生虫成虫或有性生殖阶段所寄生的宿主称为终宿主。

4. 中间宿主(intermediate host)：寄生虫的幼虫或无性生殖阶段所寄生的宿主称为中间宿主。

5. 保虫宿主(reservoir host)：有些寄生虫某相同发育阶段既可寄生于人，又可寄生于某些脊椎动物，后者在一定条件下可将其体内的寄生虫传播给人，在流行病学上，这些脊椎动物起到保存寄生虫的作用，所以称之为保虫宿主。

6. 转续宿主(paratenic host 或 transport host)：某些蠕虫的幼虫侵入非适宜宿主后不能发育至成虫，但能存活并长期维持幼虫状态，只有当该幼虫有机会侵入其适宜宿主体内时，才能发育为成虫，此种非适宜宿主称为转续宿主。

7. 生活史(life cycle)：寄生虫完成一代生长、发育和繁殖的整个过程称为寄生虫的生活史。

8. 感染阶段(感染期，infective stage)：寄生虫的生活史比较复杂，往往有多个发育阶段，其中能侵入人体并在人体继续存活、发育或繁殖的阶段称为感染阶段或感染期。

9. 人兽共患寄生虫病(parasitic zoonoses)：在脊椎动物和人之间自然传播的寄生虫病，称为人兽共患寄生虫病。

10. 带虫者(carrier)：在大多数情况下，人体感染寄生虫后并不出现明显的临床症状和体征，但能传播病原体，成为寄生虫病的重要传染源，这些感染者称为带虫者。

11. 专性寄生虫(obligatory parasite)：指寄生虫生活史各个时期或某个阶段必须营寄生生活，否则就不能生存。

12. 兼性寄生虫(facultative parasite)：指某些寄生虫主要在外界营自生生活，但在某种情况下可侵入宿主营寄生生活。

13. 机会性致病寄生虫(opportunistic parasite)：有些寄生虫在宿主免疫功能正常时处于隐性感染状态，当宿主免疫功能低下时，虫体大量繁殖，致病力增强，导致宿主出现临床症状，此类寄生虫称为机会性致病寄生虫。

14. 异位寄生(ectopic parasitism)：是指有些寄生虫在常见的寄生部位以外的组织或器官内寄生的现象，常可引起异位损害。

15. 隐性感染(latent infection)：是指人体感染寄生虫后，既没有明显的临床表现，又不易用常规方法检出寄生虫的一种寄生现象。

16. 幼虫移行症(larva migrans)：寄生于动物的某些蠕虫幼虫侵入非适宜宿主人体后，不能发育为成虫，而以幼虫状态在体内长期存活并移行，造成局部或全身性病变，称为幼虫移行症。

17. 非消除性免疫(non-sterilizing immunity)：寄生虫感染后诱导宿主产生的免疫力不能完全清除体内已有的寄生虫，维持在低虫荷水平，并对再感染具有一定的免疫力，称为非消除性免疫。

18. 带虫免疫(premunition)：某些原虫(如疟原虫、弓形虫、锥虫)感染诱导的免疫应答，可使宿主体内寄生虫数量减少，增殖变慢，维持低水平虫荷，导致临床痊愈，并对重复感染有一定的抵抗力，这种免疫现象称为带虫免疫。

19. 伴随免疫(concomitant immunity)：某些蠕虫感染诱导宿主产生的免疫力，对体内已寄生的成虫无杀伤效应，但对同种蠕虫幼虫的再感染具有抵抗能力，这种免疫现象称为伴随免疫。

20. 食源性寄生虫病(food-borne parasitosis)：是指由于吃了本身含有(非外来污染)寄生虫感染阶段的食物而感染的一类寄生虫病。

二、填空题

1. 疟疾　血吸虫病　利什曼病　淋巴丝虫病　盘尾丝虫病　非洲锥虫病　美洲锥虫病　疟疾　日本血吸虫病　黑热病　淋巴丝虫病　肝细胞和红细胞　门静脉-肠系膜静脉　肝脾骨髓淋巴结的单核巨噬细胞　淋巴系统

2. 医学蠕虫　医学原虫　医学节肢动物

3. 共栖　互利共生　寄生

4. 掠夺营养　机械性损伤　毒性与免疫损伤

5. 无性生殖　有性生殖　二分裂　多分裂　出芽生殖　多胚生殖　接合生殖　配子生殖

6. 经水传播　经食物传播　经土壤传播　经空气传播　经节肢动物传播　经人际接触传播　经乳汁传播

7. 直接型生活史　间接型生活史　寄生虫离开人体后是否需要中间宿主或媒介节肢动物

8. 低

9. 专性寄生虫　兼性寄生虫　体内寄生虫　体外寄生虫　偶然寄生虫　机会性致病寄生虫

10. 患者　带虫者　保虫宿主

11. 寄生部位的隔离　表面抗原的改变　抑制宿主的免疫应答

12. 免疫应答　固有免疫　适应性免疫

13. 消除性　非消除性　非消除性

14. 宿主将体内寄生虫全部清除　宿主清除体内部分寄生虫或未能清除体内寄生虫　宿主不能有效控制寄生虫

15. 传染源　传播途径　易感人群

16. 生物因素　自然因素　社会因素

17. 地方性　季节性　自然疫源性

18. 控制或消灭传染源　切断传播途径　保护易感人群

19. 蠕虫感染(血吸虫感染)　原虫感染(疟原虫感染)

20. 皮肤幼虫移行症　内脏幼虫移行症

三、是非题

1. 是　2. 是　3. 是　4. 否　5. 否　6. 否　7. 否　8. 是　9. 是　10. 否

四、选择题

(一) A1 型题

1. E 2. A 3. D 4. E 5. C 6. E 7. E 8. B 9. D 10. D 11. D 12. D 13. A 14. D 15. B

(二) B 型题

1. B 2. E 3. B 4. E 5. A 6. D 7. C 8. A 9. D 10. B

(三) C 型题

1. A 2. C 3. D 4. C 5. A 6. B 7. D 8. A 9. C 10. C

(四) X 型题

1. ABDE 2. ABE 3. BDE 4. ABE 5. ABCD 6. ACDE 7. ABCDE 8. ABCD 9. ABCDE 10. ABE

五、问答题

1. 寄生虫的生活史包括直接型和间接型。直接型是指寄生虫完成生活史全部过程仅需要一种宿主,在宿主体内或自然环境中发育至感染期后直接感染人,如蛔虫、钩虫等。间接型是指寄生虫完成生活史需要在中间宿主或媒介节肢动物体内发育至感染期后才能感染人体,如日本血吸虫、疟原虫等。

2. 寄生虫对宿主的损害包括:① 掠夺营养,无论是寄生于腔道、组织、细胞,还是体表的寄生虫,均以宿主消化或半消化的食物、体液或细胞为营养来源;② 机械性损伤,寄生虫在入侵、移行和定居过程中,对宿主局部组织器官损伤;③ 毒性与免疫损伤,寄生虫的排泄物、分泌物,虫体、虫卵死亡的崩解物,蠕虫的蜕皮液等可能引起组织损害或免疫病理反应。

3. 寄生虫的传播途径有:① 经水传播,如饮用被溶组织内阿米巴成熟包囊污染的水可感染溶组织内阿米巴,接触含血吸虫尾蚴的疫水可感染血吸虫;② 经食物传播,如食入污染了似蚓蛔线虫感染期虫卵的食物可感染似蚓蛔线虫,生食或半生食含囊尾蚴的猪肉可感染链状带绦虫;③ 经土壤传播,如蛔虫卵在土壤中发育为感染期卵,经污染的手、食物或饮水而感染,钩虫卵在土壤中发育为感染期幼虫,经皮肤接触土壤而感染;④ 经空气传播,如蛲虫卵可飘浮在空气中,并可随呼吸进入人体而引起感染;⑤ 经节肢动物传播,如蚊传播疟疾和丝虫病,似蚓蛔线虫感染期虫卵经蝇、蟑螂等节肢动物的机械性携带而传播;⑥ 经人际接触传播,如阴道毛滴虫可通过性生活而传播,疥螨、蠕形螨可由直接接触患者皮肤而传播,也可通过接触上述 3 种寄生虫污染的衣物等用具而感染;⑦ 经乳汁传播,如哺乳期女性感染钩虫、弓形虫时,可通过乳汁传播给婴幼儿。

4. 寄生虫病的流行特点有:① 地方性,某些寄生虫病在某一地区持续或经常发生,与当地的气候条件、中间宿主或媒介的地理分布、居民的生活习惯和生产方式等因素有关;② 季节性,寄生虫病的发病率在每年的某个季节出现高峰,与温度和湿度等气候条件以及人群的活动规律或生产方式有关;③ 自然疫源性,人兽共患寄生虫病具有特定的宿主动物种类及媒介,在原始森林或荒漠地区,这类寄生虫可在脊椎动物之间相互传播,无需人的参与。

5. 寄生虫病流行的环节有:① 传染源,包括患者、带虫者和保虫宿主;② 传播途径,通过传播途径,寄生虫实现了宿主的更换,从而延续世代,主要与寄生虫的感染阶段及其影响因素密切相关;③ 易感人群,人类对大多数寄生虫易感。

寄生虫流行的影响因素有:① 生物因素,传染源及宿主的存在是寄生虫病流行的首要条件;② 自然因素,包括气候、地理、生物物种等,通过对寄生虫病流行的 3 个环节的影响而发挥作用;③ 社会因素,包括社会制度、经济状况、生产活动、生活条件、居住环境、医疗卫生和防疫保健水平、文化教育程度、卫生习惯、宗教信仰以及风俗习惯等所有与人类活动有关的因素。

6. 寄生虫病的防治原则包括：① 控制传染源，治疗患者和带虫者，查治和处理保虫宿主，加强寄生虫病监测；② 切断传播途径，加强粪便和水源管理，控制和消灭中间宿主及传播媒介，改变不良的饮食习惯；③ 保护易感人群，开展卫生宣传教育，建立良好的卫生习惯，加强集体和个人防护。

7. 非消除性免疫主要有两大类，包括带虫免疫和伴随免疫。带虫免疫：宿主感染疟原虫后，获得的免疫力对同种疟原虫再感染具有一定的抵抗力，能控制虫体密度，使其处于较低水平，该免疫力随着体内原虫的消失而消失。伴随免疫：宿主初次感染血吸虫后，在成虫存活的情况下可对再感染的幼虫产生一定的抵抗力，这种免疫力不影响体内已存在的成虫，可长期存活和产卵，一旦体内活成虫被消除，这种抵抗力也随之消失。

8. 异位寄生是指有些寄生虫在常见的寄生部位以外的组织或器官内寄生的现象，常可引起异位损害。例如：① 蛲虫成虫通常寄生于人体回盲部，成虫夜晚在肛门周围产卵，引起肛门瘙痒，但雌虫可异位寄生于泌尿生殖道，引起阴道炎、子宫内膜炎、输卵管炎和盆腔炎等严重损害；② 班氏丝虫成虫除寄生于浅表部和深部淋巴系统外，还可异位寄生于眼前房、乳房、肺、脾和心包等处，引起眼部丝虫病、乳房丝虫性结节、乳糜血痰、脾丝虫性肉芽肿、丝虫性心包炎等；③ 日本血吸虫的主要危害是虫卵致病，成虫产出的虫卵常沉积在结肠肠壁和肝脏，引起虫卵肉芽肿和纤维化，虫卵也可随血流到达肺脏和脑异位寄生，引起肺部和脑部的肉芽肿，导致类似肺炎和脑膜脑炎的症状。

（王 爽）

第二篇
医学蠕虫学

（1）掌握土源性蠕虫、生物源性蠕虫的概念。

（2）熟悉医学蠕虫和蠕虫病的概念。

（3）了解蠕虫的概念。

第五章　线虫概论

（1）掌握线虫成虫基本形态结构特征：体壁、原体腔及内部器官，重点掌握消化系统和生殖系统。

（2）掌握线虫虫卵的基本形态特征。

（3）掌握线虫的基本发育过程及生活史类型。

（4）熟悉线虫虫卵孵化及幼虫蜕皮过程。

（5）熟悉线虫的致病：幼虫所致损害、成虫所致损害。

（6）了解线虫营养、代谢过程。

（7）了解常见人体寄生线虫的分类。

第六章　消化道线虫

（1）掌握蛔虫成虫、虫卵形态结构特点及受精卵与未受精卵的区别。

（2）掌握蛔虫生活史过程及特点：成虫寄生部位、离体方式、感染阶段、感染方式、幼虫移行。

（3）掌握蛔虫的致病作用及主要危害(尤其是常见并发症)和蛔虫病的病原学诊断方法。

（4）熟悉蛔虫病广泛流行的原因和防治原则。

（5）掌握鞭虫成虫及虫卵的形态结构特点。

（6）掌握鞭虫生活史过程及特点：成虫寄生部位、离体方式、感染阶段、感染方式。

（7）熟悉鞭虫的致病作用及鞭虫病的诊断、流行与防治。

（8）掌握蛲虫雌虫、虫卵的形态特点。

（9）掌握蛲虫生活史过程及特点：成虫寄生部位、产卵部位、感染阶段、感染方式。

（10）掌握蛲虫致病及诊断方法(透明胶纸法或棉签拭子法)。

（11）熟悉蛲虫病的流行因素、特点及防治原则。

（12）掌握两种钩虫(十二指肠钩口线虫和美洲板口线虫)成虫的形态特点及其鉴别要点，了解两种钩虫丝状蚴的鉴别要点。

（13）掌握钩虫卵的形态特点。

（14）掌握钩虫生活史过程及特点：成虫寄生部位、离体方式、感染阶段、感染途径和方式、幼虫移行。

（15）掌握钩虫致病作用、引起贫血的原因和特点及钩虫病的病原学诊断方法。

(16) 熟悉钩虫病的流行特点及防治原则。

(17) 熟悉粪类圆线虫寄生世代的雌虫、杆状蚴、丝状蚴及虫卵的形态特点。

(18) 熟悉粪类圆线虫生活史过程及特点：自生世代和寄生世代、成虫寄生部位、感染阶段、感染途径和方式、幼虫移行、自身感染类型。

(19) 熟悉粪类圆线虫致病作用及特点(机会致病)。

(20) 了解粪类圆线虫实验诊断、流行及防治。

(21) 了解东方毛圆线虫成虫及虫卵、美丽筒线虫成虫和异尖线虫幼虫的形态特点及其3种线虫的感染阶段、感染方式、致病及诊断方法。

第七章 脉管与组织线虫

(1) 掌握班氏微丝蚴与马来微丝蚴形态特征及鉴别要点。

(2) 掌握班氏丝虫与马来丝虫生活史过程及特点：成虫寄生部位、离体方式、感染阶段、感染途径和方式、微丝蚴夜现周期性。

(3) 熟悉班氏丝虫和马来丝虫的致病机制，主要临床表现、诊断、流行与防治原则。

(4) 熟悉旋盘尾丝虫、罗阿丝虫的寄生部位、感染阶段、感染方式。

(5) 了解旋盘尾丝虫、罗阿丝虫的致病机制，主要临床表现、诊断、流行与防治原则。

(6) 掌握旋毛虫幼虫囊包形态特征，了解旋毛虫成虫形态。

(7) 掌握旋毛虫生活史过程及特点：保虫宿主、成虫及幼虫寄生部位、感染阶段、感染方式。

(8) 掌握旋毛虫的致病机制、主要临床表现、诊断、流行与防治原则。

(9) 熟悉广州管圆线虫成虫、第3期幼虫的形态特征。

(10) 熟悉广州管圆线虫生活史过程及特点：终宿主、中间宿主、转续宿主、寄生部位、感染阶段、感染方式。

(11) 熟悉广州管圆线虫的致病机制、主要临床表现、诊断、流行与防治原则。

(12) 了解结膜吸吮线虫、麦地那龙线虫、棘颚口线虫成虫及幼虫的形态特征、感染阶段、感染方式、致病及诊断方法。

(13) 了解艾氏小杆线虫、兽比翼线虫、肾膨结线虫、肝毛细线虫成虫及虫卵的形态特征、感染阶段、感染方式、致病及诊断方法。

测试习题

一、名词解释

1. 土源性蠕虫(geohelminth)
2. 生物源性蠕虫(biohelminth)
3. 迁延移行(Persisting migrans)
4. 钩蚴性皮炎
5. 淋巴丝虫病
6. 夜现周期性(nocturnal periodicity)
7. 旋毛虫幼虫囊包

二、填空题

1. 线虫卵卵壳分为________层、________层、________层。
2. 根据生活史是否需要________，将人体寄生线虫的生活史分为________和________。
3. 线虫对人体的危害程度与线虫的________、________、________、________、________，以及宿主的营养及免疫状态等因素有关。
4. 自人体排出的蛔虫卵有________和________2种。
5. 未受精蛔虫卵呈________形，卵壳无________层，卵内有许多大小不等折光性较强的________。
6. 蛔虫________和________对人体均有致病作用，但主要致病阶段是________。
7. 蛔虫有________习性，常引起的并发症有________、________、________、________、________等。
8. 蛔虫的感染阶段是________，致病阶段是________、________，诊断阶段是________。
9. 似蚓蛔线虫流行特点是感染率农村________城市，儿童________成年人。
10. 治疗蛔虫病常用的药物为________。
11. 毛首鞭形线虫虫卵呈________形、________色，虫卵两端各有一个________。
12. 蠕形住肠线虫成虫前端角皮膨大形成________，咽管末端膨大呈球形，称为________。
13. 蛲虫病的传染源是________，感染方式主要通过________、________。
14. 蛲虫检查方法可用________和________。
15. 蛲虫感染率特点一般是________高于________，________高于________。
16. 十二指肠钩虫口囊腹侧缘有________对________齿，美洲钩虫口囊腹侧缘有________对________齿。
17. 钩虫幼虫在外界发育过程中，经历________和________两个阶段。钩虫的感染期是________，侵入人体的方式是________。
18. 钩虫可以通过________、________、________感染人体。
19. 钩虫可引起________性贫血。
20. 粪类圆线虫是一种________性寄生虫，生活史复杂，包括在泥土中________世代和寄生于人体的________世代。
21. 班氏吴策线虫微丝蚴体态________，头间隙长宽比例约为________，体核大小均匀、排列整齐、清晰可数，________尾核。
22. 丝虫雌虫产的幼虫又称微丝蚴。该幼虫白天滞留在________，夜间则出现在________，这种现象称为________。
23. 马来微丝蚴夜间出现在外周血液的时间是________，班氏微丝蚴夜间出现在外周血液的时间是________。
24. 丝虫病的传染源主要是血中有________的________及________。
25. 丝虫感染阶段为________，诊断阶段为________。
26. 治疗丝虫病首选的药物是________，它对丝虫________和________均有杀灭作用
27. 旋毛形线虫的________和________寄生在同一宿主体内，被寄生的宿主既是________宿主，又是________宿主，但完成生活史必须________宿主。
28. 旋毛虫病最常用的病原学诊断方法是________，查出________即可确诊。
29. 广州管圆线虫常见中间宿主为________，转续宿主为________。
30. 因食________而感染的线虫有棘颚口线虫、肾膨结线虫。

三、是非题(请在认为正确的题后括号内填“是”,错误的题后括号内填“否”)

1. 线虫体壁自外向内分别由纵肌层、皮下层、角皮层所组成。（　　）
2. 线虫的消化系统不完整,有口无肛门。（　　）
3. 线虫雄虫生殖系统为单管型,雌虫生殖系统多为双管型。（　　）
4. 线虫雄虫一般大于雌虫。（　　）
5. 蛔虫具有钻孔习性,可钻入到开口于肠壁的各种管道。（　　）
6. 蛔虫性肠梗阻是儿童急性肠梗阻的主要病因之一。（　　）
7. 蛲虫病常用的检查方法是生理盐水直接涂片法。（　　）
8. 蛲虫感染的特点是儿童高于成年人,农村高于城市。（　　）
9. 钩虫和丝虫的感染阶段均是丝状蚴期。（　　）
10. 钩虫和丝虫均是由于蚊虫叮咬经皮肤进入人体而致病。（　　）
11. 婴幼儿钩虫病可能是幼虫经胎盘或乳汁感染婴儿的。（　　）
12. 钩虫引起的贫血是低色素小细胞性贫血。（　　）
13. 人是马来丝虫的唯一终宿主。（　　）
14. 马来丝虫和班氏丝虫微丝蚴在外周血中出现的数量呈昼多夜少现象。（　　）
15. 旋毛虫幼虫和成虫分别寄生在不同宿主的肌细胞和肠道内。（　　）
16. 旋毛虫幼虫囊包壁由两层组成,内层薄而外层厚。（　　）
17. 猪是人体旋毛虫病的主要传染源。（　　）
18. 人体旋毛虫病的流行具有地方性、群体性、食源性。（　　）
19. 治疗丝虫病的首选药物为阿苯达唑。（　　）
20. 广州管圆线虫病主要是由其成虫引起,患者出现神经系统症状。（　　）

四、选择题

(一) A1 型题(从 5 个备选答案中选择 1 个最佳答案)

1. 下列属于生物源性蠕虫的是（　　）
   A. 蛔虫　B. 鞭虫　C. 钩虫
   D. 丝虫　E. 以上都是
2. 受精蛔虫卵的卵壳自内向外分为 3 层,即（　　）
   A. 壳质层、受精膜及蛔甙层　B. 蛔甙层、壳质层及受精膜
   C. 受精膜、壳质层及蛔甙层　D. 壳质层、蛔甙层及蛋白质膜
   E. 蛔甙层、壳质层及蛋白质膜
3. 关于未受精蛔虫卵的结构特征,下列叙述正确的是（　　）
   A. 内含 1 个卵细胞　B. 蛋白质膜较薄呈锯齿状　C. 卵壳较厚
   D. 卵呈宽椭圆形　E. 内含多个卵黄细胞
4. 蛔虫生活史中（　　）
   A. 只需要一个宿主　B. 只需要两个宿主
   C. 只需要一个中间宿主　D. 仅有无性生殖过程
   E. 有性生殖和无性生殖方式交替进行
5. 似蚓蛔线虫幼虫对人的危害主要是（　　）
   A. 肺部损伤　B. 消化道症状　C. 胆道蛔虫症
   D. 哮喘　E. 咳嗽

6. 蛔虫病最常见的并发症是 ( )
A. 胰腺炎 B. 肠梗阻 C. 胆道蛔虫症
D. 阑尾炎 E. 肠穿孔
7. 因为蛔虫产卵量大，所以粪检蛔虫卵最常用的方法是 ( )
A. 水洗沉淀法 B. 虫体鉴定 C. 饱和盐水浮聚法
D. 直接涂片法 E. 幼虫培养法
8. 下列哪项不是蛔虫病流行广泛的原因 ( )
A. 蛔虫产卵量大 B. 生活史简单，虫卵在外界可直接发育为感染期卵
C. 虫卵抵抗力强 D. 感染阶段可经多种途径感染人体
E. 粪便管理不当，个人卫生习惯不良
9. 蛲虫的感染阶段为 ( )
A. 感染期卵 B. 幼虫 C. 成虫
D. 丝状蚴 E. 微丝蚴
10. 关于蛲虫，下列叙述正确的是 ( )
A. 生物源性线虫 B. 感染率儿童高于成年人，农村高于城市
C. 生活史属间接型 D. 带虫者和患者是唯一的传染源
E. 主要通过接触猫的粪便而感染
11. 诊断蛲虫病的首选方法是 ( )
A. 粪便直接涂片法 B. 肛门处查成虫 C. 痰液检查
D. 肛门拭子法 E. ELISA 法
12. 十二指肠钩虫口囊的结构特征之一是 ( )
A. 钩齿 2 对 B. 钩齿 1 对 C. 板齿 1 对
D. 板齿 2 对 E. 钩齿、板齿各 2 对
13. 十二指肠钩虫的交合伞中背辐肋的特征是 ( )
A. 从基部分为 2 支，再各分为 3 小支 B. 从远端分为 2 支，再各分为 3 支
C. 从基部分为 2 支，再各分为 2 小支 D. 从远端分为 2 支，再各分为 2 支
E. 从远端分为 3 支，再各分 2 小支
14. 钩虫卵的特点不包括 ( )
A. 椭圆形 B. 棕黄色
C. 卵内有 2～4 个卵细胞 D. 卵细胞与卵壳间有空隙
E. 无蛋白质膜
15. 钩虫感染人体的主要途径是 ( )
A. 经口 B. 经皮肤 C. 经胎盘
D. 经呼吸道 E. 经直接或间接接触感染
16. 钩虫的感染阶段为 ( )
A. 微丝蚴 B. 丝状蚴 C. 含蚴卵 D. 感染性虫卵 E. 杆状蚴
17. 钩虫病最主要的临床表现是 ( )
A. 钩蚴性皮炎 B. 嗜酸性粒细胞增多症 C. 贫血
D. 柏油样便 E. 消化道症状
18. 钩虫吸血时咬啮部位的伤口不易凝血，主要是由于 ( )
A. 分泌乙酰胆碱酯酶 B. 口囊内板齿的作用 C. 分泌抗凝素
D. 分泌穿孔素 E. 分泌半胱氨酸蛋白酶

19. 钩虫感染检查的实验方法最常选用 ( )
A. 直接涂片法 B. 血涂片法 C. 钩蚴培养法
D. 饱和盐水浮聚法 E. 改良加藤法

20. 班氏微丝蚴的形态特征之一为 ( )
A. 头间隙的长大于宽，长宽比为 2∶1 B. 体核大小不一、排列紧密
C. 体态弯曲自然、柔和 D. 尾核 1 个
E. 尾核 2 个

21. 丝虫对人体的感染阶段是 ( )
A. 腊肠期幼虫 B. 杆状蚴 C. 微丝蚴
D. 丝状蚴 E. 含蚴卵

22. 输血不可能传播的寄生虫病是 ( )
A. 丝虫病 B. 间日疟 C. 三日疟
D. 恶性疟 E. 卵形疟

23. 丝虫病的临床表现不包括 ( )
A. 微丝蚴血症 B. 夜现周期性
C. 急性炎症及过敏反应 D. 隐性丝虫病
E. 慢性阻塞性病变

24. 血检微丝蚴做厚血膜涂片采血量应为 ( )
A. 1 大滴 B. 2 大滴 C. 3 大滴 D. 1 mL E. 2 mL

25. 确诊班氏丝虫和马来丝虫感染的依据是 ( )
A. 临床症状 B. 检测抗体 C. 检测抗原
D. 粪便检查虫卵 E. 血检微丝蚴

26. 由蚊虫传播的线虫是 ( )
A. 旋毛虫 B. 广州管圆线虫 C. 蛔虫
D. 钩虫 E. 丝虫

27. 我国马来丝虫病的主要传播媒介是 ( )
A. 中华按蚊 B. 三带喙库蚊 C. 淡色库蚊
D. 微小按蚊 E. 白纹伊蚊

28. 治疗丝虫病首选的药物是 ( )
A. 吡喹酮 B. 阿苯达唑 C. 乙胺嗪
D. 左旋咪唑 E. 噻苯哒唑

29. 关于旋毛虫，下列描述正确的是 ( )
A. 旋毛虫为一种土源性寄生虫 B. 感染阶段为含虫卵的囊包
C. 成虫寄生在宿主肌细胞内 D. 幼虫寄生在同一宿主的小肠内
E. 在同一宿主体内不可完成生活史全过程

30. 旋毛虫的感染途径为 ( )
A. 经口 B. 经皮肤 C. 经胎盘
D. 间接接触传染 E. 经呼吸道

31. 旋毛虫病的传染源主要是 ( )
A. 带虫者 B. 狗 C. 猪 D. 患者 E. 牛

32. 旋毛虫对人体的感染期是 ( )
A. 含蚴卵 B. 幼虫囊包 C. 包囊

D. 尾蚴　　E. 丝状蚴

33. 下列能引起人畜共患病的线虫为（　）
A. 似蚓蛔线虫　　B. 毛首鞭形线虫　　C. 丝虫
D. 旋毛形线虫　　E. 钩虫

34. 旋毛虫病确诊方法为（　）
A. 生理盐水涂片法查虫卵　　B. 饱和盐水浮聚法查虫卵
C. 肌肉组织活检找幼虫囊包　　D. 血液检查找幼虫囊包
E. 免疫学检查

35. 旋毛形线虫的诊断阶段为（　）
A. 丝状蚴　　B. 包囊　　C. 含蚴卵　　D. 囊蚴　　E. 幼虫囊包

36. 预防旋毛形线虫感染的关键因素是（　）
A. 不生吃淡水鱼虾　　B. 不生食或半生食肉类　　C. 不生吃螺类
D. 加强猪的饲养管理与检疫　　E. 注意个人卫生，饭前便后要洗手

37. 广州管圆线虫的终宿主是（　）
A. 猫　　B. 鼠　　C. 犬　　D. 羊　　E. 人

38. 感染广州管圆线虫的主要症状是（　）
A. 肺部症状　　B. 泌尿道症状　　C. 肠道症状
D. 贫血症状　　E. 嗜酸性粒细胞增多性脑膜炎

39. 人是广州管圆线虫的（　）
A. 中间宿主　　B. 终宿主　　C. 非适宜宿主
D. 保虫宿主　　E. 储蓄宿主

40. 治疗广州管圆线虫的首选药物是（　）
A. 甲苯达唑　　B. 阿苯达唑　　C. 吡喹酮
D. 乙胺嗪　　E. 左旋咪唑

（二）A2 型题（病例摘要型最佳选择题，从 5 个备选答案中选择 1 个最佳答案）

1. 某男性患者在行肠道造瘘手术时发现肠腔里有数条蛔虫，该虫成虫还有可能侵犯（　）
A. 肺　　B. 胆管　　C. 腹腔
D. 膀胱　　E. 十二指肠

2. 患儿，男，5 岁，因发生急性盲肠梗阻入院，并发中度贫血，怀疑是肠道寄生虫感染造成的，该患儿最可能感染的寄生虫病是（　）
A. 蓝氏贾第鞭毛虫病　　B. 鞭虫病　　C. 钩虫病
D. 血吸虫病　　E. 阿米巴病

3. 患者，女，66 岁，务农，因“头晕伴恶心、呕吐 3 天”入院，查体：眼睑、甲床苍白，双下肢无水肿，大便隐血试验阳性。血红蛋白 48g/L，嗜酸性粒细胞比率 27. 3%，诊断为：①缺铁性贫血；②上消化道出血。该病主要是由以下哪种寄生虫感染引起的（　）
A. 旋毛形线虫　　B. 十二指肠钩虫　　C. 蠕形住肠线虫
D. 广州管圆线虫　　E. 似蚓蛔线虫

4. 患者，男，45 岁，菜农，因“发热、咳嗽，痰中带血”入院，数日前患者在田里劳作后，双足底皮肤突发皮疹，并伴有瘙痒、疼痛和水疱，咳嗽剧烈并伴有大量血痰，查体：体温 38. 5℃，X 线片显示肺部有片状模糊影，嗜酸性粒细胞比率为 29%，患者最可能感染（　）
A. 蛔虫病　　B. 旋毛虫病　　C. 血吸虫病
D. 肺吸虫病　　E. 钩虫病

5. 患者，男，因眼部肿痛、视力下降就诊，曾于数月前到美洲旅游并被昆虫叮咬，于眼部肿块处检出微丝蚴，对于患者最有效的治疗药物是 ( )

A. 吡喹酮　　B. 阿苯达唑　　C. 乙胺嗪
D. 乙胺嘧啶　　E. 甲硝唑

6. 四川省某偏远山区一村庄大量村民出现发热、贫血、黑便及四肢乏力等症状，省卫计委组织派遣医疗队下乡协助诊断治疗，作为医疗队的成员，你认为该村庄村民最可能感染的寄生虫是 ( )

A. 钩虫　　B. 广州管圆线虫　　C. 血吸虫
D. 丝虫　　E. 似蚓蛔线虫

7. 患者，女，26 岁。3 个月余前无明显诱因出现发热，体温最高 38.5℃，并出现头痛，左下肢肌肉酸痛、乏力，胸痛，恶心、呕吐，头晕。血中嗜酸性粒细胞增多，脑脊液中白细胞增多。患者自述发病前 1 周左右曾食用“爆炒螺”。根据以上信息判断该患者可能感染了 ( )

A. 蛔虫病　　B. 旋毛虫病　　C. 广州管圆线虫病
D. 丝虫病　　E. 肾膨结线虫病

8. 患儿，女，3 岁，近来总是用手抠屁股，晚上经常哭闹，睡觉容易惊醒，诊断为蛲虫病。对该诊断不具有明显提示意义的症状是 ( )

A. 学龄前幼儿　　B. 哭闹　　C. 手扣屁股
D. 夜惊　　E. 时常恶心

9. 某患者生食含活旋毛虫囊包的猪肉几天后，相继出现腹痛、腹泻、恶心、呕吐和厌食症状。以上症状可出现于旋毛虫对人体危害的时期是 ( )

A. 侵入期　　B. 幼虫移行期　　C. 囊包形成期
D. 肌肉受累期　　E. 肌肉炎症期

10. 患儿，女，6 岁，被诊断为阴道炎，医生通过问诊怀疑是蛲虫感染导致的。下列说法正确的是 ( )

A. 可能是由于与患儿母亲共用浴巾引起的感染
B. 可用饱和盐水漂浮法查粪便中是否有虫卵
C. 可能是在幼儿园被感染
D. 感染与生食鱼虾有关
E. 可能伴有贫血的症状

(三) A3 型题(病例组型选择题，每个病例下设若干道试题，从每一道试题下面的 5 个备选答案中选择 1 个或多个答案)

(1—4 题共用题干)患儿，男，3 岁。主诉“阵发性腹痛 1 年，加重 5 天”。患儿于 1 年前无明显诱因出现腹痛，脐周明显，为阵发性发作，无进行性加重，持续 5～30 min，缓解期时间不定，有时伴有恶心、呕吐，呕吐物为胃内容物，呈非喷射状，不伴有发热及头痛、头晕症状。今晨患儿排出虫体一条，为进一步明确诊治而住院。

流行病学史：患儿平日饮食卫生欠佳。

体格检查：体温 36.7℃，脉搏 90 次/min，呼吸 22 次/min，血压 80/45 mmHg。意识清楚，营养中等，痛苦面容。咽部无充血，心肺未见异常，腹平，脐周可见散在斑丘疹，无瘀点及瘀斑，未见胃肠型及蠕动波，腹软，肝、脾未触及，压痛点不固定，无反跳痛及肌紧张，叩诊呈鼓音，肠鸣音正常。

实验室及影像学检查：①腹部超声，肝、胆、双肾及阑尾彩超均未见异常；②腹部 X 线，可见肠道充气，未见“气液平”及膈下游离气体；③寄生虫鉴定，蛔虫成虫；④粪便直接涂片检测，可见蛔虫受精卵。

1. 该寄生虫病的诊断依据有(多选题) ( )

A. 腹痛,平时反复发作脐周围疼痛 B. 食欲不振伴有恶心、呕吐、轻度腹泻

C. 检获蛔虫受精卵 D. 排蛔虫史 E. 平日饮食卫生欠佳

2. 该寄生虫(多选题) ( )

A. 为生物源性蠕虫 B. 生活史有心肺移行过程

C. 虫卵一般有凹凸不平的蛋白质膜 D. 产卵量极少,不易检出

E. 虫卵在外界抵抗力强

3. 该寄生虫可致的病症有(多选题) ( )

A. 营养不良 B. 肠穿孔 C. 胆道蛔虫症

D. 肠梗阻 E. 肝硬变

4. 该寄生虫的驱虫药物为(单选题) ( )

A. 吡喹酮 B. 甲氟喹 C. 乙胺嗪 D. 丙硫咪唑 E. 灭滴灵(甲硝唑)

(5—8 题共用题干)患者,男,39 岁。患者 1 年前在无明显诱因下出现大便次数增多,每天十余次,便中带血,下腹部阵发性隐痛,无恶心呕吐,无畏寒发热,当地医院诊治无效,转入本院。入院经结肠镜检查诊断为"溃疡性结肠炎",给保守治疗后症状缓,出院后长期服用思密达、奥沙拉嗪片、地塞米松、强的松等,期间偶有下腹部隐痛,便中带血。5 日前患者再次出现便中带血,量较多,大便 20~30 次/日,下腹部阵发性隐痛不适,伴头晕乏力,无发热,无恶心呕吐,再次门诊拟"溃疡性结肠炎"收住入院。

实验室检查:HIV 阴性。肝功能正常。血常规 Hb 76 g/L,WBC 9.6×10^9/L,N 0.861,L 0.111,M 0.028,HCT 23.8%,PLT 49×10^9/L,嗜酸性粒细胞计数 0,IgE638.53 IU/ml。小便正常。大便常规青褐色,烂稀便,OB+++,涂片镜检脓球+++,红细胞+++,镜下可见大量运动活跃的线虫(经测定,相当于 1g 粪便虫体数为 142600 条),未检到虫卵。10 月 17 日上午,从患者痰中直接涂片检到运动活跃的线虫。X 线胸片未见明显异常,B 超提示肝区光点增粗,余无特殊。

治疗经过:经输血、输液、抗炎等对症治疗后,随即顿服阿苯达唑(肠虫清)2 片(400 mg)治疗,腹泻症状有所缓解,次数降至 1~2 次/日,但不久又复发,次数增至 4~5 次/日。患者于 10 月 17 日下午因故自动离院。10 月 21 日,笔者一行去患者家中随访,发现患者卧床不起,极度消瘦,继续服用肠虫清 2 片,3 次/日,大便次数 3~4 次/日,随即采集血液、小便及痰标本,未检到虫体。患者已于 10 月 29 日死亡。未能尸检。

5. 根据以上信息,该患者最可能患什么寄生虫病(单选题) ( )

A. 似蚓蛔线虫 B. 美洲钩虫 C. 粪类圆线虫

D. 广州管圆线虫 E. 旋毛形线虫

6. 该寄生虫的特点有(多选题) ( )

A. 为机会性致病寄生虫 B. 生活史有世代交替

C. 在人体寄生有心肺移行过程

D. 经皮肤、黏膜感染人 E. 虫卵两端有透明栓

7. 该虫可引起(多选题) ( )

A. 消化道症状 B. 肺部症状 C. 皮肤损伤

D. 脑部损伤 E. 全身弥漫性感染

8. 治疗该寄生虫最佳的药物是(单选题) ( )

A. 乙胺嘧啶 B. 磺胺多辛 C. 氯喹

D. 噻苯达唑 E. 灭滴灵(甲硝唑)

(9—11 题共用题干)230 例患者,男 126 例,女 104 例,年龄 4～60 岁,居住于郑州某饺子城方圆 5 km 范围内,在该饺子城内食入饺子后 1～2 周均开始有不同程度的发热,体温一般在 37.5～40℃,严重者呈弛张热,也有呈稽留热,发热一般持续 2～4 周。部分患者有不同程度的全身肌肉疼痛,压痛明显,尤以腓肠肌、肱二头肌及肱三头肌为甚。咀嚼肌疼痛伴张口困难 5 例(2.1%),全身浮肿 66 例(28.8%),眼睑水肿 78 例(33.9%),睑结膜充血 24 例(10.4%),有支气管炎症 18 例(7.8%),血尿 3 例(1.3%),有心肌炎表现 12 例(5.2%),脑炎表现 1 例(0.4%),有胃肠道症状 54 例(24.3%),皮疹 12 例(5.2%)。

实验室检查:230 例患者做了血常规检查,白细胞总数升高 90 例(39.1%),最高 $22.4\times10^9/L$,嗜酸粒细胞(Eos)增多 196 例(85.2%),一般在 0.06～0.67 之间,最高 Eos 0.8,Eos 不升高者,大多在做血常规前用过糖皮质激素类药物。凡 EOS 分类百分比大于 60%的病例(11 例)进行了骨髓检测分析,排除了血液病的可能。

9. 本案例所患的寄生虫病是(单选题) ( )
   A. 蛔虫病　B. 旋毛虫病　C. 钩虫病
   D. 血吸虫病　E. 丝虫病

10. 该寄生虫病典型的表现为(多选题) ( )
   A. 高热　B. 肌痛　C. 水肿
   D. 腹水　E. 嗜酸性粒细胞增高

11. 该寄生虫病的致病过程分(多选题) ( )
   A. 肠型期　B. 幼虫移行期　C. 囊包形成期
   D. 囊肿期　E. 肉芽肿期

(四) B 型题(每组试题有 5 个备选答案,每题只有 1 个正确答案,每个答案可选择一次或多次,或一次也不选)

(1—3 题共用备选答案)

A. 以肠内微生物为食　B. 以宿主血液、淋巴液为食
C. 以宿主组织液和肠绒毛为食　D. 以肠内容物为食
E. 以肠内容物、组织或血液为食

1. 蠕形住肠线虫 ( )
2. 旋毛形线虫 ( )
3. 似蚓蛔线虫 ( )

(4—5 题共用备选答案)

A. 有“品”字形唇瓣　B. 口囊腹侧有 2 对钩齿
C. 成虫形似“马鞭”　D. 成虫头端有头翼、咽球管
E. 虫体前端表皮具有许多纵行排列的花缘状表皮突

4. 属于似蚓蛔线虫形态特点的是 ( )
5. 属于十二指肠钩口线虫形态特点的是 ( )

(6—10 题共用备选答案)

A. 粪便直接涂片法　B. 透明胶纸法　C. 自然沉淀法
D. 饱和盐水浮聚法　E. 厚血膜涂片法

6. 鞭虫病的诊断方法为 ( )
7. 蛔虫病的诊断方法为 ( )
8. 钩虫病的诊断方法为 ( )
9. 丝虫病的诊断方法为 ( )
10. 蛲虫病的诊断方法为 ( )

(五) C型题(每组试题共用4个备选答案,备选答案可重复被选,但每题只有1个正确答案)

(1—5题共用备选答案)

A. 可寄生在肠道　B. 可寄生在肌肉　C. 两者都可以　D. 两者都不可以

1. 旋毛形线虫 ( )
2. 十二指肠钩虫 ( )
3. 似蚓蛔线虫 ( )
4. 毛首鞭形线虫 ( )
5. 蠕形住肠虫 ( )

(6—10题共用备选答案)

A. 可致肠穿孔　B. 可引起贫血　C. 两者都可　D. 两者都不可

6. 美丽筒线虫 ( )
7. 蛔虫 ( )
8. 钩虫 ( )
9. 蛲虫 ( )
10. 鞭虫 ( )

(六) X型题(在5个备选答案中,至少有2个正确答案,多选或少选均不得分)

1. 线虫成虫具有的形态特征是 ( )
   A. 虫体呈圆柱形、不分节　B. 两侧对称
   C. 雌雄异体,雄虫一般较雌虫大　D. 具有不完整的消化道
   E. 体壁与消化道之间为真体腔
2. 蛔虫感染时,下列能诱发胆道蛔虫症的有 ( )
   A. 食入辛辣的食物　B. 咳嗽　C. 发热
   D. 不适当的驱虫治疗　E. 胆囊炎与胆管炎
3. 蛔虫对人的危害有 ( )
   A. 幼虫损伤肺　B. 夺取营养　C. 引起并发症
   D. 淋巴结阻塞　E. 超敏反应
4. 可用阿苯达唑治疗的寄生线虫有 ( )
   A. 似蚓蛔线虫　B. 毛首鞭形线虫　C. 蠕形住肠线虫
   D. 钩虫　E. 丝虫
5. 下列因素中是导致蛔虫病流行广泛的有 ( )
   A. 蛔虫产卵量大　B. 生活史简单,卵在外界可直接发育为感染期卵
   C. 虫卵抵抗力强　D. 感染阶段可经多种途径感染人体
   E. 粪便管理不当,个人卫生习惯不良
6. 毛首鞭形线虫严重感染时,可引起的并发症有 ( )
   A. 消化道出血　B. 阑尾炎　C. 肠梗阻
   D. 腹膜炎　E. 肠套叠
7. 蠕形住肠线虫异位寄生引起的损害有 ( )
   A. 阴道炎　B. 子宫内膜炎　C. 输卵管炎
   D. 宫颈炎　E. 阑尾炎
8. 检查蠕形住肠线虫可选用的方法有 ( )
   A. 生理盐水检查法　B. 饱和盐水浮聚法　C. 透明胶纸法
   D. 棉签拭子法　E. 改良加藤法

9. 关于十二指肠钩虫的形态，下列描述正确的有 ( )
A. 虫体前端与后端均向腹面弯曲，呈“C”形
B. 口囊腹侧前缘有 2 对钩齿
C. 背辐肋远端分为 2 支，每支再分为 3 小支
D. 雄虫有 1 对交合刺，末端分开
E. 雌虫有 1 根尾刺
10. 十二指肠钩口线虫可经哪些方式感染人体 ( )
A. 经皮肤 B. 经口 C. 输血 D. 经胎盘感染 E. 经蚊虫叮咬
11. 钩虫造成患者慢性失血的原因有 ( )
A. 边吸边排 B. 分泌抗凝素致使伤口渗血
C. 不断更换吸附部位 D. 破坏红细胞
E. 脾功能亢进
12. 钩虫病常用的诊断方法是 ( )
A. 直接涂片法 B. 钩蚴培养法 C. 水洗沉淀法
D. 皮内试验 E. 饱和盐水浮聚法
13. 寄生于肠道的线虫有 ( )
A. 似蚓蛔线虫 B. 毛首鞭形线虫 C. 蠕形住肠线虫
D. 钩虫 E. 丝虫
14. 下列线虫的生活史过程中有组织移行过程的是 ( )
A. 似蚓蛔线虫 B. 蠕形住肠线虫 C. 毛首鞭形线虫
D. 钩虫 E. 粪类圆线虫
15. 下列属于人兽共患寄生虫病的有 ( )
A. 旋毛形线虫 B. 麦地那龙线虫 C. 似蚓蛔线虫
D. 毛首鞭形线虫 E. 棘颚口线虫
16. 班氏丝虫寄生于人体的淋巴系统，主要部位是 ( )
A. 上下肢浅部淋巴系统 B. 深部淋巴系统
C. 生殖器官的淋巴系统 D. 主动脉前淋巴结
E. 以上都不是
17. 下列对淋巴丝虫生活史的描述正确的是 ( )
A. 丝虫由蝇传播 B. 蚊为中间宿主
C. 成虫产出虫卵发育为微丝蚴 D. 微丝蚴在蚊体内发育为丝状蚴
E. 人是终宿主
18. 丝虫生活史中发育阶段包括 ( )
A. 杆状蚴 B. 丝状蚴 C. 腊肠蚴 D. 微丝蚴 E. 囊尾蚴
19. 急性丝虫病的临床表现有 ( )
A. 急性淋巴管炎 B. 急性淋巴结炎 C. 丹毒样皮炎
D. 附睾炎、精索炎 E. 鞘膜积液
20. 下列哪些是丝虫病病原学诊断方法 ( )
A. 厚血膜法 B. 新鲜血滴检查法
C. 枸橼酸乙胺嗪白天诱出法 D. 骨髓穿刺
E. 肌肉活检

21. 在我国可传播丝虫病的主要蚊种有 ( )
A. 中华按蚊 B. 致倦库蚊 C. 淡色库蚊
D. 三带喙库蚊 E. 嗜人按蚊

22. 基本消灭丝虫病后的监测工作主要包括 ( )
A. 人群监测 B. 原微丝蚴血症人群监测
C. 流动人口监测 D. 蚊媒监测
E. 血清学监测

23. 下列对旋毛虫病流行的描述正确的是 ( )
A. 人类在传播上具有重要意义
B. 动物之间的广泛传播是“食物链”存在的结果
C. 主要在发展中国家流行
D. 人类感染与猪的关系最为密切
E. 媒介昆虫传播

24. 下列关于旋毛虫的叙述正确的是 ( )
A. 幼虫为主要致病阶段 B. 成虫和幼虫分别寄生于不同宿主
C. 幼虫寄生于宿主骨骼肌内 D. 从患者粪便中查到幼虫即可确诊
E. 预防感染的关键是不生食或半生食肉类

25. 下列与旋毛虫对人体致病的轻重有关的因素是 ( )
A. 旋毛虫幼虫囊包的数目 B. 幼虫囊包的活力 C. 幼虫的侵犯部位
D. 宿主对旋毛虫的免疫力 E. 成虫的寄生部位

26. 旋毛虫病致病过程的 3 个连续阶段是 ( )
A. 水肿期 B. 侵入期 C. 脓肿期
D. 幼虫移行期 E. 恢复期

27. 在我国,旋毛虫病重点发病地区是 ( )
A. 云南、西藏、广西、四川 B. 山东、江苏、安徽
C. 河南、湖北 D. 广东、福建
E. 东北三省

28. 灭鼠有助于控制的线虫病是 ( )
A. 丝虫病 B. 囊虫病 C. 旋毛虫病
D. 蛲虫病 E. 广州管圆线虫病

29. 人类旋毛虫病流行具有的特点有 ( )
A. 季节性 B. 地方性 C. 民族性
D. 群体性 E. 食源性

30. 下列饮食习惯可引起广州管圆线虫感染的是 ( )
A. 食用生或不熟的猪肉 B. 食用生或不熟的螺蛳
C. 生食或半生食鱼、虾、蟹等 D. 生食被螺蛳或蜗牛污染的蔬菜
E. 生食或半生食鼠肉

五、问答题

1. 哪些常见线虫幼虫在人体组织移行过程中可引起病理损害？可引起何种损害？
2. 蛔虫分布广泛、在人群中感染率高的原因有哪些？
3. 根据蛲虫生活史特点,简述蛲虫致病机制及流行原因。

4. 列表回答十二指肠钩虫与美洲钩虫成虫的主要形态鉴别。
5. 简述钩虫造成患者慢性失血的原因。
6. 简述班氏微丝蚴与马来微丝蚴的形态鉴别。
7. 班氏丝虫与马来丝虫寄生在人体何部位？致病有何异同？
8. 基本消灭丝虫病后检测的核心内容是什么？
9. 简述旋毛虫生活史发育阶段，有什么特点？
10. 广州管圆线虫病临床表现有哪些特点？
11. 简述旋毛虫的致病机制及临床表现。
12. 丝虫病药盐疗法有什么好处，理论依据有哪些？
13. 罗阿丝虫被称作非洲“眼虫”，主要导致眼部什么损害？传播媒介是什么？

六、病例分析

1. 女，50岁，河南农民。入院后主诉头晕、心慌、腹痛并伴黑便半年，近3个月来明显加重。回忆称2014年7月中旬曾在棉田赤脚干活，第二天脚上出现许多小丘疹，很痒。9月中旬开始腹痛，胃烧灼感，12月开始发现黑便并逐渐加重为柏油状，同时伴有头晕和眼花。当地医院诊断为胃溃疡、消化道出血。在当地医院治疗后未见好转。2015年3月，患者开始出现心慌，并喜食花椒、干茶叶、生米、生豆等情况。

入院查体：面黄水肿，口唇黏膜苍白。检验血常规：WBC $11.7\times10^{9}/L$，RBC $2.68\times10^{12}/L$，Hb 68 g/L。肝功能检查正常。粪潜血+++。胃镜检查见十二指肠球部有许多出血点。

(1) 该患者最可能患哪种寄生虫病？

(2) 患者感染该寄生虫的原因是什么？

(3) 患者严重贫血的原因是什么？

2. 女，14岁，四川乐山某小学学生。2015年10月以突发性哮喘为主诉就诊。其母述患儿多于白天出现呼吸短促，干咳，但夜间哮喘加重，甚至出现端坐呼吸。患儿皮肤上有时出现发痒性皮疹和风团，经过挠抓后成条索状隆起。两年前曾有过排虫史，虫体长约10 cm。

体检：体温正常，两肺均闻及哮鸣音，X线见肺纹理增粗。血常规：嗜酸性粒细胞增加达63%。痰液检查也发现有大量嗜酸性粒细胞。粪检中发现有某种寄生虫卵。

(1) 本病例出现的临床症状和各类检查结果提示最为可能是哪种寄生虫感染？如何进一步确诊？

(2) 你认为该患儿出现哮喘的原因是什么？

3. 患儿，女性，5岁，家住江苏省某城镇。患儿在当地幼儿园日托，近1个月来，会阴部瘙痒，反复发作，常用手指抓搔肛门，失眠，常有夜惊磨牙，白天食欲缺乏。在患儿夜间入睡后，发现肛周有白色线头状小虫活动，来医院门诊。查体：患儿消瘦，痛苦面容，会阴部及肛周有皮肤红肿及抓痕。用透明胶纸法粘肛门皮肤镜检，查见大量虫卵，呈不对称椭圆形，无色透明，卵壳光滑，内含盘曲幼虫。

(1) 根据病史及体征，可判定患儿感染的是何种寄生虫？

(2) 分析造成患儿感染的因素和途径有哪些？

(3) 该幼儿园应该采取哪些措施防治该虫的感染？

参考答案

一、名词解释

1. 土源性蠕虫(geohelminth)：这类蠕虫完成生活史不需中间宿主，虫卵或幼虫在外界发育到感染阶段后直接感染人，多数线虫属于此类。

2. 生物源性蠕虫(biohelminth)：这类蠕虫完成生活史需要中间宿主，幼虫必须在中间宿主体内发育到感染阶段后，直接或经中间宿主感染人体，寄生于人体的所有吸虫、棘头虫、大部分绦虫和少数线虫属于此类。

3. 迁延移行：人体经皮肤感染十二指肠钩虫后，部分幼虫在进入小肠之前，可滞留于某些组织中很长时间。此时，虫体发育缓慢或暂停发育，在受到某些刺激后，才陆续到达小肠发育成熟，这种现象被称为钩蚴的迁延移行。

4. 钩蚴性皮炎：是由感染期钩蚴钻入宿主皮肤后引起的局部炎症反应。

5. 淋巴丝虫病：是由班氏丝虫、马来丝虫和帝汶丝虫成虫寄生于人体淋巴系统引起的疾病，其临床特征主要是急性期的淋巴管炎与淋巴结炎，以及慢性期的淋巴管阻塞及其产生的一系列症状。

6. 夜现周期性(nocturnal periodicity)：微丝蚴白天滞留在肺毛细血管中，夜间出现在外周血液，这种微丝蚴在外周血液中表现为夜多昼少的现象叫作夜现周期性。

7. 旋毛虫幼虫囊包：旋毛虫新生幼虫随血流侵入宿主骨骼肌内，虫体及代谢产物的刺激使肌细胞受损产生炎症和纤维组织增生，从而形成包裹虫体的肌性和纤维性组织外膜，故此称为幼虫囊包。囊包一般呈梭形，内含1～2条弯曲似螺旋状的幼虫。

二、填空题

1. 卵黄膜　壳质　蛔甙(或脂)
2. 中间宿主　直接发育型　间接发育型
3. 种类　寄生虫数量　发育阶段　寄生部位　虫体的机械和化学刺激
4. 受精蛔虫卵　未受精蛔虫卵
5. 长椭圆　蛔甙　屈光颗粒
6. 幼虫　成虫　成虫
7. 钻孔　胆道蛔虫症　蛔虫性胰腺炎　蛔虫性阑尾炎　蛔虫性肠梗阻　肠穿孔
8. 感染期虫卵　幼虫　成虫　虫卵
9. 高于　高于
10. 阿苯达唑(丙硫咪唑)
11. 纺锤形　棕黄色　透明盖塞
12. 头翼　咽管球
13. 患者和带虫者　自身感染　接触和吸入感染
14. 透明胶纸法　棉签拭子法
15. 儿童　成年人　城市　农村
16. 2　钩　1　板
17. 杆状蚴　丝状蚴　丝状蚴　经皮肤钻入
18. 皮肤　口腔黏膜　食管黏膜
19. 低色素小细胞
20. 兼　自生　寄生
21. 柔和　1∶1或1∶2　无
22. 肺毛细血管中　外周血中　夜现周期性
23. 20时至次晨4时　22时至次晨2时
24. 微丝蚴　患者　带虫者
25. 丝状蚴　微丝蚴

26. 枸橼酸乙胺嗪(海群生) 成虫 微丝蚴
27. 成虫 幼虫 终 中间 转换
28. 肌肉活组织检查法 幼虫囊包
29. 螺类 蟾蜍或蛙
30. 鱼类

三、是非题

1. 否 2. 否 3. 是 4. 否 5. 是 6. 是 7. 否 8. 否 9. 是 10. 否 11. 是 12. 是 13. 否 14. 否 15. 否 16. 否 17. 是 18. 是 19. 否 20. 否

四、选择题

(一) A1 型题

1. D 2. B 3. B 4. A 5. A 6. C 7. D 8. D 9. A 10. D 11. D 12. A 13. B 14. B 15. B 16. B 17. C 18. C 19. D 20. C 21. D 22. A 23. B 24. C 25. E 26. E 27. A 28. C 29. E 30. A 31. C 32. B 33. D 34. C 35. E 36. B 37. B 38. E 39. C 40. B

(二) A2 型题

1. B 2. B 3. B 4. E 5. C 6. A 7. C 8. E 9. A 10. C

(三) A3 型题

1. ABCDE 2. BCE 3. ABCD 4. D 5. C 6. ABCD 7. ABCDE 8. D 9. B 10. ABCE 11. ABC

(四) B 型题

1. E 2. C 3. D 4. A 5. B 6. D 7. A 8. D 9. E 10. B

(五) C 型题

1. C 2. A 3. A 4. A 5. A 6. D 7. A 8. B 9. D 10. B

(六) X 型题

1. AB 2. ACD 3. ABCE 4. ABCD 5. ABCE 6. ABCDE 7. ABCDE 8. CD 9. BCDE 10. ABD 11. ABC 12. ABE 13. ABCD 14. ADE 15. ABE 16. ABCD 17. BDE 18. BCD 19. ABCD 20. ABC 21. ABCE 22. ABCDE 23. BD 24. ACE 25. ABCD 26. BDE 27. ACE 28. CE 29. BDE 30. BCD

五、问答题

1. (1) 蛔虫：幼虫侵入肠黏膜，经肝、肺移行，蜕皮发育，它对人体的损害主要为局部的机械性损害和其释出的抗原物质所引起的局部及全身的变态反应，尤其以肺部组织病变最为明显，引起蛔虫性支气管肺炎、支气管哮喘和嗜酸性粒细胞增多症。

(2) 钩虫：丝状蚴侵入皮肤时引起钩蚴性皮炎，在侵入部位，如手指、足趾间等处，引起局部皮肤出现针刺、烧灼和发痒感，继而出现充血斑点或丘疹。幼虫在体内移行至肺时，穿破微血管进入肺泡，引起局部出血及炎症病变。患者出现咳嗽、血痰，常伴畏寒、发热等全身症状。

(3) 旋毛虫：新生幼虫随淋巴、血液循环到达各器官及侵入骨骼肌内发育，可导致血管炎和肌炎。患者可出现发热、水肿及全身肌肉酸痛等症状。

(4) 粪类圆线虫：丝状蚴侵入皮肤后，可引起小出血点、丘疹、水肿，并伴有刺痛和痒感，甚至可出现移行性线状荨麻疹。

(5) 广州管圆线虫：幼虫在人体侵犯中枢神经系统，引起嗜酸性粒细胞增多性脑膜脑炎或脑膜炎。头痛为最常见和最主要的症状，约占 90%，其次为颈项强直。

2. (1) 蛔虫的生活史简单：蛔虫卵在外界环境中无需中间宿主直接发育为感染期卵。

(2) 产卵量高：每条雌虫每天可产卵 24 万个，对外界环境污染严重。

(3) 虫卵对外界环境抵抗力强：虫卵对外界理、化等不良因素有较强的抵抗力，在隐蔽的土壤中或蔬菜上，一般可存活数月至一年。

(4) 粪便管理不严：用新鲜粪便施肥等使蛔虫卵污染土壤、水源等。

(5) 个人卫生习惯不良：人因接触被虫卵污染的泥土、蔬菜，经口吞入附在手指上的感染虫卵，或者食用被虫卵污染的生菜和瓜果等而受到感染。

3. (1) 成虫寄生于回盲部，雌虫在肛周产卵，虫卵 6 小时发育到感染阶段具有感染性；虫卵对外界抵抗力强，在适宜条件下可存活 20 天。

雌虫在肛周的产卵活动引起肛门及会阴部皮肤瘙痒及继发性炎症，是蛲虫致病的主要原因。患者常有烦躁不安、失眠、食欲减退、夜惊等表现，长期反复感染，会影响儿童的健康成长；成虫钻入阑尾会导致蛲虫性阑尾炎；有的雌虫产卵后会进入阴道、子宫、输卵管、盆腔，或进入尿道，可导致阴道炎、宫颈炎、子宫内膜炎、输卵管炎、腹膜炎或腹腔、盆腔肉芽肿，或引起尿路感染。

(2) 蛲虫的感染方式多样：① 肛门—手—口直接感染。蛲虫繁殖力强，产卵量大，每条雌虫产卵 4600～16000 个，患儿搔抓过程中，手指上和甲缝中染上许多蛲虫虫卵，如果再用手拿东西吃，或有吮手指、啃指甲的坏习惯，就会将虫卵再次送入口腔。这是蛲虫病经久不愈的主要原因。② 通过接触和吸入间接感染。肛门周围的虫卵可以污染衣裤、床单，手指上的虫卵可以污染玩具、用品、桌椅和周围环境，共同居住的孩子将污染的虫卵送入口中的机会更多；另外蛲虫卵比重较轻，可随尘埃在空中飞扬，吸入附在尘埃上的蛲虫卵也是集体机构和家庭传播蛲虫病的重要方式。③ 逆行感染。肛门周围的虫卵，如果条件合适，可以很快变为幼虫，幼虫可能会爬回肛门，在肠腔内发育为成虫。

可见，蛲虫生活史简单，传播途径较多；完成生活史所需时间较短；雌虫产卵量大，感染期虫卵抵抗力强，适宜条件下存活时间久。因此，蛲虫病容易在幼儿园等人群聚集性机构相互感染和自身重复感染，造成流行。

4. 十二指肠钩虫与美洲钩虫成虫的形态鉴别要点见下表。

鉴别要点	十二指肠钩虫	美洲钩虫
大小(mm)	♀ (10～13)×0.6 ♂ (8～11)×(0.4～0.5)	♀ (9～11)×0.4 ♂ (7～9)×0.3
体形	头端与尾端均向背面弯曲，呈“C”形	头端向背面弯曲，尾端向腹面弯曲，呈“S”形
口囊	腹侧前缘有 2 对钩齿	腹侧前缘有 1 对板齿
交合伞形状	撑开时略呈圆形	撑开时扁圆形
背辐肋分支	远端分为 2 支，每支再分为 3 小支	基部分为 2 支，每支再分为 2 小支
交合刺	刺呈长鬃状，末端分开	一刺末端呈钩状，包于另一刺的凹槽中
阴门	体中部略后	体中部略前
尾刺	有	无

5. (1) 钩虫以血为食，以及血液迅速经其消化道排出造成宿主失血。

(2) 钩虫头腺分泌抗凝素，使伤口不易愈合，伤口渗血，其渗血量与虫体吸血量大致相当。

(3) 虫体不断更换咬啮部位，造成多个出血部位，原伤口在凝血前仍可继续渗出少量血液。

(4) 虫体损伤肠黏膜，造成肠功能紊乱，营养吸收障碍，造血原料不足。

6. 班氏微丝蚴与马来微丝蚴的形态鉴别点见下表。

	班氏微丝蚴	马来微丝蚴
大小(微米)	(244～296)×(5.3～7.0)(大)	(177～230)×(5～6)(小)
体态	柔和，弯曲自然，无小弯	弯曲僵硬，大弯中有小弯
头间隙(长：宽)	较短(1：1或1：2)	较长(2：1)
体核	圆或椭圆形，各核分开，排列整齐，清晰可数	卵圆形，大小不等，排列紧密，常重叠，不易分清
尾核	无	2个，前后排列

7. 寄生部位：马来丝虫多寄生于人体上、下肢浅部淋巴系统，以下肢为多见；班氏丝虫成虫除可寄生于浅部淋巴系统外，还寄生于深部淋巴系统，主要见于下肢、腹股沟、精索、腹腔、肾盂等部位。

致病：由于班氏丝虫寄生部位更加广泛，因此在临床表现上，症状和体征也就更加多样。急性期两种丝虫都可引起发热、淋巴结炎、淋巴管炎，但马来丝虫病变部位多见于肢体，而班氏丝虫除见于肢体外，还见于男性生殖器官，出现精索炎、附睾炎、睾丸炎。慢性期两种丝虫都可引起象皮肿，但马来丝虫引起的象皮肿常见于膝以下的小腿，偶见于肘以下手臂，不发生于生殖器官；班氏丝虫引起的象皮肿常见于下肢，包括大腿和小腿，还可见于阴囊、阴茎、阴唇和乳房。此外，班氏丝虫还可出现鞘膜积液和乳糜尿。

8. 检测的核心内容包括三部分：病原学监测、血清学监测、蚊媒监测。其中病原学监测对重点人群，尤其是原检出有微丝蚴的人群要每年血检一次。

9. (1) 生活史基本过程是：成虫(小肠)——新生幼虫——幼虫囊包(骨骼肌)。

(2) 特点：① 同一动物既是终宿主又是中间宿主；② 完成生活史必须转换宿主；③ 幼虫囊包为感染阶段。

10. ① 起病较急，发热。② 有胀裂性头痛、颈部强直，可伴有恶心、呕吐；皮肤感觉异常，如针刺感、麻木、烧灼感及冷热感觉异常等；少数患者出现不同部位的肌肉萎缩。③ 血常规检查：嗜酸性粒细胞的百分比和绝对值增高；脑脊液检查：压力多增高，脑脊液内嗜酸性粒细胞显著增多。

11. (1) 侵入期：脱囊的幼虫和成虫侵入肠黏膜，引起炎症、充血、水肿甚至溃疡。侵入期以消化道临床症状为主，持续约1周。

(2) 幼虫移行期：发生在感染后2～6周，幼虫经血液循环移行至全身各器官及侵入骨骼肌，而导致较为严重的危害：① 幼虫在血管内移行引起血管炎，这是由于幼虫的机械刺激及分泌物的毒性作用引起所经之处组织的炎症反应，患者可出现全身中毒症状、高热、眼睑及面部水肿，血中嗜酸性粒细胞升高。② 幼虫移行至全身肌肉，引起肌炎和肌纤维肿胀、排列紊乱、横纹消失，甚至肌细胞坏死崩解。患者突出而多发的症状为全身肌肉疼痛，尤以腓肠肌、肱二头肌明显。③ 幼虫移行至肺，损伤肺毛细血管，产生局灶性或广泛性肺出血、肺水肿。④ 幼虫侵犯心肌引起心肌炎，可导致心力衰竭，为旋毛虫病死亡的主要原因之一。

(3) 成囊期：在感染后1个月，虫体周围形成梭形囊包，轻症患者急性症状消退，但肌痛可持续数月之久。严重患者出现恶病质、水肿、虚脱、毒血症和心肌炎等，甚至死亡。

12. 使用乙胺嗪(海群生)掺拌食盐防治丝虫病，每人每天平均服用40～50 mg乙胺嗪，食用4～6个月，可使微丝蚴感染率大幅降低。其最大优点是，患者在吃饭的同时吃药，简便易行，而药物反应轻微或无反应，从而节省了大量的人力、物力和财力。这一创举在全国迅速推广，极大地加速了我国消除丝虫病的进程。

13. 成虫常侵犯眼球前房，并在结膜下移行或横过鼻梁，引起严重的眼结膜炎，亦可导致球结膜肉芽肿、眼睑水肿及眼球突出，在乌干达发生的“突眼”称作“bug eye”，患者常表现为眼部奇痒和肿胀。传播媒介是斑虻，亦称非洲红头苍蝇，为中间宿主。

六、病例分析

1. (1) 最可能患的是钩虫病。

(2) 感染的原因是赤脚干活过程中被钩蚴感染。

(3) 钩虫的感染是造成患者严重贫血的原因。

2. (1) 是蛔虫。需进一步粪检，查获成虫或虫卵进行形态学鉴别。

(2) 哮喘的原因应为蛔虫寄虫造成患儿的过敏性哮喘。

3. (1) 为蛲虫感染。

(2) 可能的感染因素有幼儿园为群居场所，患儿通过肛门—手—口途径而感染；通过接触和吸入间接感染。

(3) 该幼儿园应该给患儿治疗，并对所有儿童进行普查普治，对儿童的被褥和玩具进行消毒。

（孔保庆）

第八章 吸虫概论

(1) 掌握吸虫生活史的基本过程。

(2) 熟悉吸虫成虫基本形态结构特征：体壁、消化系统、生殖系统、排泄系统。

(3) 了解吸虫的营养、代谢过程。

(4) 了解我国常见人体寄生吸虫的分类。

第九章 消化系统吸虫

(1) 掌握华支睾吸虫成虫、虫卵的形态特征。

(2) 掌握华支睾吸虫生活史过程及特点：终宿主、第一中间宿主、第二中间宿主、成虫寄生部位、离体方式、感染阶段、感染途径和方式。

(3) 掌握华支睾吸虫的致病、病原学诊断方法，了解免疫学和影像学诊断方法。

(4) 熟悉华支睾吸虫病的流行及防治原则。

(5) 掌握布氏姜片吸虫成虫、虫卵的形态。

(6) 掌握布氏姜片吸虫生活史过程及特点：终宿主、中间宿主、植物媒介、成虫寄生部位、离体方式、感染阶段、感染途径和方式。

(7) 熟悉布氏姜片吸虫的致病、病原学诊断方法、流行与防治原则。

(8) 熟悉肝片形吸虫成虫、虫卵的形态特征及生活史要点。

(9) 熟悉肝片形吸虫的致病及诊断方法。

(10) 了解肝片形吸虫的流行与防治原则。

(11) 了解异形吸虫、棘口吸虫和徐氏拟裸茎吸虫的形态特点、致病、诊断及防治原则。

第十章 脉管与组织吸虫

(1) 掌握卫氏并殖吸虫成虫和虫卵的形态特征。

(2) 掌握卫氏并殖吸虫生活史过程及特点：终宿主、第一中间宿主、第二中间宿主、转续宿主、成虫寄生部位、离体方式、感染阶段、感染途径和方式、幼虫移行。

(3) 掌握卫氏并殖吸虫成虫、幼虫的致病作用和病原学诊断方法。

(4) 熟悉卫氏并殖吸虫的流行特点与防治原则。

(5) 熟悉斯氏并殖吸虫与卫氏并殖吸虫在形态、生活史、致病与防治等方面的异同。

(6) 掌握日本血吸虫成虫、虫卵及幼虫的形态特征，熟悉日本血吸虫发育各期生物学特征。

(7) 掌握日本血吸虫生活史过程及特点：终宿主、中间宿主、成虫寄生部位、离体方式、感染阶段、感染途径和方式。

(8) 掌握日本血吸虫不同发育阶段对人体的致病(尤其是虫卵肉芽肿的形成)机制。

(9) 熟悉日本血吸虫的致病、免疫逃避机制、诊断方法、流行特点及防治原则。

(10) 了解曼氏血吸虫、埃及血吸虫的形态特点、致病和诊断要点。

(11) 了解尾蚴性皮炎的病原、临床表现和防治原则。

测试习题

一、名词解释

1. 异位血吸虫病
2. 环卵沉淀试验(circumoval precipitin test, COPT)
3. 尾蚴性皮炎(cercarial dermatitis)
4. 并殖吸虫(*Paragonimus*)
5. 何博礼现象(hoeppli phenomenon)

二、填空题

1. 吸虫(trematode)属________门________纲。
2. 吸虫的消化系统中无________，未被消化吸收的废物经________排出体外。
3. 复殖吸虫离不开________，虫卵必须在________或被软体动物宿主吞食后才能孵出毛蚴。
4. 华支睾吸虫病主要危害的脏器是________。
5. 在________中找到________是确诊华支睾吸虫病最主要的证据。
6. 华支睾吸虫病是经________感染的，该病在一个地区流行的关键因素是当地人群有吃生的或未煮熟的________的习惯。
7. 布氏姜片吸虫是一种寄生在________和________小肠内的大型吸虫。
8. 姜片虫的中间宿主为________，以菱角、荸荠等水生植物为________。
9. 肝片形吸虫是一种寄生在________、________和________胆管内的常见寄生虫。
10. 异形吸虫成虫寄生于________、________和人体内。
11. 异形吸虫第一中间宿主为________，第二中间宿主包括________和________。
12. 棘口吸虫宿主主要是________，其次是________、________，少数寄生于鱼类。
13. 徐氏拟裸茎成虫在人体________寄生。
14. 药物________对徐氏拟裸茎吸虫有效。
15. 卫氏并殖吸虫的感染阶段是________，日本血吸虫的感染阶段是________。

16. 卫氏并殖吸虫病的病理变化过程可分为________、________、________3期。
17. 卫氏并殖吸虫的第一中间宿主是________，第二中间宿主是________和________。
18. 日本血吸虫成虫主要寄生于________。
19. 日本血吸虫病根据临床表现的不同，可分为________、________和________血吸虫病。
20. 裂体科吸虫无________期，________直接侵入终宿主发育为成虫。

三、是非题(请在认为正确的题后括号内填"是"，错误的题后括号内填"否")

1. 复殖吸虫生殖系统的共同特征是雌雄同体。 (　　)
2. 复殖吸虫成虫结构系统中生殖系统最发达，代谢最旺盛。 (　　)
3. 华支睾吸虫的保虫宿主主要为猫、狗等家养动物，野生动物不能成为保虫宿主。 (　　)
4. 对华支睾吸虫病的诊断，CT 检查较 B 超检查具有一定优越性。 (　　)
5. 在布氏姜片吸虫生活史中，通常以水生植物为第二中间宿主。 (　　)
6. 布氏姜片吸虫卵是人体寄生蠕虫卵中最大的。 (　　)
7. 布氏姜片吸虫成虫可造成肠黏膜损伤，并消耗营养物质。 (　　)
8. 布氏姜片吸虫尾蚴结囊时对附着物选择性强，通常选择菱角、荸荠、茭白等水生植物。 (　　)
9. 肝片形吸虫的中间宿主与姜片虫相同，属扁卷螺类。 (　　)
10. 人感染肝片形吸虫后急性期症状一般为高热与腹痛，但虫体进入胆管后上述症状可消失。 (　　)
11. 异形吸虫成虫寄生于鸟类及哺乳动物的肠道，偶可感染人体。 (　　)
12. 棘口吸虫成虫寄生于小肠上段，以头部插入黏膜，患者可出现肠道症状。 (　　)
13. 人是由于生食鱼或蛙而感染异形吸虫病。 (　　)
14. 徐氏拟裸茎吸虫于 1988 年在韩国一急性腹痛妇女体内发现，因生食牡蛎而感染。 (　　)
15. 肺吸虫仅成虫阶段在人体内移行。 (　　)
16. 血吸虫的感染阶段是囊蚴。 (　　)
17. 肺吸虫仅寄生于人体肺脏。 (　　)
18. 急性肺吸虫病常见于初次进入流行区的个体或人群。 (　　)
19. 斯氏并殖吸虫侵入人体后，虫体大多数停留在幼虫状态。 (　　)
20. 钉螺是日本血吸虫的唯一中间宿主。 (　　)

四、选择题

(一) A1 型题(从 5 个备选答案中选择 1 个最佳答案)

1. 华支睾吸虫的第一中间宿主是 (　　)
   A. 纹沼螺　B. 椎实螺　C. 扁卷螺　D. 钉螺　E. 川卷螺
2. 华支睾吸虫的第二中间宿主是 (　　)
   A. 水生植物　B. 海水鱼　C. 淡水蟹　D. 淡水鱼虾　E. 淡水螺
3. 华支睾吸虫在人体的主要移行途径是 (　　)
   A. 囊蚴经口食入，在十二指肠脱囊，进入血管，随血经心、肺后入肝
   B. 囊蚴经口食入，在十二指肠脱囊，沿胆总管入肝
   C. 囊蚴经口食入，在十二指肠脱囊，穿肠壁，经腹腔入肝
   D. 囊蚴经口食入，在十二指肠脱囊，经血流入肝
   E. 囊蚴经口食入，在胃内脱囊，向下沿胆总管入肝
4. 治疗布氏姜片吸虫病的最有效的药物是 (　　)
   A. 甲苯达唑　B. 伊维菌素　C. 甲硝唑

D. 吡喹酮　　E. 硫双二氯酚

5. 下列吸虫不在消化道内寄生的是　　(　　)
A. 卫氏并殖吸虫　　B. 肝片形吸虫　　C. 华支睾吸虫
D. 布氏姜片吸虫　　E. 异形吸虫

6. 华支睾吸虫主要分布在　　(　　)
A. 亚洲　　B. 北美洲　　C. 非洲　　D. 欧洲　　E. 澳洲

7. 华支睾吸虫的重要保虫宿主是　　(　　)
A. 猫和狗　　B. 牛和羊　　C. 猪
D. 鸟类和家禽　　E. 狼和豺

8. 囊蚴可以结在植物表面的吸虫是　　(　　)
A. 华支睾吸虫　　B. 布氏姜片吸虫　　C. 日本裂体吸虫
D. 横川后殖吸虫　　E. 异形吸虫

9. 下列吸虫的睾丸呈珊瑚状繁密分支的是　　(　　)
A. 华支睾吸虫　　B. 布氏姜片吸虫　　C. 日本血吸虫
D. 横川后殖吸虫　　E. 异形吸虫

10. 布氏姜片吸虫造成患者肠壁损伤的主要原因是　　(　　)
A. 口吸盘发达　　B. 腹吸盘发达　　C. 虫体肥厚
D. 体表有棘　　E. 分泌有毒物质

11. 肠道有繁密分支的吸虫是　　(　　)
A. 华支睾吸虫　　B. 布氏姜片吸虫　　C. 肝片形吸虫
D. 横川后殖吸虫　　E. 异形异形吸虫

12. 在卫氏并殖吸虫的自然疫源地的传染源是　　(　　)
A. 患者　　B. 带虫者　　C. 人和保虫宿主
D. 感染的野生动物　　E. 家畜、家禽

13. 卫氏并殖吸虫的感染方式是　　(　　)
A. 食入生的或未熟的鱼、虾　　B. 生食黏附有囊蚴的水生植物
C. 生食含有囊尾蚴的猪肉　　D. 生食有囊蚴的溪蟹、蝲蛄
E. 生食含有胞蚴的淡水螺

14. 在卫氏并殖吸虫生活史中，野猪、猪、兔、蛙、鸡等可作为　　(　　)
A. 终宿主　　B. 中间宿主　　C. 第二中间宿主
D. 保虫宿主　　E. 转续宿主

15. 人是斯氏并殖吸虫的　　(　　)
A. 终宿主　　B. 中间宿主　　C. 非适宜宿主
D. 保虫宿主　　E. 转续宿主

16. 我国流行的血吸虫主要是下列的　　(　　)
A. 日本血吸虫　　B. 埃及血吸虫　　C. 曼氏血吸虫
D. 湄公血吸虫　　E. 马来血吸虫

17. 日本血吸虫起主要致病作用的阶段是　　(　　)
A. 虫卵　　B. 毛蚴　　C. 成虫　　D. 尾蚴　　E. 幼虫

18. 日本血吸虫卵的致病机制主要是　　(　　)
A. 虫卵对组织的压迫和破坏　　B. 卵壳抗原引起的炎性反应
C. 大量虫卵阻塞血管　　D. 卵内毛蚴分泌物引起超敏反应及肉芽肿形成

E. 卵内毛蚴分泌的物质溶解组织

19. 日本血吸虫尾蚴侵入人体后幼虫的移行途径是 ( )

A. 口—小肠—肠系膜血管

B. 口—小肠—结肠—痔静脉

C. 皮肤—小静脉或淋巴管—右心—左心—主动脉—全身微血管

D. 皮肤—小静脉或淋巴管—右心—左心—主动脉—肠系膜动脉

E. 皮肤—小静脉或淋巴管—右心—左心—主动脉—门静脉—肠系膜静脉

20. 日本血吸虫常见的异位损害为 ( )

A. 脑和肺 B. 生殖系统 C. 消化系统

D. 泌尿系统 E. 皮肤及淋巴管

21. 日本血吸虫的保虫宿主有 ( )

A. 钉螺 B. 慢性患者 C. 猴和狒狒

D. 牛、犬、猪等动物 E. 带虫者

22. 卫氏并殖吸虫病的诊断应先检查患者的 ( )

A. 痰液 B. 尿液 C. 腹水

D. 粪便 E. 脑脊液

23. 埃及血吸虫寄生于 ( )

A. 肠系膜下静脉、门静脉系统 B. 肠系膜小静脉

C. 膀胱静脉丛、盆腔静脉、直肠小静脉 D. 痔静脉

E. 肠系膜上静脉

24. 卫氏并殖吸虫在人体内移行的阶段是 ( )

A. 尾蚴 B. 后尾蚴 C. 囊蚴

D. 幼虫 E. 成虫

25. 日本血吸虫的感染阶段是 ( )

A. 虫卵 B. 毛蚴 C. 胞蚴

D. 尾蚴 E. 囊蚴

(二) A2 型题(病例摘要型最佳选择题,从 5 个备选答案中选择 1 个最佳答案)

1. 患者,男,20 岁,某部队战士。1998 年 7 月,参加湖北抗洪抢险工作时,下肢经常出现红色小丘疹,有痒感。9 月份后常出现腹痛、腹泻,粪便时有黏液、脓血,伴发热、食欲缺乏。肝肋下 1 横指,有轻压痛,白细胞总数超过 $10\times10^9/L$,嗜酸性粒细胞 0.08,粪便检查见侧面有带小棘的虫卵。该病例应诊断为 ( )

A. 急性血吸虫病 B. 慢性血吸虫病

C. 急性布氏姜片吸虫病 D. 尾蚴性皮炎

E. 急性阿米巴痢疾

2. 患儿,男,14 岁,在生食麦穗鱼 21 天后出现发热(T38.4℃),伴右上腹隐痛,B 超示肝大及胆囊炎。肝脏 CT 示继发性肝内胆管扩张,肝外胆管无明显扩张。胆囊、胰腺均增大。胆汁引流查到葵瓜子状寄生虫。该患者所患疾病是 ( )

A. 布氏姜片吸虫病 B. 卫氏并殖吸虫病 C. 华支睾吸虫病

D. 日本血吸虫病 E. 肝片形吸虫病

3. 患者,夏天下湖戏水时全身出现瘙痒的红色小丘疹。1 个半月后出现发热、腹痛、腹泻、黏液血便。粪便查见大量淡黄色虫卵,呈椭圆形、卵壳一侧有小棘。该患者全身出现瘙痒的红色小丘疹应为 ( )

A. 钩蚴性皮炎　　B. 日本血吸虫尾蚴引起的皮炎
C. 类丹毒性皮炎　　D. 荨麻疹
E. 接触性皮炎

4. 某患儿发育不良，时常腹泻，稀薄而臭。询问病史，平时喜吃生的菱角和荸荠。粪便查出大量淡黄色、椭圆形虫卵，大小约 130 μm×80 μm，内含 1 个卵细胞和 20～40 个卵黄细胞。考虑该患儿为　　(　　)
A. 华支睾吸虫感染　　B. 斯氏狸殖吸虫感染　　C. 卫氏并殖吸虫感染
D. 布氏姜片吸虫感染　　E. 日本血吸虫感染

5. 患儿，女，8 岁，因发热、头痛、呕吐和抽搐就诊，MRI 检查示右额叶囊状物，周围见炎性水肿。手术证实病变为囊状、内有少量黄褐色囊液。病理报告为囊壁内灶状出血，嗜酸性粒细胞、淋巴细胞和浆细胞浸润。有生食螃蟹史。该患儿所患疾病最可能是　　(　　)
A. 华支睾吸虫病　　B. 卫氏并殖吸虫病　　C. 日本血吸虫病
D. 布氏姜片吸虫病　　E. 肝片形吸虫

(三) A3 型题(病例组型选择题，每个病例下设若干道试题，从每一道试题下面的 5 个备选答案中选择 1 个或多个答案)

(1—3 题共用题干)患者，男，42 岁，籍贯河北。以间断右上腹胀满不适 1 年，2018 年 4 月入院。入院前后血常规显示白细胞总数(6.45～6.75)×10^9/L，其中嗜酸性粒细胞由 7.29%增至 10.7%，计数为(0.47～0.7)×10^9/L，中性粒细胞和淋巴细胞比例正常或偏低。肝功基本正常。甲、乙、丙、丁、戊肝炎病毒相关检查及自身免疫抗体均阴性。腹部 MRI 和胰胆管造影显示肝大，弥漫性肝病，门脉增宽，肝内胆管弥漫性轻度扩张。于 2019 年 1 月 13 日河北当地行肝穿病理显示肝细胞混浊肿胀伴淤胆，考虑“硬化性胆管炎”，予优思弗、熊胆疏肝利胆胶囊治疗效果不佳。2019 年 4 月 3 日于北京某医院再次行肝穿，病理会诊报告肝穿组织镜下见胆管上皮腺瘤样增生，黏液分泌亢进，胆管周围纤维组织增生，局灶单个核细胞浸润，黏膜上皮下及周围纤维组织内均可见较多嗜酸性粒细胞浸润，与脱落上皮细胞间见芝麻状虫卵。此外可见 15 个中小汇管区，大部分炎症轻，少数中大汇管区小胆管数目增多，管腔轻度扩张(提示大胆管不全梗阻)，间质内轻度单个核细胞浸润。小叶内肝板排列尚整齐，中央静脉周围肝细胞内见褐色色素沉积，部分肝细胞水样变性。遂来我院就诊，追问其流行病学史，患者发病前 1 年，曾于山东与朋友就餐时生食淡水鱼。

1. 本案例所患的寄生虫病是(单选题)　　(　　)
A. 姜片虫病　　B. 钩口线虫病　　C. 并殖吸虫病
D. 肝吸虫病　　E. 血吸虫病

2. 该寄生虫的宿主有(多选题)　　(　　)
A. 人　　B. 猫　　C. 狗　　D. 赤豆螺　　E. 淡水虾

3. 该寄生虫病的预防包括(多选题)　　(　　)
A. 不生食、半生食海虾　　B. 不生食、半生食淡水鱼
C. 不生食、半生食淡水螺　　D. 生熟砧板分开　　E. 科普宣传

(4—6 题共用题干)患者，男，27 岁，壮族，小学文化，农民，环江县人，今年 1 月 6 日步行至广西壮族自治区疾病预防控制中心就诊，患者发育正常，营养中等，神志清醒，精神状态尚可，自述头痛、头晕、食欲不振、腹痛、间歇性腹泻(粪便稀软)、全身乏力等症状。患者自述去年 11 月 23 日在当涂县起病，出现畏寒、发热，最高体温 39.6℃，呈持续性，伴有头痛头晕、食欲不振，病后精神、饮食、睡眠欠佳，24 日在环江县血防站进行血吸病血清学检测为强阳性，但粪便检查两次均为阴性，被诊断为疑似血吸虫病。

去年 12 月 19 日曾到河池市某医院就诊：体温 38.2℃，Bp 110/80 mmHg，心肺腹(—)，ECG 未见

明显异常，血常规 WBC 23.6×10^9/L，Hb 131 g/L，Plt 178×10^9/L。住院后予抗炎及对症支持治疗后症状无缓解。12 月 24 日出院时的检查结果：血常规 WBC 13.9×10^9/L、N 0.782，大便及尿常规（一），肝功能 N 763U/L、γ－GT 203 U/L、BSR 38 m/m，心肌酶、肾功能、电解质、CRP、血液黏度未见异常，腹部 B 超显示脾稍大，胸部 CT 示两肺小结节状阴影。

患者去年 4 月 19 日到安徽省当涂县某村和平船厂打工。9 月下旬患者在船厂附近的江滩下水游泳 1 次，并多次在江滩浅水处抓龙虾。

4. 该寄生虫病的感染途径是（单选题） （ ）
   A. 经口　B. 经皮肤　C. 经接触
   D. 经呼吸道　E. 经媒介昆虫传播
5. 该寄生虫产卵后虫卵到达肝脏沉积占全部虫卵的比例约为（单选题） （ ）
   A. 5%　B. 15%　C. 25%　D. 45%　E. 55%
6. 该寄生虫病的晚期致病分型有（多选题） （ ）
   A. 巨脾型　B. 腹水型　C. 侏儒型
   D. 结肠增殖型　E. 胃肠型

（四）B 型题（每组试题有 5 个备选答案，每题只有 1 个正确答案，每个答案可选择一次或多次，或一次也不选）

（1—3 题共用备选答案）

A. 改良加藤法或毛蚴孵化法　B. 十二指肠引流液或粪便自然沉淀法
C. 厚血膜法　D. 痰液中或粪便中查虫卵
E. 粪便直接涂片法

1. 诊断日本血吸虫病宜用 （ ）
2. 诊断华支睾吸虫病宜用 （ ）
3. 诊断卫氏并殖吸虫病宜用 （ ）

（4—6 题共用备选答案）

A. 主要是虫卵 SEA 引起肉芽肿　B. 主要影响宿主消化吸收
C. 童虫、成虫移行损伤破坏组织　D. 吸取宿主半消化的食物并钻孔
E. 致胆管上皮增生、胆管扩张

4. 卫氏并殖吸虫的主要致病机制 （ ）
5. 华支睾吸虫的主要致病机制 （ ）
6. 日本血吸虫的主要致病机制 （ ）

（五）C 型题（每组试题共用 4 个备选答案，备选答案可重复被选，但每题只有 1 个正确答案）

（1—4 题共用备选答案）

A. 可致肝脏损伤　B. 可致大脑损伤
C. 两者均可以　D. 两者均不可以

1. 日本血吸虫 （ ）
2. 华支睾吸虫 （ ）
3. 卫氏并殖虫 （ ）
4. 布氏姜片吸虫 （ ）

（5—6 题共用备选答案）

A. 可导致肝硬化　B. 可导致巨脾症　C. 两者均可　D. 两者均不可

5. 肝吸虫 （ ）
6. 日本血吸虫 （ ）

（六）X型题（在5个备选答案中，至少有2个正确答案，多选或少选均不得分）

1. 感染阶段是囊蚴的吸虫有 （ ）
A. 华支睾吸虫 B. 布氏姜片吸虫 C. 肝片形吸虫
D. 血吸虫 E. 异形吸虫

2. 华支睾吸虫的病原学诊断方法有 （ ）
A. 粪便直接涂片法 B. 粪便集卵法
C. 十二指肠引流胆汁查虫卵 D. IHA E. ELISA

3. 华支睾吸虫寄生可引起 （ ）
A. 胆管炎、胆囊炎 B. 胆石症 C. 肝胆管梗阻
D. 肝硬化 E. 胆管癌

4. 华支睾吸虫能在广大地区流行的主要原因有 （ ）
A. 对自然环境要求不高 B. 中间宿主分布广泛 C. 用新鲜粪便施肥
D. 对宿主的特异性要求不高 E. 当地居民的饮食习惯

5. 华支睾吸虫病的防治措施包括 （ ）
A. 加强卫生宣教，使群众自觉不生食鱼、虾
B. 积极治疗患者
C. 加强粪便管理，不使粪便入水
D. 结合生产清理淤泥，用药灭螺
E. 不用生或未煮熟的鱼、虾喂猫狗等

6. 斯氏并殖吸虫在人体内所引起的皮肤型幼虫移行症，常见部位有 （ ）
A. 头颈部 B. 腹部 C. 胸部 D. 腰背部 E. 腋窝

7. 日本血吸虫毛蚴孵化的条件是 （ ）
A. 水的温度 B. 渗透压 C. 光照 D. 水中pH E. 水的清洁度

8. 晚期血吸虫病，依据主要临床表现分为 （ ）
A. 巨脾型 B. 腹水型 C. 胸肺型 D. 侏儒型 E. 结肠增殖型

9. 急性血吸虫病的主要症状和体征有 （ ）
A. 发热 B. 黏液血便 C. 淋巴结肿大 D. 肝大 E. 重度脾大

10. 日本血吸虫病的流行环节有 （ ）
A. 钉螺的存在 B. 含虫卵的粪便污染水源 C. 保虫宿主的存在
D. 与疫水接触 E. 媒介节肢动物的存在

11. 下列结构属于雌性生殖器官的是 （ ）
A. 贮精囊 B. 受精囊 C. 梅氏腺 D. 劳氏管 E. 排泄囊

12. 卫氏并殖吸虫成虫的结构特征是 （ ）
A. 子宫与卵巢左右并列 B. 子宫与卵巢前后排列 C. 两个睾丸前后排列
D. 两个睾丸左右并列 E. 卵巢与睾丸左右并列

13. 下列对日本血吸虫卵的描述正确的是 （ ）
A. 虫卵表面不光滑 B. 虫卵内有毛蚴
C. 虫卵有一不明显的卵盖 D. 虫卵的一侧卵壳有一个棘
E. 卵内毛蚴可分泌致病物质

14. 吸虫具有的系统有 （ ）
A. 消化系统 B. 神经系统 C. 生殖系统
D. 排泄系统 E. 呼吸系统

15. 布氏姜片吸虫病的预防措施有（　　）
A. 不生食水生植物
B. 加强粪便管理，粪便无害化处理
C. 灭螺
D. 治疗患者、病猪
E. 不生食猪肉
16. 引起尾蚴性皮炎的吸虫有（　　）
A. 毛毕吸虫尾蚴
B. 东毕吸虫尾蚴
C. 狸殖吸虫尾蚴
D. 支睾吸虫尾蚴
E. 钩虫丝状蚴
17. 晚期血吸虫病的主要并发症有（　　）
A. 上消化道出血
B. 结肠癌
C. 肝性脑病
D. 乙型肝炎
E. 不完全肠梗阻
18. 血吸虫的流行区包括（　　）
A. 水网型
B. 江沼型
C. 山丘型
D. 荒漠型
E. 高原型
19. 下列吸虫病诊断不用采集痰液的有（　　）
A. 日本裂体吸虫
B. 卫氏并殖吸虫
C. 华支睾吸虫
D. 布氏姜片吸虫
E. 异形吸虫
20. 下列动物与肺吸虫病流行有关的是（　　）
A. 虎、豹
B. 果子狸
C. 家兔
D. 鸡
E. 鼠

五、问答题

1. 简述吸虫生活史的基本过程。
2. 简述肝片形吸虫病的临床表现。
3. 简述华支睾吸虫病的主要临床表现及常用治疗方法。
4. 简述布氏姜片吸虫的致病机制。
5. 比较肝吸虫病与肝片形吸虫病有何异同。
6. 分别简述异形吸虫、棘口吸虫、徐氏拟裸茎吸虫感染人体的方式。
7. 简述华支睾吸虫的致病机制。
8. 日本血吸虫成虫在终宿主的门静脉-肠系膜静脉寄生，为什么粪便中可以查见虫卵？晚期血吸虫患者的粪便中为什么不易检出虫卵？
9. 简述血吸虫性肉芽肿的形成机制，及其对机体的保护作用。
10. 试比较卫氏并殖吸虫和斯氏并殖吸虫在生活史、致病和诊断方面有何不同。

六、病例分析

1. 患者男性，50岁，来自农村。自诉不明原因出现畏寒发热，咳嗽，咳白色黏液痰，左侧胸痛，食欲缺乏、消瘦。在当地医院就诊，拍胸片见左下肺片状阴影；痰培养：口咽部正常菌群。诊断为肺部感染，给予抗生素治疗1个月，体温正常，症状好转。4个月后因胸痛、咳嗽、咳痰加重，到医院就诊，拍胸片示左上肺片状模糊阴影，PPD试验(+)，怀疑为肺结核。按抗结核治疗3个月效果不佳，遂来市某医院就诊，以肺结核入院。查体：右下腹触及1个2.6 cm×4.0 cm包块，质中等硬度无压痛。血常规：嗜酸性粒细胞增高，痰抗酸杆菌(-)。胸片示左上中肺可见斑片状阴影，胸膜增厚。经抗结核治疗1个多月，复查胸片，左上中肺阴影消失，右下肺又出现片状阴影及胸膜增厚，怀疑原来的诊断。追问病史：患者于一年前曾生食小石蟹治疗关节炎。几个月后左胸部、右腰部相继出现过无痛性包块。

对比发病以来每次胸片：肺部阴影部位、形态各异。查嗜酸性粒细胞计数 2.8×10^9/L，血清并殖吸虫循环抗体 ELISA 检测阳性，痰查肺吸虫卵阳性。最后诊断为肺吸虫病。经吡喹酮治疗，患者所有症状消失，肺部阴影逐渐吸收，痊愈出院。3 个月后随访无异常。

（1）请解释本病例的症状和体征。

（2）本病曾被误诊为肺部感染和肺结核，请对误诊原因进行分析。除此之外，本病还应与哪些疾病进行鉴别诊断？

（3）本病最后确诊为肺吸虫病的依据是什么？

（4）如何防治该病？

2. 患者男性，32 岁。自诉 3 个月前曾到湖北参加抗洪抢险，当时足、手臂等处皮肤有红色小丘疹，有痒感，以为是蚊虫叮咬所致；随后出现发热、咳嗽、咳痰，口服几天感冒药而好转。1～2 个月后症状加重，发热、腹痛、脓血便、食欲缺乏、消瘦，门诊按痢疾治疗无效而入院。体检：体温 39℃，消瘦病容，腹部稍膨胀，肝剑突下 3 cm，有压痛，脾可触及。检验：血常规 WBC 19.4×10^9/L，N 46%，L 36%，EOS 18%。尿常规正常。X 线胸片正常。

（1）根据上述病史、体检及化验结果，你怀疑哪种寄生虫感染的可能性较大？请解释本病例中先后出现的症状和体征。

（2）本病确诊的依据是什么？

（3）如何预防该寄生虫病？

参考答案

一、名词解释

1. 异位血吸虫病：日本血吸虫成虫在门静脉系统以外的静脉内寄生称为异位寄生，血吸虫虫卵肉芽肿见于门静脉系统以外的器官或组织称为异位损害(ectopic lesion)，又称异位血吸虫病。

2. 环卵沉淀试验(circumoval precipitin test，COPT)：是以血吸虫整卵为抗原的特异性免疫血清学试验，卵内毛蚴或胚胎分泌排泄的抗原物质经卵壳微孔渗出，与待检血清内的特异性抗体结合，可在虫卵周围形成复合物沉淀，在光镜下判读反应强度并计数反应卵的百分率称为环沉率，典型的阳性反应为泡状、指状、片状或细长卷曲状的具有折光性沉淀物，边缘整齐，与卵壳牢固粘连。凡环沉率≥3%者有意义。

3. 尾蚴性皮炎(cercarial dermatitis)：由禽类或兽类血吸虫尾蚴钻入人体皮肤引起的超敏反应称为尾蚴性皮炎。

4. 并殖吸虫(*Paragonimus*)：是吸虫纲复殖目并殖科的一类吸虫，其特点是生殖器官并列，即子宫与卵巢并列，两个睾丸并列。

5. 何博礼现象(hoeppli phenomenon)：日本血吸虫产卵量大，在宿主组织内多成簇聚集，肉芽肿的急性期易液化而出现嗜酸性脓肿，虫卵周围出现许多浆细胞伴以抗原抗体复合物沉着，称为何博礼现象。

二、填空题

1. 扁形动物　吸虫
2. 肛门　口

3. 水 水中
4. 肝脏
5. 粪便 华支睾吸虫卵
6. 口 鱼肉
7. 人 猪
8. 扁卷螺 传播媒介
9. 牛 羊 其他哺乳动物
10. 鸟类 哺乳动物
11. 淡水螺类 鱼 蛙
12. 鸟禽类 哺乳类 爬行类
13. 肠道
14. 吡喹酮
15. 囊蚴 尾蚴
16. 脓肿期 囊肿期 纤维瘢痕期
17. 川卷螺 溪蟹 蝲蛄
18. 肠系膜下静脉和门静脉系统
19. 急性 慢性 晚期
20. 囊蚴 尾蚴

三、是非题

1. 否 2. 是 3. 否 4. 是 5. 否 6. 是 7. 是 8. 否 9. 否 10. 是 11. 是 12. 是 13. 是 14. 是 15. 否 16. 否 17. 否 18. 是 19. 是 20. 是

四、选择题

(一) A1 型题

1. A 2. D 3. B 4. D 5. A 6. A 7. A 8. B 9. B 10. B 11. C 12. D 13. D 14. E 15. C 16. A 17. A 18. D 19. E 20. A 21. D 22. A 23. C 24. D 25. D

(二) A2 型题

1. A 2. C 3. B 4. D 5. B

(三) A3 型题

1. D 2. ABCDE 3. BDE 4. B 5. C 6. ABCD

(四) B 型题

1. A 2. B 3. D 4. C 5. E 6. A

(五) C 型题

1. C 2. A 3. C 4. D 5. A 6. C

(六) X 型题

1. ABCE 2. ABC 3. ABCDE 4. ABDE 5. ABCDE 6. BCD 7. ABCDE 8. ABDE 9. ABCD 10. ABCD 11. BCD 12. AD 13. ABDE 14. ABCD 15. ABCD 16. AB 17. AC 18. ABC 19. ACDE 20. ABCDE

五、问答题

1. 复殖吸虫生活史虽然复杂，不同种类之间也有差异，但基本过程大致相同，包括卵(ovum)、毛蚴(miracidium)、胞蚴(sporocyst)、雷蚴(redia)、尾蚴(cercaria)、囊蚴(encysted metacercaria)、后尾蚴(metacercaria)与成虫(adult)。其中裂体科吸虫的生活史无雷蚴和囊蚴期,但有两代胞蚴。

2. 肝片形吸虫病可分为急性、潜隐和慢性 3 个病期。

(1) 急性期:相当于幼虫在组织中的移行过程,亦称侵袭期。发生在感染后 2~12 周,突发高热、腹痛,并常伴有胀气、呕吐、腹泻或便秘、肝大、贫血和血中嗜酸性粒细胞明显增高等表现。有些患者还可出现肺部和皮肤变态反应症状。此期表现持续 2~4 周。

(2) 潜隐期:通常在感染后 4 个月左右,相当于虫体已进入胆管,患者的急性症状减退或消失,在数月或数年内无明显不适,或稍有胃肠道不适症状,而病变在发展之中。

(3) 慢性期:为成虫在胆管内寄生引起胆管炎和胆管上皮增生阶段,亦称阻塞期。主要有乏力、右上腹疼痛或胆绞痛、恶心、厌食脂肪食物、贫血、黄疸和肝大等表现。此外,成虫所致胆管损伤可引起胆管广泛出血的并发症,这也是贫血的主要原因。

(4) 异位损害:或称肝外肝片形吸虫病。幼虫在腹腔中移行时,可穿入或随血流到达肺、胃、脑、眼眶以及皮下等处。常在手术后才能确诊。在有生食牛、羊肝脏习惯的地方,虫体可引起咽部肝片形吸虫病。

3. (1) 临床表现:华支睾吸虫的致病力不强,寄生的虫体少时,不表现症状,重度感染时才出现症状。一般以消化系统的症状为主,疲乏、上腹不适、食欲不佳、厌油腻、消化不良、腹痛、腹泻、肝区隐痛、头晕等较为常见,但许多感染者无明显症状。常见的体征有肝大,多在左叶,质软,有轻度压痛,脾大较少见。严重感染者在晚期可造成肝硬化腹水,甚至死亡。儿童和青少年感染华支睾吸虫后,临床表现往往较重,死亡率较高。除消化道症状外,常有营养不良、贫血、低蛋白血症、水肿、肝大和发育障碍,甚至肝硬化等,极少数患者可致侏儒症。

(2) 治疗方法:目前治疗药物应用最多的是吡喹酮(praziquantel)与阿苯哒唑(albendazole)。

4. 姜片虫虫体大、吸盘发达,吸附力强,造成被吸附的肠黏膜与其附近组织发生炎症反应、点状出血、水肿,甚至可形成脓肿。有时受损的黏膜发生坏死、脱落,形成溃疡。炎症部位可见细胞浸润,肠黏膜上皮细胞的黏液分泌物增加。成虫寄生于肠道可夺取宿主营养,若感染虫数较多,虫体覆盖肠黏膜,则影响宿主消化与吸收功能,导致营养不良和消化功能紊乱。此外,虫体代谢产物和分泌物还可引起变态反应和嗜酸性粒细胞增多。大量感染时虫体成团可引起肠梗阻。

5. (1)相同点:① 均有肝、胆系统的损害及相应临床症状;② 病原体寄生部位相同;③ 均可从粪便或十二指肠引流液中检查虫卵以确诊。

(2) 不同点:① 病原体不同,分别是华支睾吸虫和肝片形吸虫;② 感染来源不同,肝吸虫病是因为生吃或吃未煮熟的鱼、虾所致,而肝片形吸虫病是生吃水芹所致,还可因生吃牛、羊肝所致;③ 肝片形吸虫还可在咽喉部寄生引起咽部肝片形吸虫病;④ 肝吸虫病易形成胆道结石,且与胆管癌的发生有关。

6. (1) 人吃生的或未煮熟的鱼肉和蛙肉是感染异形吸虫病的主要方式。

(2) 人多因食入含囊蚴的鱼、蛙而感染棘口吸虫病。

(3) 人因生食牡蛎而感染徐氏拟裸茎吸虫病。

7. 华支睾吸虫病的主要危害是患者的肝受损。病变主要发生于肝脏的次级胆管。成虫破坏胆道上皮及黏膜下血管,并以血液为主要营养来源。虫体在胆道寄生时的机械刺激、分泌物、代谢产物等因素的作用,可引起胆管内膜及胆管周围的炎性反应,出现胆管局限性的扩张及胆管上皮增生、纤维化,管腔变窄,胆汁流出不畅等。由于虫体堵塞胆管,可出现胆管炎、胆囊炎或黄疸。病理研究表明:受华支睾吸虫感染的胆管呈腺瘤样病变。感染严重时在门静脉区周围可出现纤维组织增生和肝细胞的萎缩变性,甚至肝硬化。

由于胆管阻塞,瘀滞胆汁中的可溶性葡萄糖醛酸胆红素在细菌性 β-葡萄糖醛酸苷酶作用下变成难溶的胆红素钙。这些物质与死虫体碎片、虫卵、胆管上皮脱落细胞构成核心，并形成胆管结石。因此，华支睾吸虫感染并发胆道感染和胆石症的报道很多，胆石的核心往往可以找到华支睾吸虫卵。此外，华支睾吸虫感染可引起胆管癌，主要为胆管腺癌。

8. (1)成虫寄生在人或哺乳动物门静脉-肠系膜静脉系统，主要在肠系膜下静脉内。雌雄虫交配后，雌虫在肠系膜下层静脉末梢产卵。一部分虫卵随血流到肝脏、肺、脑等器官，引起相应部位的病变。一部分虫卵直接沉积在肠壁，成熟虫卵内毛蚴分泌的可溶性虫卵抗原经卵壳上的微孔渗出，导致血管壁及肠黏膜组织的局部炎症、坏死，形成脓肿；在肠蠕动、腹内压和血管内压增加的情况下，一部分虫卵连同坏死组织脱落进入肠腔，随粪便排出宿主体外。

(2) 晚期血吸虫患者的粪便中不易检出虫卵的原因：晚期血吸虫患者随着病程的发展，虫卵周围上皮样细胞、成纤维细胞增生，并产生胶原纤维，导致组织纤维化，瘢痕形成，肠壁增厚，虫卵无法排出。

9. 当虫卵内毛蚴成熟后，毛蚴分泌物从卵壳微孔缓慢释出并致敏 T 细胞。当宿主再次遇到相应抗原刺激后，致敏 T 细胞产生多种淋巴因子，如白细胞介素 2、γ 干扰素、嗜酸性粒细胞刺激素、成纤维细胞刺激因子、巨噬细胞移动抑制因子等，分别吸引嗜酸性粒细胞、巨噬细胞及成纤维细胞等汇集到虫卵周围，形成肉芽肿。

随着卵内毛蚴的死亡，出现大量成纤维细胞并产生胶原纤维，形成纤维性虫卵结节，导致组织纤维化。重复感染患者的门静脉周围出现广泛的纤维化，在肝切面上，围绕在门静脉周围的白色长纤维束从不同角度插入肝内，称为干线型纤维化，是晚期血吸虫病特征性病变。

另一方面，通过肉芽肿反应将虫卵破坏清除，并能隔离和清除虫卵释放的抗原，减少血液循环中的抗原抗体复合物的形成和对机体的损害。

10. 卫氏并殖吸虫和斯氏并殖吸虫在生活史、致病和诊断方面的不同如下表。

	卫氏并殖吸虫	斯氏并殖吸虫
生活史	人是正常终宿主，保虫宿主主要是猫、犬。第一中间宿主为川卷螺，第二中间宿主是溪蟹、蝲蛄	人是非适宜宿主，终宿主为果子狸、猫等；第一中间宿主为拟钉螺，第二中间宿主为溪蟹
致病	主要引起肺型并殖吸虫病，胸痛、咳嗽、咯血等	主要表现为游走性皮下包块或结节，引起幼虫移行症
诊断	痰或粪便中检查虫卵	皮下包块活检，免疫学诊断

六、病例分析

1. 肺吸虫病例

(1) 肺吸虫的致病作用主要是幼虫或成虫在人体组织与器官内移行、寄居造成的损伤，及其代谢产物引起的免疫病理反应。临床表现复杂多样，常累及全身多个器官。根据主要损伤部位可分：胸肺型、脑脊髓型、腹肝型、皮肤型及亚临床型等。如虫体寄生在肺部，X 线检查可见游走性病变，临床表现为咳嗽、咳铁锈色痰、胸痛等。在皮下可触及移动性包块或结节。

(2) 肺吸虫病临床表现多样，早期往往得不到明确诊断，误诊时间一般较长。常见的误诊有以下几种。① 肺部感染或肺结核：肺吸虫主要寄生在肺部，以咳嗽、胸痛，咳出果酱样或铁锈色血痰为主要症状。此症状无特异性，很易误诊为肺部感染或肺结核。本患者早期诊断为肺部感染给予抗生素治疗 1 个月，症状好转。后期因胸痛、咳嗽、咳痰加重就诊，被误诊为肺结核，先后经抗结核治疗 4 个多月无效。故怀疑原来的诊断，结合病史和实验室检查综合判断为肺吸虫病，积极治疗痊愈出院。② 结核性胸膜炎：肺吸虫在胸腔窜扰时，可侵犯胸膜，导致渗出性胸膜炎、胸腔积液、胸膜粘连等，易误诊为结核性胸膜炎。③ 病毒性肝炎：肺吸虫移行经肝，破坏肝组织而形成以肝脏损害为主要表现的肺吸虫病，患者有肝大、肝区痛及肝功能损害等临床表现，类似病毒性肝炎。

(3) 肺吸虫主要寄生在肺部，但人体几乎所有器官均可受到侵犯，有的患者还有多种类型的损害，故临床表现复杂而多变。病原学诊断是以痰或粪便中查获虫卵明确诊断，但比较困难，因该病往往是以幼虫或成虫在人体组织或器官内移行为特征的。同时并非每一个病例都可从痰液中查到虫卵，因感染肺吸虫囊蚴后约需 2 个月，大量虫体进入肺部时，才能从痰液中查到虫卵，故在临床上常采用综合判断。其依据：① 曾到过流行区或有生食石蟹、蝲蛄，饮生水的经历；② 临床症状不典型，血液检查嗜酸性粒细胞增高；③ X 线显示胸膜增厚，肺部有移动性边缘模糊的浸润阴影；④ 血清学检测特异性抗体阳性反应；⑤ 皮下常可触及游走性、无痛性包块或结节，手术摘除查找幼虫或虫卵。本例患者痰液中查见虫卵，血清学试验阳性，给予吡喹酮治疗，患者痊愈出院，提示综合判断是正确的。

(4) 预防本病最有效的方法是不生食或半生食溪蟹、蝲蛄及其制品，不生饮疫区水。注意饮食卫生，防止病从口入。宣传教育是控制本病最重要的措施。治疗要及时，首选药物吡喹酮，具有疗效高、毒性低、疗程短等优点。

2. (1)湖北省为血吸虫病流行区，患者曾参加抗洪抢险，有下水史；当时足、手臂等处皮肤有红色小丘疹，发痒，可能是尾蚴性皮炎；随后出现的发热、咳嗽、咳痰，系幼虫在体内移行过程中的机械性损伤和幼虫的代谢产物引起的超敏反应。急性血吸虫病常见于初次感染者，慢性患者再次大量感染尾蚴后亦可发生。大多数病例于感染后 5～8 周出现症状，临床上表现为畏寒、发热、多汗、淋巴结及肝大，常伴有肝区压痛、脾大、腹胀、腹泻、脓血便等。患者后期出现的发热、腹痛、脓血便、食欲缺乏、消瘦、腹部稍膨胀、肝剑突下 3 cm 有压痛、脾可触及。血常规 WBC 增高，特别是嗜酸性粒细胞增高。根据上述情况初步怀疑为血吸虫病急性期。

(2) 血吸虫病的诊断包括病原学诊断和免疫学诊断两大部分。因疑为急性期，故以病原学诊断为主，从粪便检查到虫卵或孵化出毛蚴即可确诊。

(3) 预防该寄生虫病的方法为：查治患者、病畜，查出患者、病畜要及时治疗，吡喹酮是首选药；消灭中间宿主钉螺；加强粪便管理、保护水源；做好个人防护，避免感染。

(孔保庆)

第十一章 绦虫概论

(1) 掌握绦虫成虫外部形态特征，以及圆叶目绦虫和假叶目绦虫的形态区别。

(2) 熟悉成虫体壁结构和生殖系统的组成，了解神经系统和排泄系统的组成。

(3) 掌握各种绦虫中绦期的形态特征。

(4) 掌握绦虫生活史的特点、致病特点。

(5) 熟悉绦虫的生理。

(6) 了解绦虫的分类。

第十二章 消化道绦虫

(1) 掌握链状带绦虫成虫、幼虫、虫卵的形态特征。

(2) 掌握链状带绦虫生活史过程及特点：终宿主、中间宿主、寄生部位、离体方式、感染阶段、感染方式。

(3) 掌握链状带绦虫的致病特点,尤其是幼虫的致病。

(4) 熟悉链状带绦虫的病原学检查方法及其治疗方法。

(5) 了解链状带绦虫的流行因素和防治原则。

(6) 掌握肥胖带绦虫成虫、幼虫、虫卵的形态特征,并和链状带绦虫相区别。

(7) 掌握肥胖带绦虫生活史的特点:终宿主、中间宿主、寄生部位、离体方式、感染阶段、感染方式。

(8) 熟悉肥胖带绦虫的致病特点、病原学检查方法及治疗方法。

(9) 了解肥胖带绦虫的流行因素和防治原则。

(10) 熟悉阔节裂头绦虫成虫、虫卵的形态特征。

(11) 熟悉阔节裂头绦虫生活史特点:终宿主、第一中间宿主、第二中间宿主、寄生部位、离体方式、感染阶段、感染方式。

(12) 熟悉阔节裂头绦虫的致病特点、病原学检查方法及流行与防治。

(13) 熟悉微小膜壳绦虫和缩小膜壳绦虫成虫和虫卵的形态特征。

(14) 熟悉微小膜壳绦虫和缩小膜壳绦虫的生活史特点及致病特点。

(15) 了解微小膜壳绦虫和缩小膜壳绦虫的病原学检查方法及防治原则。

(16) 了解犬复孔绦虫、西里伯瑞列绦虫、克氏假裸头绦虫、线中殖孔绦虫、司氏伯特绦虫成虫的形态特征及鉴别。

(17) 了解犬复孔绦虫、西里伯瑞列绦虫、克氏假裸头绦虫、线中殖孔绦虫、司氏伯特绦虫的生活史要点及致病特点。

(18) 了解犬复孔绦虫、西里伯瑞列绦虫、克氏假裸头绦虫、线中殖孔绦虫、司氏伯特绦虫成虫的病原学检查方法及防治原则。

第十三章 组织绦虫

(1) 掌握细粒棘球蚴的形态结构。熟悉泡球蚴的形态特征,并与细粒棘球蚴比较。

(2) 了解细粒棘球绦虫和多房棘球绦虫成虫的形态特点及鉴别要点。

(3) 掌握细粒棘球绦虫和多房棘球绦虫生活史过程及特点:终宿主、中间宿主、寄生部位、感染阶段、感染方式。

(4) 熟悉细粒棘球绦虫和多房棘球绦虫的致病与诊断。

(5) 了解细粒棘球绦虫和多房棘球绦虫的流行情况及防治原则。

(6) 熟悉曼氏迭宫绦虫裂头蚴、成虫、虫卵的形态特点。

(7) 熟悉曼氏迭宫绦虫生活史过程及特点:终宿主、第一中间宿主、第二中间宿主、转续宿主、寄生部位、感染阶段、感染方式。

(8) 熟悉曼氏迭宫绦虫的致病性(主要是裂头蚴的致病性)和病原学诊断。

(9) 了解曼氏迭宫绦虫流行因素及防治原则。

(10) 了解泡状带绦虫和巨颈带绦虫形态特点、生活史、致病性、病原学诊断及流行防治。

第十四章 消化道棘头虫

附:水蛭

了解猪巨吻棘头虫和水蛭的形态特点、生活史、致病性、病原学诊断及流行与防治措施。

测试习题

一、名词解释

1. 中绦期(metacestode)
2. 囊尾蚴(cysticercus)
3. 囊虫病(cysticercosis)
4. 包虫病(hydatidosis)
5. 囊砂(棘球蚴砂)(hydatid sand)
6. 裂头蚴病(sparganosis)

二、填空题:

1. 绦虫属于________动物门的________纲。
2. 绦虫成虫虫体由________、________和________三部分组成。
3. 猪带绦虫成虫寄生于人体________内,其幼虫寄生在________。
4. 依据寄生部位不同,人体囊尾蚴病临床常见 3 种类型,即________、________、________。
5. 猪带绦虫孕节子宫向每侧发出________侧支,而牛带绦虫发出________侧支。
6. 寄生于人体的棘球绦虫的虫种有________、________、________和________4 种,其中我国有________和________2 种。
7. 细粒棘球绦虫的终末宿主为________、________等食________犬科动物,中间宿主为________、________等食________动物,人误食细粒棘球绦虫的________而得棘球蚴病。
8. 棘球蚴在人体常见的寄生部位有________和________,而泡球蚴病几乎原发于________。
9. 根据临床表现将裂头蚴病大致可归纳为________、________、________、________和________5 型。
10. 寄生于人体的绦虫分属于多节绦虫亚纲的________目和________目。
11. 肥胖带绦虫成虫寄生于人体________。人因食入________而患牛带绦虫病。
12. 链状带绦虫头节呈________,其上有________和________。
13. 人体感染囊虫病的方式有________、________、________。
14. 牛带绦虫病的诊断因其孕节可________,故采用________法检查虫卵的检出率高。
15. 细粒棘球绦虫虫卵与带绦虫虫卵的结构________,________很薄,易破裂,________很厚,其上有放射状的条纹,________具有 6 个小钩。
16. 多房棘球绦虫的幼虫寄生于人体,可引起________。
17. 微小膜壳绦虫对人体的主要致病阶段是________。
18. 在曼氏迭宫绦虫的生活史中,猫、犬等食肉动物是________,蛇、鸟、猪等脊椎动物可作________。
19. 曼氏迭宫绦虫幼虫对人体的危害比成虫的危害________。
20. 人由于食入含有________的动物肌肉或脏器而感染线中殖孔绦虫。

三、是非题(请在认为正确的题后括号内填“是”,错误的题后括号内填“否”)

1. 绦虫成虫背腹扁平,左右对称,无消化道和体腔,多为雌雄同体。 ( )
2. 牛是牛带绦虫的保虫宿主。 ( )

3. 粪便查虫卵是确诊各种绦虫病的依据。 ( )
4. 对肠绦虫患者进行驱虫治疗前可从患者粪便查获绦虫成节，进行虫种鉴别。 ( )
5. 带绦虫虫卵内含有六钩蚴。 ( )
6. 人误食牛带绦虫卵可感染囊尾蚴病。 ( )
7. 牛带绦虫对人体的危害比猪带绦虫轻，是由于它的幼虫期不能寄生于人体。 ( )
8. 人是牛带绦虫唯一的终宿主。 ( )
9. 人是猪带绦虫的终末宿主，也可作为其中间宿主。 ( )
10. 微小膜壳绦虫链体节片均宽大于长。 ( )
11. 包虫病的感染常与受染的犬密切接触相关。 ( )
12. 泡球蚴对人体的危害性比棘球蚴大，是因为泡球蚴在人体浸润性出芽生殖。 ( )
13. 棘球蚴囊壁破裂可引起继发性棘球蚴感染和过敏性休克等严重的后果。 ( )
14. 感染包虫的羊、牛是人体包虫病的传染源，因此包虫病在牧区较常见。 ( )
15. 曼氏迭宫绦虫成虫的体积比其裂头蚴大，故致病性比裂头蚴强。 ( )

四、选择题

（一）A1 型题（从 5 个备选答案中选择 1 个最佳答案）

1. 绦虫成虫具有再生能力的是其 ( )
   A. 头节　B. 颈部　C. 幼节　D. 成节　E. 孕节
2. 圆叶目和假叶目绦虫的共同点是 ( )
   A. 虫卵均需在水中发育　B. 只需 1 个中间宿主
   C. 成节有子宫孔　D. 虫卵均有卵盖
   E. 成虫头节有吸盘或吸槽等固着器官
3. 曼氏迭宫绦虫的成虫头节上有 ( )
   A. 吸盘　B. 小钩　C. 吸槽　D. 口囊　E. 顶突
4. 局部敷贴生蛙肉可引起感染的寄生虫是 ( )
   A. 微小膜壳绦虫　B. 缩小膜壳绦虫　C. 猪囊尾蚴
   D. 裂头蚴　E. 包虫
5. 患者粪便中发现带绦虫孕节片后，为了进一步确诊可 ( )
   A. 查节片的大小　B. 查节片的形状　C. 问病史
   D. 数节片的子宫侧分支　E. 免疫学检查
6. 猪带绦虫对人危害最大的阶段是 ( )
   A. 成虫　B. 虫卵　C. 囊尾蚴
   D. 似囊尾蚴　E. 六钩蚴
7. 肠绦虫病经驱虫治疗后，确定疗效的方法是 ( )
   A. 肉眼可见粪便中有大量节片　B. 肉眼可见粪便中有链体
   C. 肛门拭子法查卵为阴性　D. 粪便淘洗找到头节
   E. 症状消失
8. 预防牛带绦虫感染的关键是 ( )
   A. 加强粪便管理　B. 加强牛的管理
   C. 不食生的或未煮熟的牛肉　D. 治疗患者
   E. 消灭保虫宿主
9. 人患囊尾蚴病的原因是误食 ( )

A. 裂头蚴　　B. 猪带绦虫虫卵
C. 猪带绦虫囊尾蚴　　D. 牛带绦虫虫卵
E. 牛带绦虫囊尾蚴

10. 人体包虫病的传染源是 （　　）
A. 牛　B. 狗　C. 羊　D. 猪　E. 骆驼

11. 棘球蚴在人体内最常见的寄生部位是 （　　）
A. 肠、胃　B. 肝、肾　C. 脑、肺　D. 肝、肺　E. 心、肺

12. 细粒棘球绦虫对人的感染阶段是 （　　）
A. 囊尾蚴　B. 六钩蚴　C. 虫卵　D. 原头蚴　E. 成虫

13. 泡球蚴对人体危害性比棘球蚴严重，其主要原因是 （　　）
A. 直接侵蚀作用　B. 机械性压迫　C. 引起贫血
D. 毒性损害作用　E. 引起人体免疫抑制

14. 多房棘球绦虫的感染途径是 （　　）
A. 经接触　B. 经媒介昆虫　C. 经皮肤
D. 经口　E. 经输血

15. 犬复孔绦虫的成虫寄生于人、犬和猫的 （　　）
A. 胆道　B. 肝脏　C. 小肠　D. 脑　E. 皮下

16. 链状带绦虫的感染阶段为 （　　）
A. 虫卵　B. 囊尾蚴　C. 似囊尾蚴
D. 虫卵与囊尾蚴　E. 虫卵与似囊尾蚴

17. 除下列哪种绦虫外，下列所有绦虫的虫卵均相似 （　　）
A. 细粒棘球绦虫　B. 猪带绦虫
C. 多房棘球绦虫　D. 牛带绦虫
E. 微小膜壳绦虫

18. 下列绦虫不能通过孕节或虫卵检查诊断的是 （　　）
A. 细粒棘球绦虫　B. 曼氏迭宫绦虫　C. 牛带绦虫
D. 猪带绦虫　E. 微小膜壳绦虫

19. 完成生活史需要两个中间宿主的绦虫是 （　　）
A. 牛带绦虫　B. 多房棘球绦虫　C. 微小膜壳绦虫
D. 猪带绦虫　E. 曼氏迭宫绦虫

20. 虫卵不是感染阶段的绦虫是 （　　）
A. 细粒棘球绦虫　B. 曼氏迭宫绦虫　C. 猪带绦虫
D. 微小膜壳绦虫　E. 多房棘球绦虫

（二）A2 型题（病例摘要型最佳选择题，从 5 个备选答案中选择 1 个最佳答案）

1. 患者，女，59 岁。间断头晕 2 个月，伴恶心、呕吐、乏力。腹部 B 超示右肾上腺占位性病变，边界清，包膜光滑。CT 示右肾上腺肿大，密度不均，有钙化。行右肾上腺肿瘤切除术。术后解剖见囊内有混浊胶冻样物，囊壁为纤维组织，部分纤维组织内见泡沫样组织。有包虫病疫区居住史。包虫酶联免疫吸附试验阳性。诊断为肾上腺包虫病。该患者可能的感染方式是 （　　）
A. 误食含细粒棘球绦虫孕节或虫卵的水或食物
B. 误食含多房棘球绦虫虫卵的食物　C. 误食含裂头蚴的剑水蚤
D. 误食半生不熟的米猪肉　E. 误食半生不熟的牛肉

2. 患者，男，27 岁。因“头胀痛，颈强直 2 周，加重 7 天”入当地医院，经对症处理症状减轻后主动出院。10 天后突然“癫痫大发作”再次入院。颅脑 MRI 见大小不等(多为 1cm 以内)的囊性结节病灶，分布于灰白质、底丘脑、脑干和小脑等处。患者病前 6 个月左右曾有排节片史。经丙硫咪唑、地塞米松、苯妥英钠等抗虫、抗癫痫及对症处理后，病情显著好转。若考虑寄生虫感染，则该病最可能是由于感染了 ( )

A. 牛带绦虫　B. 猪带绦虫囊尾蚴　C. 细粒棘球绦虫
D. 缩小膜壳绦虫　E. 旋毛虫

3. 患者，男，35 岁。1 周前发现粪便有白色带状节片，来院检查。该节片肥厚不透明，每侧分支数 25～30 支，分支较整齐。腹部 B 超见肝脏略大，考虑脂肪肝，颅脑、腹部 CT 扫描未见明显异常。考虑该患者患有 ( )

A. 猪带绦虫病　B. 猪囊尾蚴病　C. 牛带绦虫病
D. 牛囊尾蚴病　E. 棘球蚴病

4. 患者，女，36 岁。主诉“间断大便中排虫体 4 年”。患者 4 年前粪便中有带绦虫节片排出，未进行治疗；1 年前在排便时，再次发现有数个白色节片，长 2～3 cm，曾服“安乐士”驱虫。患者喜食生猪肝。该患者所患疾病可能是 ( )

A. 猪带绦虫病　B. 牛带绦虫病　C. 棘球蚴病
D. 亚洲带绦虫病　E. 裂头蚴病

5. 患者，女，65 岁，右乳房包块 3 个月，无红肿热痛，界限不清，无淋巴结肿大，疑为乳腺癌。乳腺癌根治术时发现一条白色虫体长 10 cm，宽处约 0.4 cm，蜿蜒而出，鉴定为裂头蚴。该患者可能的感染方式是 ( )

A. 误食米猪肉　B. 误食被肥胖带绦虫虫卵或孕节感染的食物
C. 误食含原头蚴的剑水蚤　D. 误食被链状带绦虫虫卵或孕节污染的食物
E. 误食含似囊尾蚴的昆虫

(三) A3 型题(病例组型选择题，每个病例下设若干道试题，从每一道试题下面的 5 个备选答案中选择 1 个或多个答案)

(1—3 题共用题干)患者，男，76 岁，因“癫痫急性发作”就诊。查体：颈部、四肢、两大腿内外侧可触及多个隆起小结节，直径约 1 cm，质地较硬，移动度差，无压痛。头颅 CT 平扫：脑实质内弥漫分布小结节样高密度影，边界清晰，无灶周水肿及占位表现。CT 诊断：脑某寄生虫钙化可能性大。颈部、四肢、胸、腹及骨盆 X 线平片：软组织中见多发椭圆、短条形钙化影，直径约 0.5 cm×1.0 cm，长轴与肌纤维走行方向一致。诊断：全身多发囊虫钙化。

1. 该寄生虫病的感染方式有(多选题) ( )

A. 自体内重复感染　B. 经皮肤感染　C. 自体外重复感染
D. 接触性感染　E. 异体感染

2. 该寄生虫病的临床类型分(多选题) ( )

A. 皮下、肌肉囊虫病　B. 骨囊虫病　C. 脑囊虫病
D. 眼囊虫病　E. 混合型囊虫病

3. 该寄生虫病的预防包括(多选题) ( )

A. 不生食、半生食猪肉　B. 不生食、半生食羊肉　C. 不生食、半生食鱼肉
D. 生熟砧板分开　E. 科普宣传

(4—6 题共用题干)患者，女，27 岁，因“发作性神志不清、四肢抽搐 3 年”于 2021 年 10 月 18 日就诊于浙江省杭州市中医院神经内科门诊。患者 3 年前(2018 年 9 月)在 1 周内突发两次发作性神志不

清、四肢抽搐，口吐白沫伴双眼上翻、尿失禁而就诊，头颅 CT 和 MRI 显示右侧大脑额叶、颞叶、基底节、左侧颞叶共 4 处占位性病变，病变四周有明显的炎性水肿，颞叶病灶呈“绳结状”；血常规检测各项指标均正常；血清寄生虫抗体检测结果：某寄生虫抗体阳性(＋＋)，囊虫、肺吸虫、血吸虫、广州管圆线虫、颚口线虫等其他蠕虫抗体均为阴性。询问病史，患者常吃炒青蛙、炒蛇肉。综合患者的临床表现、影像学和血清免疫学检查结果以及流行病学史，诊断为某寄生虫病，症状性癫痫。

4. 该寄生虫病的感染方式有(多选题)　(　　)

A. 喝生水　B. 食入生、半生蛙肉　C. 吃生蛇胆
D. 吃生鱼、虾肉　E. 皮肤疮疖贴敷蛙肉

5. 人可作为该寄生虫的(多选题)　(　　)

A. 终宿主　B. 保虫宿主　C. 第一中间宿主
D. 第二中间宿主　E. 转续宿主

6. 该寄生虫可寄生于人体的部位(多选题)　(　　)

A. 大脑　B. 皮下、肌肉　C. 口腔　D. 眼　E. 肠腔

(四) B 型题(每组试题有 5 个备选答案，每题只有 1 个正确答案，每个答案可选择一次或多次，或一次也不选)

(1—5 题共用备选答案)

A. 终宿主　B. 第一中间宿主　C. 转续宿主
D. 储存宿主　E. 第二中间宿主

1. 蛙是曼氏迭宫绦虫的　(　　)
2. 蛇和猪是曼氏迭宫绦虫的　(　　)
3. 犬是曼氏迭宫绦虫的　(　　)
4. 剑水蚤是曼氏迭宫绦虫的　(　　)
5. 猫是曼氏迭宫绦虫的　(　　)

(6—8 题共用备选答案)

A. 虫卵　B. 成虫　C. 棘球蚴　D. 泡球蚴　E. 囊尾蚴

6. 微小膜壳绦虫的致病阶段是　(　　)
7. 多房棘球绦虫的致病阶段是　(　　)
8. 链状带绦虫的主要致病阶段是　(　　)

(9—10 题共用备选答案)

A. 似囊尾蚴　B. 囊尾蚴　C. 棘球蚴　D. 虫卵　E. 原尾蚴

9. 引起裂头蚴病的感染阶段是　(　　)
10. 引起犬复孔绦虫病的感染阶段是　(　　)

(五) C 型题(每组试题共用 4 个备选答案，备选答案可重复被选，但每题只有 1 个正确答案)

(1—3 题共用备选答案)

A. 虫卵　B. 幼虫
C. 两者均可以　D. 两者均不可以

1. 猪带绦虫对人的感染阶段　(　　)
2. 牛带绦虫对人的感染阶段　(　　)
3. 细粒棘球绦虫对人的感染阶段　(　　)

(4—6 题共用备选答案)

A. 终末宿主　B. 中间宿主　C. 两者均是　D. 两者均非

4. 人是牛带绦虫的　(　　)

5. 人是细粒棘球绦虫的 （ ）
6. 人是曼氏迭宫绦虫的 （ ）

（7—10题共用备选答案）

A. 癫痫 B. 超敏反应 C. 两者均可 D. 两者均无

7. 囊尾蚴可致 （ ）
8. 裂头蚴可致 （ ）
9. 棘球蚴可致 （ ）
10. 泡球蚴可致 （ ）

（六）X型题（在5个备选答案中，至少有2个正确答案，多选或少选均不得分）

1. 关于假叶目绦虫和圆叶目绦虫的生活史，下列叙述正确的有 （ ）
   A. 所有绦虫都不需要中间宿主 B. 假叶目绦虫虫卵须入水才能继续发育
   C. 假叶目绦虫需要2个中间宿主 D. 假叶目绦虫的幼虫有钩球蚴、原尾蚴和裂头蚴
   E. 圆叶目绦虫卵随链体排出
2. 曼氏迭宫绦虫的感染阶段为 （ ）
   A. 钩球蚴 B. 原尾蚴 C. 裂头蚴 D. 囊尾蚴 E. 成虫
3. 吃半生不熟的肉可能会被感染上 （ ）
   A. 牛囊尾蚴病 B. 包虫病 C. 微小膜壳绦虫病
   D. 猪带绦虫病 E. 曼氏迭宫绦虫病
4. 曼氏裂头蚴可寄生于人体的部位有 （ ）
   A. 皮下 B. 眼 C. 脑 D. 内脏 E. 口腔颌面部
5. 猪带绦虫头节的形态特点有 （ ）
   A. 具有4个吸盘和顶突 B. 头节近似圆形 C. 顶突上具有两圈小钩
   D. 仅有吸盘无小钩 E. 仅有小钩无吸盘
6. 猪囊尾蚴寄生于人体的部位有 （ ）
   A. 皮下 B. 眼 C. 脑 D. 肌肉 E. 毛发
7. 牛带绦虫头节的形态特点有 （ ）
   A. 具4个吸盘 B. 具两圈顶突小钩
   C. 略呈方形，无顶突和顶突小钩 D. 具2个吸盘及两圈顶突小钩
   E. 具2个吸槽
8. 下列属于牛带绦虫和猪带绦虫生活史共同特点的是 （ ）
   A. 感染阶段只有囊尾蚴 B. 人是唯一的终末宿主 C. 经口感染
   D. 感染阶段均为虫卵 E. 成虫寄生在小肠
9. 微小膜壳绦虫的感染阶段是 （ ）
   A. 虫卵 B. 囊尾蚴 C. 成虫
   D. 六钩蚴 E. 似囊尾蚴
10. 中医学中记载的寸白虫是指 （ ）
    A. 蛲虫 B. 吸虫 C. 猪带绦虫
    D. 牛带绦虫 E. 微小膜壳绦虫
11. 可引起自体感染的绦虫有 （ ）
    A. 微小膜壳绦虫 B. 曼氏迭宫绦虫 C. 猪带绦虫
    D. 细粒棘球绦虫 E. 多房棘球绦虫
12. 关于细粒棘球绦虫成虫的形态，下列叙述正确的有 （ ）

A. 链体节片常由幼节、成节、孕节各一个节片组成
B. 缺乏顶突和顶突小钩　　C. 成节生殖孔的位置在中线偏后
D. 雌雄同体　　E. 身体呈圆柱形

13. 预防包虫感染的正确做法是　　（　）
A. 避免饮用河水　　B. 与动物皮毛接触后必须洗手
C. 避免与牧犬亲密接触　　D. 不吃未煮熟的动物肉类
E. 避免被狗咬伤

14. 泡球蚴对人体危害比棘球蚴严重，其主要致病机制有　　（　）
A. 直接侵蚀作用　　B. 机械性压迫作用
C. 贫血　　D. 毒性损害作用
E. 引起人体免疫功能紊乱

15. 人体感染裂头蚴的途径有　　（　）
A. 局部敷贴生蛙肉　　B. 吞食生的或未煮熟的蛙、蛇肉等
C. 误食感染的剑水蚤或饮用生水　　D. 误食虫卵
E. 被蛇咬伤

五、问答题

1. 猪带绦虫和牛带绦虫对人体的危害有何不同？
2. 猪带绦虫驱出后，为什么要检查有无头节？如无头节怎样办？
3. 如何诊断囊虫病？
4. 微小膜壳绦虫的感染方式有哪几种？人体感染微小膜壳绦虫时能否用免疫抑制剂治疗，为什么？
5. 包虫病对人体的危害有哪些？
6. 包虫对人体的感染阶段是什么？为什么会在牧区容易流行？如何预防？
7. 试述棘球蚴的形态结构。
8. 哪几种绦虫的虫卵相似？如患者粪便中发现了此绦虫卵，应考虑患有何种寄生虫病？如何进行鉴别诊断？
9. 治疗猪带绦虫病为什么要“先驱绦，后灭囊”？
10. 人是如何感染猪带绦虫病的？怎么样预防？

六、病例分析

1. 患者，男，38 岁，维吾尔族，牧民。因上腹部饱胀，肝区有轻微疼痛，食欲减退等就诊。查体：消瘦，腹部膨隆，无腹水，无移动性浊音。肝大，肝右肋下缘 4～5 cm，肝区有轻度压痛。CT 示：肝右叶有 1 个 8 cm×10 cm 低密度液性区。实验室检查：Dot－ELISA 检测棘球蚴特异性 IgG 呈阳性。

(1) 本病最可能是何寄生虫病？

(2) 如何防治该病？

2. 患者，男性，25 岁，农民，云南人，因反复头痛、颈项强直一年入院。病史：一年前患者突然出现头痛、发热、体温 39℃左右，精神状况尚好，睡眠可，无抽搐，有喝生水、食凉拌菜及未熟猪肉史。查体：血压、脉搏、心率均无异常。正常貌，营养状况好，神志清晰，全身皮肤未见皮疹和出血点，无浅表淋巴结肿大。腹部及脊柱四肢正常，心肺无异常，胸廓对称无畸形，颈项强直，布鲁斯基征(＋)。

实验检查：血常规无异常，结核杆菌培养(－)，单克隆抗体检测血清囊虫循环抗原(＋)，脑部 MRI 见大脑、丘脑、脑干和小脑等处有大小不等，多为 1 cm 结节性病灶。追问病史，半年前曾排出过

白色的节片，经中药治疗，排出一条 2 m 左右大小的虫体。

(1) 本病最可能是何寄生虫病？

(2) 患者是如何感染的？首选的治疗措施是什么？

参考答案

一、名词解释

1. 中绦期(metacestode)：绦虫在中间宿主体内发育的阶段称为中绦期。各种绦虫中绦期的形态结构各不相同，常有以下几种类型：囊尾蚴、似囊尾蚴、棘球蚴、泡球蚴、原尾蚴和裂头蚴等。

2. 囊尾蚴(cysticercus)：俗称囊虫，是链状带绦虫或肥胖带绦虫的幼虫，为半透明的泡状囊，囊中充满囊液，囊壁上有一个向内翻转卷曲的头节。

3. 囊虫病(cysticercosis)：是猪肉绦虫的幼虫囊尾蚴寄生于人体组织中的疾病。症状与寄生的部位有关。常寄生于人体的皮下肌肉、脑、眼等。

4. 包虫病(hydatidosis)：是由棘球绦虫的幼虫(中绦期)寄生于人体组织中而引起的疾病。细粒棘球绦虫的中绦期(棘球蚴)寄生所致包虫病称为单房包虫病或棘球蚴病，而多房棘球绦虫的中绦期(泡球蚴)寄生所致包虫病称为多房包虫病或泡球蚴病。

5. 囊砂(棘球蚴砂)(hydatid sand)：棘球蚴的原头蚴、生发囊和子囊可从胚层上脱落，悬浮在囊液中，称为囊砂或棘球蚴砂。

6. 裂头蚴病(sparganosis)：是曼氏迭宫绦虫续绦期裂头蚴寄生在人体引起的疾病，其危害远大于成虫，严重程度因裂头蚴移行和寄居部位不同而异。常见寄生于人体的部位依次是：眼部、四肢躯体皮下、口腔颌面部和内脏。在这些部位可形成嗜酸性肉芽肿囊包，使局部肿胀，甚至发生脓肿。囊包直径 1～6 cm，具囊腔，腔内盘曲的裂头蚴可有 1 条至 10 余条不等。

二、填空题

1. 扁形　绦虫
2. 头节　颈部　链体
3. 小肠　肠外组织
4. 皮下及肌囊尾蚴病　脑囊尾蚴病　眼囊尾蚴病
5. 7～13 支　15～30 支
6. 细粒棘球绦虫　多房棘球绦虫　少节棘球绦虫　福氏棘球绦虫　细粒棘球绦虫　多房棘球绦虫
7. 犬　狼　肉　羊　牛　草　虫卵
8. 肝　肺　肝
9. 眼裂头蚴病　皮下裂头蚴病　口腔颌面部裂头蚴病　脑裂头蚴病　内脏裂头蚴病
10. 圆叶目　假叶目
11. 小肠　牛囊尾蚴
12. 圆球形　吸盘　小钩
13. 自体内重复感染　自体外重复感染　异体感染
14. 蠕动逸出肛门　棉签拭子法或透明胶纸法

15. 相似 卵壳 胚膜 六钩蚴
16. 多房棘球蚴病
17. 成虫
18. 终宿主 转续宿主
19. 大
20. 四盘蚴

三、是非题

1. 是 2. 否 3. 否 4. 否 5. 是 6. 否 7. 是 8. 是 9. 是 10. 是 11. 是 12. 是 13. 是 14. 否 15. 否

四、选择题

(一) A1 型题

1. B 2. E 3. C 4. D 5. D 6. C 7. D 8. C 9. B 10. B 11. D 12. C 13. A 14. D 15. C 16. D 17. E 18. A 19. E 20. B

(二) A2 型题

1. A 2. B 3. C 4. D 5. C

(三) A3 型题

1. ACE 2. ACD 3. ADE 4. ABCE 5. AD 6. ABCD

(四) B 型题

1. E 2. C 3. A 4. B 5. A 6. B 7. D 8. E 9. E 10. A

(五) C 型题

1. C 2. B 3. A 4. A 5. B 6. C 7. C 8. C 9. C 10. A

(六) X 型题

1. BCD 2. BC 3. DE 4. ABCDE 5. ABC 6. ABCD 7. AC 8. BCE 9. AE 10. CD 11. AC 12. ACD 13. ABC 14. ABD 15. ABC

五、问答

1. 猪带绦虫和牛带绦虫对人体均可造成危害,但危害程度有所不同。猪带绦虫的危害性比牛带绦虫严重,主要是猪带绦虫的成虫和幼虫均可寄生于人体,并存在着自身感染囊虫病的可能性。人体自体感染囊虫病的方式有自体内和自体外感染两种。猪囊虫可寄生在皮下、脑、眼等部位引起严重的病变。

2. 能否查到头节是临床治愈的重要标准,所以要检查头节是否排出。因为颈部有生发功能,若无头节排出,可造成复发,故应加强随访,若 3～4 个月未再发现节片或虫卵,才可视为治愈。

3. 囊虫病的诊断一般比较困难,询问病史具有一定的意义。但主要根据发现患者皮下结节,手术摘除结节后检查。脑囊虫病采取 X 线、CT 或 MRI 等影像学检查,并结合免疫学检查进行诊断。眼囊虫病主要采用眼底镜检查。

4. (1)异体感染:① 误食虫卵造成感染;② 误食感染似囊尾蚴的中间宿主造成感染。

(2) 自体感染:① 自体内重复感染(若患者为肠道功能紊乱时肠道逆蠕动,则将虫卵或孕节推至小肠上段造成自体内重复感染)。② 自体外重复感染(患者卫生习惯不良时虫卵经肛门至手,手至口造成自体外重复感染)。

不能用免疫抑制剂治疗,是因为宿主免疫被抑制可引起似囊尾蚴在感染者体内大量增殖和播散导致严重后果。

5.（1）机械性损害：棘球蚴不断地增大，压迫周围组织、器官，使得组织细胞萎缩、坏死，引起脏器的机械性压迫症状。

（2）变态反应：棘球蚴囊液渗出可使患者产生变态反应。

（3）并发症：棘球蚴囊壁破裂，囊砂溢出造成继发性棘球蚴感染，囊液溢出可引起过敏性休克。

6.（1）包虫对人体的感染阶段为虫卵。

（2）在牧区容易流行是由于牧区有终末宿主犬和中间宿主羊、牛等。牧区动物屠宰不集中，常有病畜脏器乱抛的现象，有利于棘球绦虫完成生活史。在牧区，人与犬和动物皮毛接触较频繁，虫卵抵抗力强并且可污染水源，增加了人受感染的机会。

（3）本病的预防可从其流行的3个基本环节入手，如控制传染源、加强屠宰管理、注意饮食卫生和个人卫生。

7. 棘球蚴为圆形或近似圆形的囊状体，其形状和大小随寄生时间的长短、寄生部位和宿主不同而异，直径可由不足1cm至数十厘米。基本结构由囊壁和内含物组成。囊壁可分为两层：外层为角皮层，内层为具有生发功能的生发层，囊内含物有囊液和囊砂（囊砂包括原头蚴、生发囊、子囊和孙囊）。

8.（1）猪肉绦虫、牛肉绦虫和包生绦虫的虫卵相似。

（2）如患者粪便发现此绦虫卵，应考虑猪肉绦虫感染或牛肉绦虫感染。

（3）鉴别诊断

1）询问病史，是否食用病猪或病牛肉。

2）淘洗患者排出的粪便，寻找孕节或询问患者是否排出过孕节，然后根据孕节内子宫分支数量和排列整齐情况，鉴定是猪肉绦虫感染或牛肉绦虫感染。猪肉绦虫孕节子宫分支每侧为7～13支，子宫分支排列不整齐，而牛肉绦虫孕节子宫分支每侧为15～30支，子宫分支排列较整齐。

3）进行驱虫，观察排出虫体头节，有无顶突、小钩，若有，则为猪带绦虫；若无，则为牛带绦虫感染。

9. 因为患者体内有绦虫时，可自体感染，如：① 患者体内有链状带绦虫成虫寄生，当患者消化功能紊乱时，出现胃肠逆蠕动，将脱落的孕节或虫卵反入胃内，在消化液作用下六钩蚴孵出，随血流可至全身各组织，引起自体内感染囊虫；② 猪带绦虫患者排出的虫卵可经肛—手—口途径，或经污染的食物或水而自身感染。所以患者体内有囊虫时，首先要查清是否患有绦虫病，如有猪带绦虫成虫寄生，应先驱绦、后灭囊，以免发生自体感染。

10.（1）人体是由于误食生的或半生的含有囊尾蚴的猪肉（米猪肉）而导致猪带绦虫感染的。

（2）预防措施：① 改掉吃生的或半生猪肉的饮食习惯；② 治疗患者可控制传染源，减少或杜绝虫卵的排出，可减少猪的感染；③ 加强肉类检疫；④ 管理好厕所、猪圈。

六、病例分析

1.（1）棘球蚴病。

（2）预防本病应加强卫生宣传教育，普及包虫病知识，养成良好的卫生和饮食习惯。定期为家犬、牧犬驱虫，消除传染源，加强卫生法规建设和卫生检疫。药物预防用吡喹酮。本病首选的治疗措施是以手术为主，术中注意避免囊液外溢，防止发生过敏性休克和继发感染。

2.（1）脑囊虫病。

（2）本病的感染方式为自体感染，治疗方法可采用手术摘除囊尾蚴，但由于脑部的特殊结构，或较深处的囊尾蚴往往不易施行手术，故可选择药物治疗，如阿苯达唑药物治疗，具有疗效高，剂量小，不良反应少等优点，与吡喹酮联合用药，可收到较好的疗效。必须注意药物治疗前需排除眼囊尾蚴病，若有眼囊尾蚴病需先手术摘除眼囊尾蚴后，再药物治疗。

（孔保庆）

第三篇
医 学 原 虫 学

第十五章　原 虫 概 论

（1）掌握原虫的基本结构、运动细胞器的类型、运动方式、生殖方式、生活史类型和致病特点。
（2）了解医学原虫的分类。

第十六章　消化道叶足虫

（1）掌握溶组织内阿米巴滋养体和包囊的形态结构。
（2）掌握溶组织内阿米巴生活史过程及特点：感染阶段、感染途径、寄生部位、离体方式等。
（3）掌握溶组织内阿米巴的病原学诊断及与结肠内阿米巴的鉴别。
（4）熟悉溶组织内阿米巴的致病机制、肠病变的病理特点及致病类型。
（5）熟悉溶组织内阿米巴的分布特点、流行和防治原则。
（6）了解迪斯帕内阿米巴、结肠内阿米巴、哈门内阿米巴、布氏嗜碘阿米巴、微小内蜒阿米巴、齿龈内阿米巴的形态特征和寄生部位。

第十七章　组 织 叶 足 虫

熟悉致病性自生生活阿米巴种类、形态、致病、诊断及流行特点。

测 试 习 题

一、名词解释

1. 包囊(cyst)
2. 滋养体(trophozoite)
3. 机会性致病原虫(opportunistic protozoa)
4. 虫媒传播型原虫
5. 烧瓶样溃疡

二、填空题

1. 原虫的基本结构由________、________和________三部分组成。

2. 原虫的运动细胞器有________、________和________。
3. 机会性致病原虫主要有________、________和________。
4. 溶组织内阿米巴滋养体的细胞质分为________和________。
5. 碘液染色溶组织内阿米巴的未成熟包囊，可观察到1～2个________、呈棒状的________和棕红色的________。
6. 溶组织内阿米巴的传染源是从粪便排出________的感染者，包括________和________。
7. 溶组织内阿米巴病原学诊断包括粪便检查和病灶检查，后者只能查到________阶段。
8. 铁苏木素染色溶组织内阿米巴滋养体可观察到________位于核中央，核膜内缘有大小均匀、排列整齐的________。
9. 溶组织内阿米巴的________侵入肠壁静脉，可随血流至肝、肺、脑等组织引起炎症，形成脓肿。
10. 溶组织内阿米巴的感染阶段为________，致病阶段为________。
11. 医学原虫的致病特点主要有________、________、________和________。
12. 治疗肠道内、外阿米巴病首选药物为________。
13. 溶组织内阿米巴入侵肠壁组织的相关因子主要为________、________和________。
14. 原虫的摄食细胞器主要是________和________。
15. 原虫的生殖方式有________和________。

三、是非题（请在认为正确的题后括号内填“是”，错误的题后括号内填“否”）

1. 急性阿米巴痢疾患者排出的粪便中既有滋养体，也有包囊。（ ）
2. 溶组织内阿米巴生活史为人际传播型，生活史过程只有滋养体阶段。（ ）
3. 结肠内阿米巴为不致病虫种。（ ）
4. 自生生活的耐格里属阿米巴不引起人类疾病。（ ）
5. 溶组织内阿米巴的生理功能有运动、摄食、增殖。（ ）
6. 原虫的致病特点包括机械损伤、增殖作用、毒性作用。（ ）
7. 溶组织内阿米巴引起的痢疾同菌痢具有相似的症状。（ ）
8. 收集阿米巴痢疾患者的粪便时要注意保温，最好放在保温杯中。（ ）
9. 最常见的肠外阿米巴病为阿米巴肺脓肿。（ ）
10. 溶组织内阿米巴包囊检查适合慢性患者和带囊者的成形粪便检查。（ ）

四、选择题

（一）A1型题（从5个备选答案中选择1个最佳答案）

1. 对人致病力较强的两种阿米巴原虫是（ ）
   A. 齿龈内阿米巴和溶组织内阿米巴　B. 微小内蜒阿米巴和溶组织内阿米巴
   C. 布氏嗜碘阿米巴和溶组织内阿米巴　D. 溶组织内阿米巴和福氏耐格里阿米巴
   E. 结肠内阿米巴和福氏耐格里阿米巴
2. 检查溶组织内阿米巴包囊用的方法是（ ）
   A. 碘液涂片法　B. 饱和盐水浮聚法　C. 离心沉淀法
   D. 生理盐水涂片法　E. 厚薄血膜涂片法
3. 溶组织内阿米巴的主要感染方式为（ ）
   A. 经皮肤　B. 经口　C. 经媒介昆虫
   D. 接触　E. 经胎盘
4. 溶组织内阿米巴生活史的基本过程是（ ）

A. 肠腔内滋养体→组织内滋养体→肠腔内滋养体
B. 包囊→肠腔内滋养体→包囊
C. 肠腔内滋养体→包囊→肠腔内滋养体
D. 肠腔内滋养体→组织内滋养体→肠腔内滋养体→包囊
E. 包囊→肠腔内滋养体→组织内滋养体

5. 常见的肠外阿米巴病为阿米巴肝脓肿，其次为 ( )
A. 阿米巴肿 B. 阿米巴肺脓肿 C. 阿米巴脑脓肿
D. 皮肤型阿米巴病 E. 原发性阿米巴脑膜脑炎

6. 下列因素与溶组织内阿米巴的致病作用有关的是 ( )
A. 宿主的免疫机能状态 B. 虫株的毒力 C. 细菌的协同作用
D. 宿主的肠道内环境 E. 与上述因素都有关

7. 人体感染溶组织内阿米巴后，大多数表现为 ( )
A. 带囊状态 B. 阿米巴痢疾 C. 阿米巴肝脓肿
D. 阿米巴肺脓肿 E. 阿米巴脑脓肿

8. 引起肠道损伤的原虫有 ( )
A. 齿龈内阿米巴 B. 卡氏棘阿米巴 C. 福氏耐格里阿米巴
D. 溶组织内阿米巴 E. 结肠内阿米巴

9. 可能检出溶组织内阿米巴包囊的标本是 ( )
A. 成形粪便 B. 脓血黏液便 C. 肝脓肿穿刺液
D. 脓血痰液 E. 肺脓肿穿刺液

10. 下列因素与阿米巴病的防治有关的是 ( )
A. 治疗患者和带囊者 B. 加强粪便管理 C. 保护水源
D. 消灭苍蝇、蟑螂等传播媒介 E. 与上述因素都有关

11. 确诊阿米巴痢疾患者的主要依据是 ( )
A. 腹痛、腹泻 B. 粪便中查到红细胞
C. 黏液血便中查到白细胞 D. 粪便中查到有吞噬红细胞的滋养体
E. 粪便中查到包囊

12. 关于溶组织内阿米巴流行与防治，下列叙述错误的为 ( )
A. 农村的感染率高于城市 B. 带囊者为该病的传染源
C. 只有儿童、孕妇可受到感染 D. 苍蝇可造成该病的传播
E. 预防该病要注意个人卫生和饮食卫生

13. 在溶组织内阿米巴感染者的诊断方法中，下列方法中只能用于辅助诊断，而不能确诊的方法是 ( )
A. 生理盐水涂片法查滋养体
B. 碘液涂片法查包囊
C. 乙状结肠镜检查肠黏膜溃疡，并取材镜检滋养体
D. 肝脓肿穿刺液检查滋养体
E. 酶联免疫吸附试验检查抗阿米巴抗体

14. 下列疾病不是由溶组织内阿米巴引起的是 ( )
A. 阿米巴痢疾 B. 阿米巴肝脓肿
C. 原发性阿米巴脑膜脑炎 D. 阿米巴脑脓肿
E. 阿米巴肺脓肿

15. 急性阿米巴病最常见的病原诊断方法是 ( )
A. 生理盐水涂片找粪便内活动的滋养体
B. 生理盐水涂片找粪便内的包囊
C. 血清学检查
D. 组织切片检查
E. 乙状结肠镜检查

(二) A2 型题(病例摘要型最佳选择题,从 5 个备选答案中选择 1 个最佳答案)

1. 患者,男,32 岁。因发热、右上腹疼痛 1 周来诊。体格检查:T 38.5℃,P 110 次/分,心肺无异常,右上腹压痛(+)。实验室检查:WBC 12.3×10^9/L,Hb 100 g/L,ALT 260 U/L。CT 检查见肝右叶一低密度区,大小为 6 cm×5.5 cm×4 cm。肝穿刺抽出巧克力酱样脓液。根据上述资料,该患者可能感染 ( )
A. 钩虫 B. 溶组织内阿米巴 C. 华支睾吸虫
D. 疟原虫 E. 鞭虫

2. 患者,女,28 岁。以右眼疼痛、视力下降伴畏光、流泪 2 周为主诉来诊。体格检查:视力,L 1.0,R 0.4。裂隙灯检查:右眼结膜充血(++),角膜中央基质浸润。眼压:L 15 mmHg,R 25 mmHg。角膜刮片组织 10%氢氧化钾湿封片检查见双层囊壁的六角形包囊。根据上述信息,该患者可能感染 ( )
A. 沙眼衣原体 B. 溶组织内阿米巴 C. 福氏耐格里阿米巴
D. 卡氏棘阿米巴 E. 蓝氏贾第鞭毛虫

(三) A3 型题(病例组型选择题,每个病例下设若干道试题,从每一道试题下面的 5 个备选答案中选择 1 个或多个答案)

(1—3 题共用题干)患者,男,30 岁,导游。因间歇性腹痛、腹泻伴脓血便 1 个月来诊。体格检查:T 37.5℃,P 95 次/分,肝脾未触及,右下腹压痛(+)。粪便常规检查见做伪足运动的虫体和黏集成团的红细胞及少量白细胞。

1. 该患者患(单选题) ( )
A. 阿米巴肠炎 B. 蓝氏贾第鞭毛虫病 C. 细菌性痢疾
D. 溃疡性结肠炎 E. 肠结核

2. 该病的传播途径有(多选题) ( )
A. 经食物传播 B. 经水传播 C. 经蝇和蟑螂传播
D. 经口-肛性行为传播 E. 经输血传播

3. 针对此患者首选的治疗药物是(单选题) ( )
A. 吡喹酮 B. 巴龙霉素 C. 喹碘方
D. 氯喹 E. 甲硝唑

(四) B 型题(每组试题有 5 个备选答案,每题只有 1 个正确答案,每个答案可选择一次或多次,或一次也不选)

(1—3 题共用备选答案)
A. 滋养体 B. 配子体 C. 卵囊
D. 四核包囊 E. 双核包囊

1. 急性阿米巴肠炎的诊断阶段是 ( )
2. 阿米巴肝脓肿的致病阶段是 ( )
3. 阿米巴病的感染阶段是 ( )

(4—5 题共用备选答案)

A. 肾 B. 结肠 C. 肝 D. 脑 E. 肺

4. 溶组织内阿米巴主要寄生于 ( )
5. 肠外阿米巴病好发于 ( )

(五) C 型题(每组试题共用 4 个备选答案,备选答案可重复被选,但每题只有 1 个正确答案)

(1—3 题共用备选答案)

A. 鞭毛 B. 伪足 C. 两者都有 D. 两者都没有

1. 溶组织内阿米巴的运动细胞器是 ( )
2. 阴道毛滴虫的运动细胞器是 ( )
3. 结肠小袋纤毛虫的运动细胞器是 ( )

(4—5 题共用备选答案)

A. 戴污染的隐形眼镜致角膜炎
B. 生活于温水中,患者因接触水体而致原发性脑膜脑炎
C. 两者都有 D. 两者都没有

4. 与耐格里属阿米巴致病有关的是 ( )
5. 与迪斯帕内阿米巴致病有关的是 ( )

(六) X 型题(在 5 个备选答案中,至少有 2 个正确答案,多选或少选均不得分)

1. 人际传播型原虫生活史具有的特点是 ( )
   A. 可在人与人之间直接传播 B. 可有滋养体与包囊阶段 C. 需要一个以上宿主
   D. 生活史多数简单 E. 多数引起人畜共患病
2. 溶组织内阿米巴的主要致病机制为 ( )
   A. 对靶细胞的接触性杀伤 B. 酶的溶组织作用 C. 免疫病理反应
   D. 凝集素的溶解细胞作用 E. 抗补体的作用
3. 对急性阿米巴痢疾的患者进行粪便检查时,应做到 ( )
   A. 取新鲜粪便及时送检 B. 吉姆萨染色检查 C. 注意保温
   D. 碘液直接涂片 E. 取脓血粪便
4. 诊断阿米巴肝脓肿的主要依据为 ( )
   A. 肝占位性病变 B. 病史 C. 药物疗效
   D. 肝脓肿穿刺查到滋养体 E. 血清学检查有特异性抗体
5. 可在粪便中找到,但一般不引起临床症状的原虫有 ( )
   A. 哈门内阿米巴 B. 溶组织内阿米巴 C. 棘阿米巴
   D. 结肠内阿米巴 E. 微小内蜒阿米巴
6. 能损伤脑部的寄生虫有 ( )
   A. 蛔虫 B. 日本血吸虫 C. 猪囊虫
   D. 痢疾阿米巴 E. 疟原虫
7. 能损伤肝部的寄生虫有 ( )
   A. 蛔虫 B. 肝吸虫 C. 日本血吸虫
   D. 痢疾阿米巴 E. 疟原虫
8. 溶组织内阿米巴病的传染源有 ( )
   A. 阿米巴肝脓肿患者 B. 阿米巴痢疾患者
   C. 慢性阿米巴病患者 D. 阿米巴包囊的携带者
   E. 阿米巴脑脓肿

9. 能在脑脊液中查到的阿米巴原虫有 ( )
A. 福氏耐格里阿米巴 B. 迪斯帕内阿米巴 C. 棘阿米巴
D. 溶组织内阿米巴 E. 齿龈内阿米巴

10. 下列属于肠外阿米巴病的是 ( )
A. 阿米巴肝脓肿 B. 阿米巴痢疾 C. 阿米巴脑脓肿
D. 阿米巴结肠炎 E. 阿米巴肺脓肿

五、问答题

1. 溶组织内阿米巴病的病原学诊断方法有哪些？如何正确地选择检查方法？
2. 粪检中能查到哪些阿米巴包囊？如何鉴别？
3. 简述溶组织内阿米巴的传播途径、方式及防治原则。
4. 什么是阿米巴带囊者？为什么说阿米巴带囊者较阿米巴病患者在传播上更为重要？用什么方法检查？
5. 已证明对人类致病的自生生活阿米巴有哪些种类？各能引起什么疾病？
6. 医学原虫对人体的致病特点有哪些？

六、病例分析

患者，男，48 岁。反复腹泻半年，大便呈红色果酱样 20 余日，大便次数明显增多，每日可达数十次。体检：体温 38℃，一般情况较差，精神萎靡，下腹部压痛，肝大，表面不光滑，有波动感。腹部 X 线片见横膈抬高，以右侧为甚。患者于拍片后下楼时，不慎摔倒，突然面色苍白，四肢厥冷，经抢救无效，1 小时后死亡。尸检：心包显著扩大，18 cm×17 cm×12 cm，内含暗红色液体约 1500 mL。肝重 870 g，左叶中部可见一 12 cm×9 cm×8 cm 单房性囊腔，内含咖啡色黏稠液体，有似烂鱼肉的腐臭味。囊腔膈面肝组织及膈肌菲薄，与心尖部心包紧密粘连，并见一通向心包腔的穿孔（直径 1 cm）。回肠末端有数个溃疡，形状、大小不一，最大者 6 cm，边缘呈潜行性。腹腔内含草黄色液体约 700 mL，肠系膜淋巴结普遍肿大，质软。镜检发现于肝囊腔及肠溃疡周边部组织查见多数单核虫体，直径 30～40 μm，无固定形状，虫体内核呈泡状，核仁清晰，位于核中央，胞质内可见红细胞。

1. 根据临床表现、实验室检查及尸体解剖检查结果，做出病理诊断并说明诊断依据。
2. 试分析本病例的发生、发展经过。
3. 本例患者死亡原因是什么？

参考答案

一、名词解释

1. 包囊（cyst）：当原虫的生活史出现不利条件时，滋养体团缩，水分被吸收，分泌囊壁，形成包囊。包囊为原虫静止阶段，是重要的传播阶段，通常在外界存活时间较长，对一些理化因素有较强的抵抗力。

2. 滋养体（trophozoite）：原虫在生活史中运动、摄食、增殖的阶段称为滋养体，是医学原虫主要的致病阶段。

3. 机会性致病原虫（opportunistic protozoa）：某些医学原虫感染免疫功能正常的个体后不表现

明显的致病性和临床症状，呈隐性感染状态；当各种因素如营养不良、肿瘤、长期使用免疫抑制剂、艾滋病等造成受原虫感染宿主的免疫功能受损时，原虫表现出异常增殖、致病力增强，患者可出现明显的临床症状，甚至危及生命，这类原虫称为机会性致病原虫。

4. 虫媒传播型原虫：此型原虫只有在媒介昆虫体内才能发育至感染阶段并传播，如疟原虫。

5. 烧瓶样溃疡：由溶组织内阿米巴接触到肠黏膜，并分泌凝集素、阿米巴穿孔素、半胱氨酸蛋白酶等，通过接触性溶解，侵入黏膜下层，受肠壁肌层的阻隔，病变在黏膜下层内向两侧延伸和扩大，形成口小底大呈烧瓶样的坏死。

二、填空题

1. 胞膜　胞质　胞核
2. 伪足　鞭毛　纤毛
3. 弓形虫　隐孢子虫　蓝氏贾第鞭毛虫
4. 内质　外质
5. 核　拟染色体　糖原泡
6. 四核包囊　慢性患者　带囊者
7. 滋养体
8. 核仁　核周染色质粒
9. 滋养体
10. 成熟包囊(或四核包囊)　滋养体
11. 增殖致病　播散致病　毒素致病　机会性致病
12. 甲硝唑(灭滴灵)
13. 半乳糖/乙酰氨基半乳糖凝集素　阿米巴穿孔素　半胱氨酸蛋白酶
14. 伪足　胞口
15. 无性生殖　有性生殖

三、是非题

1. 否　2. 否　3. 是　4. 否　5. 是　6. 否　7. 是　8. 是　9. 否　10. 是

四、选择题

(一) A1 型题

1. D　2. A　3. B　4. B　5. B　6. E　7. A　8. D　9. A　10. E　11. D　12. C　13. E　14. C　15. A

(二) A2 型题

1. B　2. D

(三) A3 型题

1. A　2. ABCD　3. E

(四) B 型题

1. A　2. A　3. D　4. B　5. C

(五) C 型题

1. B　2. A　3. D　4. B　5. D

(六) X 型题

1. ABD　2. ABDE　3. ACE　4. ABDE　5. ADE　6. ABCDE　7. ABCDE　8. CD

9. AC 10. ACE

五、问答题

1. (1)粪便检查：① 生理盐水涂片法，用于肠阿米巴病急性腹泻的患者，检测目标为滋养体，注意送检标本新鲜、快速，容器清洁，注意保温；② 碘液涂片法，用于慢性肠阿米巴病慢性腹泻的患者，检测目标为成形粪便中的包囊，需多次进行粪检甚或持续数周。

(2) 肝脓肿穿刺液检查，检测目标为滋养体，注意从脓肿边缘取材，则滋养体较多。

(3) 活组织检查，检测目标为包囊或滋养体，主要针对慢性患者。

(4) 体外培养，常用 Robinson's 培养基，但对实验条件要求较高，不作常规检查。

2. 粪检中能查到溶组织内阿米巴包囊、结肠内阿米巴包囊、哈门氏内阿米巴包囊、微小内蜒阿米巴包囊、布氏嗜碘阿米巴包囊。形态区别(略)。

3. (1) 在发达国家中，阿米巴病暴发流行是由于水源污染所致，而在发展中国家，则以“粪—口”传播为主，居民点的水源被污染常酿成该地区的暴发流行和异乎寻常的高感染率；其次是手指、食物或用具被污染；卫生习惯不良的带虫者是危险的传染源，蝇及蟑螂等昆虫也能对包囊起一定的传播作用。

(2) 防治原则：治疗患者及带囊者，首选药物为甲硝唑；保护水源，避免污染，切断传播途径；管理好粪便，对垃圾和粪便进行无害化处理，以消灭粪便中的包囊，防止粪便污染水源及食物；养成良好的卫生习惯，注意饮食卫生，防止病从口入；整治环境卫生，加强饮食服务行业卫生管理；消灭苍蝇、蟑螂等，防止其机械性传播。

4. 粪便中检查出溶组织内阿米巴包囊，但被检者无任何症状，此类人群称为带囊者。由于带囊者无症状不易被发现，故在传染病学成为传播病源的人，而阿米巴病患者有显性症状，但粪便中的滋养体一经排出，在外界很快死亡而无传播意义。首选方法为粪便碘液涂片法。

5. 现已证明双鞭毛阿米巴科中的耐格里属（*naegleria*）和棘阿米巴科中棘阿米巴属（*acanthamoeba*）的某些种可侵入人体的中枢神经系统、皮肤、口腔和眼部致病，两者均可引起病程不一的阿米巴脑膜脑炎，即由耐格里属（*naegleria*）阿米巴引起的原发性阿米巴脑膜脑炎（primary amoebic meningoencephalitis, PAM）和棘阿米巴属（*acanthamoeba*）引起的肉芽肿性阿米巴脑炎（granulomatous amebic encephalitis, GAE）。

6. (1) 增殖致病：侵入人体的虫体如果没有被机体的免疫系统杀灭，就可以到达相应部位并进行大量增殖，达到一定数量后就可以出现明显的病理损害及症状，如疟原虫在红细胞内的繁殖。

(2) 播散致病：许多寄生在组织或细胞内的原虫由于虫体的体积较小，可随血流向远方组织、器官播散，具有侵袭的能力，从而累及多个组织、器官。如溶组织内阿米巴引起的肠外阿米巴病即是如此。

(3) 毒素致病：原虫的分泌物(包括多种蛋白质和酶类)、排泄物和死亡虫体的分解物对宿主均有毒性作用，这些物质可通过不同途径损伤宿主细胞、组织和器官。

(4) 机会性致病：免疫功能正常的人群感染某些原虫后，多不表现明显的症状和体征，呈隐性感染状态，一旦宿主免疫功能下降或缺失，虫体即可在感染者体内增殖而导致严重疾患，甚至致死性疾病，如艾滋病患者感染隐孢子虫可出现严重的临床表现。

六、病例分析

1. 阿米巴病：肠阿米巴病、阿米巴肝脓肿、阿米巴性心包炎(心包积液)、阿米巴性腹膜炎(腹腔积液)。依据：红色果酱样大便、回肠末端溃疡；横膈抬高、肝内有含咖啡色黏稠液体的囊腔；心包扩大、含暗红色液体、肝囊腔有一向心包腔的穿孔；腹腔积液；镜检查见阿米巴滋养体。

2. 成熟包囊被食入后在肠液作用下发育为滋养体→侵入肠黏膜溶解破坏组织→滋养体经肠壁小静脉随门静脉入肝→溶解破坏组织形成阿米巴肝脓肿→周围突破→膈下脓肿、脓胸、肺脓肿、肝膈肺联合脓肿、阿米巴性心包炎、阿米巴性腹膜炎等。

3. 可能的死亡原因是肝脓肿破溃出血，并通入心包。

（全　芯）

第十八章　腔道鞭毛虫

（1）掌握蓝氏贾第鞭毛虫滋养体和包囊的形态结构。

（2）掌握蓝氏贾第鞭毛虫生活史过程及特点：感染阶段、感染途径、寄生部位、离体方式。

（3）掌握蓝氏贾第鞭毛虫的致病特点、病原学诊断方法及防治原则。

（4）熟悉蓝氏贾第鞭毛虫致病机制、流行特点。

（5）掌握阴道毛滴虫滋养体的形态。

（6）掌握阴道毛滴虫生活史特点：寄生部位、感染途径和方式。

（7）掌握阴道毛滴虫的致病机制和主要临床表现。

（8）熟悉阴道毛滴虫病原学诊断方法、防治原则。

（9）了解人毛滴虫、口腔毛滴虫、脆弱双核阿米巴滋养体的形态、生活史特点、致病和防治原则。

第十九章　脉管与组织鞭毛虫

（1）掌握杜氏利什曼原虫无鞭毛体和前鞭毛体的形态结构。

（2）掌握杜氏利什曼原虫生活史过程及特点：感染阶段、感染途径、寄生部位和传播媒介。

（3）掌握杜氏利什曼原虫致病机制和主要临床表现。

（4）熟悉杜氏利什曼原虫病原学诊断方法和防治原则。

（5）了解杜氏利什曼原虫流行特点及影响因素。

（6）了解热带利什曼原虫、墨西哥利什曼原虫和巴西利什曼原虫的致病、流行特点和防治原则。

（7）熟悉布氏冈比亚锥虫与布氏罗得西亚锥虫的生活史过程及特点：感染阶段、感染途径、寄生部位、传播媒介。

（8）熟悉布氏冈比亚锥虫与布氏罗得西亚锥虫的致病特点。

（9）了解布氏冈比亚锥虫与布氏罗得西亚锥虫的形态、流行特点、病原学检查方法、防治原则。

（10）熟悉克氏锥虫的生活史过程及特点：感染阶段、感染途径、寄生部位、传播媒介。

（11）熟悉克氏锥虫的致病特点。

（12）了解克氏锥虫的形态、病原学检查方法、流行特点、防治原则。

测试习题

一、名词解释

1. 旅游者腹泻

2. 利杜体(Leishman-Donovan body, LD body)
3. 黑热病(kala-azar)
4. 阴道自净作用
5. 睡眠病

二、填空题

1. 蓝氏贾第鞭毛虫感染阶段为________,经________进入人体。
2. 蓝氏贾第鞭毛虫主要寄生于人体的________,引起________。
3. 贾第虫病的传染源是粪便内排有________的________、________和________。
4. 阴道毛滴虫寄生于人体内,可引起________、________及________。
5. 滴虫性阴道炎是以________传播为主的一种疾病。
6. 人毛滴虫的感染阶段为________,主要经________感染人体。
7. 口腔毛滴虫主要寄生于________,预防感染的主要方法是保持________。
8. 杜氏利什曼原虫的生活史中有________和________两个时期。
9. 杜氏利什曼原虫的致病阶段是________。
10. 脆弱双核阿米巴寄生于人体的________和________内,生活史仅有________期。
11. 我国黑热病的特殊临床表现有________黑热病和________黑热病。
12. 根据传染源的来源不同,黑热病流行可分为3种不同的类型,即________、________和________。
13. 治疗黑热病的特效药是________。
14. 犬是黑热病的重要________和________。
15. 布氏冈比亚锥虫和布氏罗得西亚锥虫的锥鞭毛体分为________和________,其感染期为________。

三、是非题(请在认为正确的题后括号内填"是",错误的题后括号内填"否")

1. 鞭毛虫是以纤毛作为运动细胞器的原虫。 ( )
2. 巴西利什曼原虫亦可引起内脏利什曼病。 ( )
3. 利什曼原虫在巨噬细胞中可以存活并繁殖。 ( )
4. 黑热病患者的细胞增生是肝、脾、淋巴结肿大的原因。 ( )
5. 黑热病患者因无特效药治疗,所以死亡率很高。 ( )
6. 贾第虫病急性发作者是重要传染源。 ( )
7. 阴道毛滴虫有滋养体、包囊两个发育阶段。 ( )
8. 阴道毛滴虫的寄生常使局部 pH 下降,从而有利于其他细菌感染,加重炎症反应。 ( )
9. 克氏锥虫有3种不同形态:无鞭毛体、上鞭毛体和锥鞭毛体。 ( )
10. 传播睡眠病的媒介昆虫是舌蝇。 ( )
11. 宿主可通过输血、母乳、胎盘和食入被传染性锥蝽粪便污染的食物而感染恰加斯病。 ( )
12. 贾第虫和脆弱双核阿米巴均可引起患者腹泻。 ( )
13. 阴道毛滴虫致病原因之一是由于依赖接触细胞毒所致。 ( )
14. 蠊缨滴虫的病原学检查是取患者痰液、咽拭子或可疑组织分泌物进行生理盐水涂片检查。 ( )

四、选择题

(一) A1 型题(从 5 个备选答案中选择 1 个最佳答案)

1. 在蓝氏贾第鞭毛虫生活史中 ( )
   A. 只有滋养体时期
   B. 既有滋养体时期,又有包囊时期
   C. 既有前鞭毛体时期,又有无鞭毛体时期
   D. 既有滋养体时期,又有包囊、假包囊时期
   E. 只有包囊时期
2. 蓝氏贾第鞭毛虫的感染途径为 ( )
   A. 经口　B. 经皮肤　C. 经媒介昆虫
   D. 接触　E. 经胎盘
3. 蓝氏贾第鞭毛虫的主要寄生部位是 ( )
   A. 泌尿系统　B. 回盲部　C. 十二指肠
   D. 淋巴系统　E. 肠系膜静脉
4. 下列原虫可引起肠道损伤的是 ( )
   A. 阴道毛滴虫　B. 杜氏利什曼原虫　C. 蓝氏贾第鞭毛虫
   D. 福氏耐格里阿米巴　E. 口腔毛滴虫
5. 蝇可传播下列寄生虫病中的 ( )
   A. 黑热病　B. 滴虫性阴道炎　C. 贾第虫病
   D. 滴虫性尿道炎　E. 原发性阿米巴脑膜脑炎
6. 检查蓝氏贾第鞭毛虫包囊常用的方法是 ( )
   A. 碘液涂片法　B. 离心沉淀法　C. 饱和盐水浮聚法
   D. 生理盐水涂片法　E. 厚血膜涂片法
7. 滴虫性阴道炎的防治措施中,下列做法与此无关的是 ( )
   A. 治疗患者和带虫者　B. 口服药物为灭滴灵　C. 注意饮食卫生
   D. 注意个人卫生及经期卫生　E. 改进公共卫生设施
8. 生活史中只有滋养体时期的原虫是 ( )
   A. 蓝氏贾第鞭毛虫　B. 溶组织内阿米巴　C. 杜氏利什曼原虫
   D. 阴道毛滴虫　E. 结肠内阿米巴
9. 阴道毛滴虫的感染方式是 ( )
   A. 经口　B. 经皮肤　C. 经接触
   D. 经胎盘　E. 经昆虫媒介
10. 下列部位不是阴道毛滴虫寄生部位的是 ( )
    A. 女性的阴道　B. 人体的消化道　C. 女性的尿道
    D. 男性的尿道　E. 男性的前列腺
11. 阴道毛滴虫病原学检查常用的方法是 ( )
    A. 生理盐水涂片法　B. 动物接种法　C. 骨髓穿刺检查
    D. 碘液涂片法　E. 薄厚血膜涂片法
12. 在杜氏利什曼原虫的生活史中 ( )
    A. 无鞭毛体寄生在人的红细胞内　B. 前鞭毛体寄生在人的单核巨噬细胞内
    C. 无鞭毛体寄生在人的有核细胞内　D. 前鞭毛体寄生在人的有核细胞内

E. 无鞭毛体寄生在人的单核巨噬细胞内

13. 杜氏利什曼原虫的感染阶段是 ( )
A. 无鞭毛体 B. 四核包囊 C. 前鞭毛体
D. 白蛉 E. 滋养体

14. 黑热病患者治愈后可产生 ( )
A. 带虫免疫 B. 终身免疫 C. 先天性免疫
D. 伴随免疫 E. 免疫抑制

15. 下列诊断方法中不能确诊黑热病现症患者的是 ( )
A. 骨髓穿刺检查无鞭毛体 B. 体外培养法检查前鞭毛体
C. 间接血凝试验检测抗杜氏利什曼原虫抗体
D. 动物接种法检查无鞭毛体 E. 皮肤活组织检查

16. 经白蛉叮咬吸血，人可能感染的寄生原虫是 ( )
A. 杜氏利什曼原虫 B. 人毛滴虫 C. 溶组织内阿米巴
D. 蓝氏贾第鞭毛虫 E. 阴道毛滴虫

17. 下列临床表现不是由杜氏利什曼原虫引起的是 ( )
A. 血小板减少 B. 蛋白尿、血尿
C. 腹痛、腹泻 D. 淋巴结肿大
E. 血浆中白蛋白、球蛋白比例倒置

18. 下列寄生原虫可引起人兽共患寄生虫病的是 ( )
A. 溶组织内阿米巴 B. 间日疟原虫 C. 杜氏利什曼原虫
D. 阴道毛滴虫 E. 人毛滴虫

19. 输血可能感染下列原虫中的 ( )
A. 溶组织内阿米巴 B. 阴道毛滴虫 C. 杜氏利什曼原虫
D. 蓝氏贾第鞭毛虫 E. 福氏耐格里阿米巴

20. 黑热病的防治措施中，下列措施与此无关的是 ( )
A. 消灭保虫宿主 B. 治疗患者 C. 消灭白蛉
D. 定期检查，发现病犬 E. 加强粪便管理，保护水源

(二) A2 型题(病例摘要型最佳选择题，从 5 个备选答案中选择 1 个最佳答案)

1. 患者，男，29 岁，旅游者。间歇性腹痛、排恶臭味软便 6 个月，经抗生素治疗无效。医生考虑不排除蓝氏贾第鞭毛虫感染，则首选的检查方法是 ( )
A. 粪便生理盐水涂片法 B. 粪便碘液涂片染色法 C. 小肠液检查
D. 小肠活体组织检查 E. 腹部 B 超检查

2. 患者，女，30 岁。以尿频、尿急和尿痛 1 个月来诊。在尿液沉淀物生理盐水涂片中发现做旋转运动的虫体，该患者可能感染的寄生虫是 ( )
A. 阴道毛滴虫 B. 人毛滴虫 C. 蓝氏贾第鞭毛虫
D. 杜氏利什曼原虫 E. 溶组织内阿米巴

3. 患者，男，42 岁，在四川打工。因发热 1 个月就诊。体格检查：T 38.8℃，P 112 次/分，皮肤黏膜苍白，皮肤上可见散在出血点，两侧腹股沟淋巴结肿大，肝肋下 4 cm，脾肋下 6 cm。实验室检查：Hb 70 g/L，RBC 2.5×10^{12}/L，WBC 1.4×10^{9}/L，PLT 90×10^{9}/L，A/G＝30 g/L∶45 g/L。淋巴结穿刺检出寄生虫，该患者可能感染了 ( )
A. 蓝氏贾第鞭毛虫 B. 溶组织内阿米巴 C. 杜氏利什曼原虫
D. 脆弱双核阿米巴 E. 人毛滴虫

(三) A3 型题(病例组型选择题,每个病例下设若干道试题,从每一道试题下面的 5 个备选答案中选择 1 个或多个答案)

(1—3 题共用题干)患者,女,45 岁,农场挤奶工人。以腹痛、腹泻 2 周为主诉来诊。患者 2 周前出现腹痛、腹泻,大便呈水样,6～9 次/日,无脓血,伴有发热、恶心、呕吐。经询问患者有喜饮生牛奶的习惯。体格检查:T 37.9℃,P 108 次/分,心肺无异常,肝脾未触及,腹部压痛(＋)。粪便常规检查:水样便,未见脓血,镜下可见运动活泼的梨形虫体。

1. 根据上述资料,该患者可能感染的寄生虫是(单选题) (　　)

A. 溶组织内阿米巴　B. 人毛滴虫　C. 蓝氏贾第鞭毛虫
D. 隐孢子虫　E. 结肠小袋纤毛虫

2. 所见的梨形虫体是该虫的(单选题) (　　)

A. 双核包囊　B. 四核包囊　C. 滋养体
D. 裂殖体　E. 配子体

3. 治疗该患者的药物有(多选题) (　　)

A. 甲硝唑　B. 替硝唑　C. 乙胺嘧啶
D. 氯喹　E. 呋喃唑酮

(4—6 题共用题干)患者,女,28 岁,已婚。因外阴瘙痒,阴道分泌物增多 1 周来诊。患者于 1 周前无明显诱因出现外阴瘙痒,伴有阴道分泌物增多,有腥臭味。妇科检查:外阴和阴道潮红,分泌物增多,呈黄色,泡沫状。医生根据上述症状和体征考虑为滴虫性阴道炎。

4. 为确诊该病首选的检查方法是(单选题) (　　)

A. ELISA 方法　B. DNA 探针技术　C. 碘液涂片染色法
D. 改良加藤法　E. 生理盐水涂片法

5. 滴虫性阴道炎的感染途径包括(多选题) (　　)

A. 经口途径　B. 经媒介昆虫叮咬　C. 经输血途径
D. 经直接接触　E. 经间接接触

6. 该患者此次治愈后应采取的防止再感染的措施有(多选题) (　　)

A. 注意个人卫生和经期卫生　B. 使用淋浴　C. 慎用公共马桶
D. 注意饮食饮水卫生　E. 不共用浴具

(四) B 型题(每组试题有 5 个备选答案,每题只有 1 个正确答案,每个答案可选择一次或多次,或一次也不选)

(1—4 题共用备选答案)

A. 虫体消耗阴道上皮细胞内糖原,改变阴道 pH
B. 虫体吸附于小肠绒毛,妨碍营养物质吸收
C. 巨噬细胞破坏和增生
D. 分泌致病因子损伤肠黏膜
E. 侵入中枢神经系统使神经元变性

1. 杜氏利什曼原虫的主要致病机制是 (　　)
2. 蓝氏贾第鞭毛虫的主要致病机制是 (　　)
3. 阴道毛滴虫的主要致病机制是 (　　)
4. 布氏冈比亚锥虫的主要致病机制是 (　　)

(5—7 题共用备选答案)

A. 血液　B. 粪便　C. 牙龈刮拭物
D. 骨髓穿刺物　E. 尿液

5. 非洲锥虫病诊断最佳的送检材料是 ( )
6. 黑热病诊断最佳的送检材料是 ( )
7. 蓝氏贾第鞭毛虫病诊断最佳的送检材料是 ( )

(五) C型题(每组试题共用4个备选答案,备选答案可重复被选,但每题只有1个正确答案)

(1—3题共用备选答案)

A. 滋养体期 B. 包囊期 C. 两者都有 D. 两者都没有

1. 蓝氏贾第鞭毛虫的生活史阶段包括 ( )
2. 杜氏利什曼原虫的生活史阶段包括 ( )
3. 口腔毛滴虫的生活史阶段包括 ( )

(4—6题共用备选答案)

A. 可引起腹泻 B. 可致胆囊炎 C. 两者都有 D. 两者都没有

4. 蓝氏贾第鞭毛虫 ( )
5. 阴道毛滴虫 ( )
6. 脆弱双核阿米巴 ( )

(六) X型题(在5个备选答案中,至少有2个正确答案,多选或少选均不得分)

1. 黑热病患者贫血的特征为 ( )
A. 红细胞减少 B. 白细胞减少 C. 血小板减少
D. 嗜酸性粒细胞增多 E. 淋巴细胞增高

2. 诊断黑热病的方法有 ( )
A. 骨髓穿刺 B. 淋巴结穿刺 C. 动物接种法
D. 十二指肠引流 E. 粪便检查

3. 脆弱双核阿米巴与溶组织内阿米巴的差异在于 ( )
A. 不形成包囊 B. 其结构和抗原与阿米巴特征不符
C. 无滋养体阶段 D. 有鞭毛结构
E. 存在有性生殖阶段

4. 贾第虫病的传染源为 ( )
A. 急性期患者 B. 慢性期患者 C. 带虫者
D. 保虫宿主 E. 均有可能

5. 下列因素与贾第虫的致病作用有关的是 ( )
A. 宿主免疫状态 B. 宿主双糖酶缺乏 C. 细菌感染协同作用
D. 婴幼儿 E. 外伤感染

6. 贾第虫病的病原学诊断方法有 ( )
A. 粪便生理盐水涂片查滋养体 B. 粪便碘液涂片查包囊
C. 十二指肠引流法查包囊 D. 乙状结肠镜取活检
E. 骨髓涂片查滋养体

7. 预防贾第虫病的有效措施包括 ( )
A. 不食未熟肉类 B. 不饮生水 C. 治疗患者及带虫者
D. 防止媒介昆虫叮咬 E. 控制保虫宿主

8. 布氏冈比亚锥虫与布氏罗得西亚锥虫可侵入 ( )
A. 血液 B. 淋巴液 C. 脑脊液 D. 骨髓 E. 全身有核细胞

9. 阴道毛滴虫分布广,感染者多,主要是由于 ( )
A. 包囊在外界抵抗力强 B. 滋养体在外界抵抗力强 C. 生活史简单

D. 保虫宿主的存在　　E. 与不洁性生活方式有关

10. 感染阶段为滋养体的寄生虫是 (　　)
A. 溶组织内阿米巴　　B. 蓝氏贾第鞭毛虫　　C. 阴道毛滴虫
D. 人毛滴虫　　E. 口腔毛滴虫

11. 防治阴道毛滴虫的有效措施包括 (　　)
A. 治疗患者及带虫者　　B. 消灭媒介昆虫　　C. 消灭保虫宿主
D. 对配偶亦应作检查治疗　　E. 加强卫生宣传教育，改善个人卫生

12. 下列寄生虫需要媒介昆虫进行传播的是 (　　)
A. 杜氏利什曼原虫　　B. 枯氏锥虫　　C. 布氏冈比亚锥虫
D. 布氏罗得西亚锥虫　　E. 人毛滴虫

13. 有滋养体而无包囊的原虫是 (　　)
A. 溶组织内阿米巴　　B. 蓝氏贾第鞭毛虫　　C. 阴道毛滴虫
D. 人毛滴虫　　E. 脆弱双核阿米巴

14. 睡眠病的病原学诊断方法有 (　　)
A. 血涂片查锥鞭毛体　　B. 组织中查无鞭毛体
C. 淋巴结穿刺查锥鞭毛体　　D. 骨髓穿刺查锥鞭毛体
E. 脑脊液中查前鞭毛体

15. 通过血涂片常常可以查到的原虫有 (　　)
A. 杜氏利什曼原虫　　B. 布氏冈比亚锥虫　　C. 布氏罗得西亚锥虫
D. 克氏锥虫　　E. 人毛滴虫

五、问答题

1. 如何确诊蓝氏贾第鞭毛虫感染？
2. 简述黑热病患者贫血的机制。
3. 简述蓝氏贾第鞭毛虫感染引起的临床症状。
4. 阐述阴道毛滴虫对宿主致病机制及病原学诊断方法。
5. 通过媒介昆虫传播的鞭毛虫有哪些？其传播媒介和感染期是什么？

六、病例分析

患者，男，25 岁，河北省某县农民。2000 年 9 月中旬自感头痛、发热、乏力，服用抗生素等药无效，已持续 2 周。体温 39.2℃，门诊以“发热待查”收入住院。

体检：血压 90/60 mmHg(12/8 kPa)，脉率 120 次/分，贫血面容，牙龈少许出血，两肺有轻度啰音，心脏(一)，肝肋下 2 cm、脾肋下 8 cm 质软，腋下及腹股沟处可触及蚕豆大小淋巴结，无压痛。

检验：RBC 2.2×10^{12}/L（220 万/mm^3），WBC 2.0×10^{9}/L（2000/mm^3），血小板 50×10^{9}/L（5 万/mm^3），Hb 40 g/L(4.0 g/dL)，A/G＝29 g/L∶50 g/L(2.9 g/dL∶5.0 g/dL)。

1. 你认为该患者患的是什么病？判断依据是什么？
2. 你认为还应做哪些检查以便确诊？
3. 患者 A/G 倒置是由于什么原因？对该患者的治疗药物是什么？

参考答案

一、名词解释

1. 旅游者腹泻：蓝氏贾第鞭毛虫滋养体寄生于人体十二指肠，导致腹泻，粪便量多，带有恶臭，多含脂肪颗粒等。由于本病在旅行者中发病率较高，故称为旅游者腹泻。

2. 利杜体(Leishman-Donovan body, LD body)：是杜氏利什曼原虫的无鞭毛体，虫体卵圆形，常见于巨噬细胞内。瑞特染液染色后，细胞质呈淡蓝色或深蓝色，内有一个较大的圆形核，呈红色或淡紫色。

3. 黑热病(kala-azar)：由杜氏利什曼原虫引起的疾病，又称内脏利什曼病。患者表现为发热，肝、脾、淋巴结肿大，贫血以及鼻出血等症状。在印度，患者皮肤常有暗的色素沉着，并有发热，故称黑热病。

4. 阴道自净作用：健康女性阴道内环境因乳酸杆菌酵解阴道上皮细胞的糖原产生乳酸而保持酸性(pH 3.8～4.4)，借此可抑制虫体和(或)其他细菌生长繁殖，此为阴道的自净作用。

5. 睡眠病：即非洲锥虫病，由布氏冈比亚锥虫或布氏罗得西亚锥虫寄生于人体中枢神经系统引起，传播媒介为采采蝇(舌蝇)，患者严重时表现为嗜睡、昏睡直至死亡。

二、填空题

1. 四核包囊　口
2. 十二指肠　腹泻
3. 包囊　患者　带虫者　保虫宿主
4. 滴虫性阴道炎　尿道炎　前列腺炎
5. 性
6. 滋养体　口
7. 口腔　口腔卫生
8. 无鞭毛体　前鞭毛体
9. 无鞭毛体
10. 盲肠　结肠黏膜陷窝　滋养体
11. 皮肤型　淋巴结型
12. 人源型　犬源型　自然疫源型
13. 葡萄糖酸锑钠
14. 传染源　保虫宿主
15. 细长型　短粗型　循环后期锥鞭毛体

三、是非题

1. 否　2. 否　3. 是　4. 是　5. 否　6. 否　7. 否　8. 否　9. 是　10. 是　11. 是　12. 是　13. 是　14. 是

四、选择题

(一) A1 型题

1. B　2. A　3. C　4. C　5. C　6. A　7. C　8. D　9. C　10. B　11. A　12. E　13. C

14. B 15. C 16. A 17. C 18. C 19. C 20. E

(二) A2 型题

1. B 2. A 3. C

(三) A3 型题

1. C 2. C 3. ABE 4. E 5. DE 6. ABCE

(四) B 型题

1. C 2. B 3. A 4. E 5. A6. D 7. B

(五) C 型题

1. C 2. A 3. A 4. C 5. D 6. A

(六) X 型题

1. ABC 2. ABC 3. AB 4. BCD 5. ABCD 6. AB 7. BCE 8. ABCD 9. BCE 10. CDE 11. ADE 12. ABCD 13. CDE 14. ACD 15. BCD

五、问答题

1. 根据患者的病史、临床症状怀疑为蓝氏贾第鞭毛虫感染，进一步做病原学检查进行确诊，病原检查方法如下：

(1) 粪便检查：急性期患者粪便呈水样或糊状，取新鲜标本用生理盐水做涂片镜检查滋养体。亚急性期或慢性期患者的成形粪便，用碘液染色涂片、硫酸锌浮聚或甲醛乙醚沉淀等方法，可查得包囊。由于包囊排出具有间断性，隔天查一次、连续查 3 次的方法可显著提高检出率。

(2) 十二指肠液检查：用十二指肠引流液直接涂片镜检可查出滋养体。也可用肠内试验法采集标本，禁食后，让受检者吞下一个装有尼龙线的胶囊。3～4 小时后到达小肠上段，缓缓拉出尼龙线，刮取线上的黏附物镜检，查到滋养体即可确诊。

2. 黑热病患者的贫血为全血性贫血(红细胞、白细胞和血小板均减少)，其机制如下：

(1) 脾脏肿大引起脾功能亢进，隔离和破坏血液细胞成分，使红细胞、白细胞、血小板均明显减少。

(2) 由于骨髓有杜氏利什曼原虫浸润，骨髓造血功能受影响。

(3) 免疫溶血：① 利什曼抗原可附着于红细胞表面。② 杜氏利什曼原虫代谢产物中有 1～2 种抗原与人红细胞表面抗原相同，因此机体产生的抗杜氏利什曼原虫抗体可与红细胞结合使红细胞溶解。

3. 感染贾第虫包囊后，部分感染者成为无症状带虫者；另一部分则出现临床症状，表现为急、慢性腹泻。① 急性感染：典型表现为发病急，突发性腹泻，粪便恶臭水样，便中偶见黏液，极少带血，常伴胃肠胀气，呕吐、呃逆和上中腹部痉挛性疼痛。患儿病程可持续数月，出现脂肪泻、虚弱和体重减轻。② 亚急性或慢性感染：亚急性期表现为间歇性排恶臭味软便或呈粥样便、伴腹胀、腹部痉挛性疼痛，或有恶心、厌食、嗳气、便秘和体重减轻等。慢性期患者比较多见，表现为周期性腹泻，稀便，量少有恶臭，病程可达数年而不愈。严重感染且得不到及时治疗的患儿病程可持续很长时间，并常导致营养吸收不良和身体发育障碍。

4. (1) 阴道毛滴虫主要寄生在人体泌尿生殖系统，其致病机制主要有：① 宿主生理状态，破坏阴道自净作用，阴道毛滴虫竞争性消耗阴道上皮细胞糖原，妨碍乳酸杆菌酵解糖原，使局部 pH 转变为中性或碱性，从而有利细菌感染，加重炎症反应。② 虫体本身毒力，阴道毛滴虫产生毒素、机械活动及吞噬作用使附着处阴道上皮细胞破坏。③ 阴道毛滴虫致病力，阴道毛滴虫自身具有接触依赖性细胞病变效应，4 种毛滴虫表面黏附蛋白，可与泌尿生殖道上皮细胞的特定受体结合，使虫体产生直接的细胞毒性作用；虫体的鞭毛还可分泌细胞离散因子，该因子能促使体外培养的哺乳动物细胞离散，可能是阴道毛滴虫的毒力标志。④ 阴道内局部菌群作用，阴道内存在不同菌种和菌株可影响阴道毛滴虫的生物活性。如对虫体生长有强烈抑制作用的细菌；对虫体生长轻度抑制，但又可延长其生活力的细菌；对毛滴虫生长无显著作用的细菌；可延长滴虫生活力的细菌。

(2) 阴道毛滴虫病原学诊断方法主要为：① 生理盐水直接涂片法(临床常用)，取患者阴道后穹隆分泌物、尿液沉淀物或男性前列腺分泌物作生理盐水涂片镜检活滋养体，或涂片染色镜检滋养体。② 培养方法，将分泌物加入培养基中，在37℃温箱孵育，48小时后镜检滋养体。③ 用市售的检测本虫抗原的免疫学诊断试剂盒，PCR技术和DNA探针。

5. (1) 杜氏利什曼原虫的传播媒介为白蛉，当感染原虫的白蛉叮刺人体时，前鞭毛体随白蛉分泌的唾液进入人体。

(2) 布氏冈比亚锥虫和布氏罗得西亚锥虫的传播媒介为采采蝇(舌蝇)，感染锥虫的舌蝇刺吸人血时，循环后期锥鞭毛体随涎液进入人体皮下组织。

(3) 克氏锥虫的传播媒介为锥蝽，感染锥虫的锥蝽吸血时，循环后期锥鞭毛体随锥蝽粪便排出并经皮肤伤口进入人体，也可通过口腔或鼻腔黏膜、眼结膜侵入人体。

六、病例分析

1. 内脏利什曼病，依据：① 患者来自流行区；② 全血细胞减少；③ 出现贫血及出血；④ 肝、脾、淋巴结肿大；⑤ A/G比例倒置；⑥ 持续发热2周。

2. 做骨髓穿刺涂片检查无鞭毛体。

3. A/G倒置是由于肝脏合成白蛋白减少，浆细胞增生产生的球蛋白增多；部分白蛋白可从尿液排出。对该患者的首选治疗药物为葡萄糖酸锑钠。

(全 芯)

第二十章 消化道孢子虫

(1) 掌握隐孢子虫卵囊的形态特点。

(2) 掌握隐孢子虫的生活史过程及特点：感染阶段、感染途径、寄生部位、离体方式。

(3) 熟悉隐孢子虫致病特点和病原学诊断方法。

(4) 了解隐孢子虫的流行因素及防治原则。

(5) 熟悉贝氏等孢球虫、人肠肉孢子虫卵囊的形态特点、生活史要点、致病特点及病原学诊断方法。

(6) 了解贝氏等孢球虫、人肠肉孢子虫的流行因素及防治。

第二十一章 脉管与组织孢子虫

(1) 掌握5种疟原虫红细胞内期的6种形态并比较，尤其是间日疟原虫和恶性疟原虫。

(2) 掌握疟原虫生活史过程及特点：感染阶段、感染途径和方式、寄生部位、红细胞内的发育过程、传播媒介。

(3) 掌握疟原虫的主要致病：疟疾发作的机制和过程；再燃、复发、贫血、脾大和凶险型疟疾发生的原因。

(4) 掌握疟疾的病原学检查方法。

(5) 熟悉疟疾的流行概况和流行环节及防治。

(6) 掌握弓形虫滋养体、假包囊、包囊和卵囊的形态。

(7) 掌握弓形虫生活史过程及特点：终宿主、中间宿主、感染阶段、感染途径和方式、寄生部位。

(8) 掌握弓形虫的致病类型和主要临床表现。
(9) 熟悉弓形虫病的诊断方法(特别是血清学诊断的意义)、流行特点和防治原则。
(10) 了解微孢子虫、巴贝虫的形态特点、生活史要点、主要致病和防治原则。

第二十二章　消化道其他原虫

(1) 熟悉结肠小袋纤毛虫、人芽囊原虫的形态特点、生活史要点、致病和诊断方法。
(2) 了解结肠小袋纤毛虫、人芽囊原虫的流行因素和防治原则。

测试习题

一、名词解释

1. 隐孢子虫病
2. 疟原虫红细胞外期
3. 疟原虫红细胞内期
4. 疟疾复发(relapse)
5. 疟疾再燃(recrudescence)
6. 疟疾发作
7. 速发型子孢子(tachysporozoites，TS)
8. 迟发型子孢子(brachsporozoites，BS)
9. 刚地弓形虫假包囊
10. 结肠小袋纤毛虫痢疾

二、填空题

1. 隐孢子虫的感染途径主要经________。隐孢子虫完成整个生活史需要________个宿主。
2. 隐孢子虫病原学诊断时最适宜的送检材料为________，查到________确诊。
3. 隐孢子虫对人体具有感染性的虫期(阶段)是________。
4. 贝氏等孢球虫感染阶段为成熟的________，其完成生活史不需要________宿主。
5. 寄生于人体的疟原虫主要有________、________、________、________和________，易致脑型疟的是________。
6. 疟原虫的传播媒介为________，感染阶段为________。
7. 间日疟原虫和卵形疟原虫的子孢子具有遗传学上不同的两种类型，即________和________。
8. 间日疟原虫患者外周血涂片可查见________、________、________、________、________及________。恶性疟原虫的雌配子体呈________形。
9. 疟疾的典型发作表现为________、________和________3个连续阶段。疟疾发作的周期与________一致。
10. ________和________疟原虫既有再燃，又有复发；________和________疟原虫只有再燃，无复发。
11. 世界疟疾日定于每年________，目的是引起世界各国对疟疾的重视并发起防治行动。国家卫生行政部门结合中国实际情况，决定将每年________作为“全国疟疾日”。

12. 由子孢子侵入人体到疟疾发作前所需时间称________。

13. 以________为基本药物的联合治疗疟疾方法，已被推荐为首选的治疗方案。在非耐药疟疾流行区，健康人群预防疟疾首选药物是________。

14. 弓形虫的 3 种与致病或传播有关的形态包括________、________和________。

15. 弓形虫滋养体包括________和________。寄生于宿主细胞内若干滋养体的集合体，称为________，见于急性感染期。

16. 人肉孢子虫病是人通过食入牛、猪等中间宿主肌肉中的________而感染。

17. 微孢子虫是一类专性细胞内寄生原虫，________是微孢子虫感染阶段。

18. 人巴贝虫病通过________在人与动物之间传播。人巴贝虫病是一种________的寄生虫病，是________的罕见并发症。

19. 结肠小袋纤毛虫的生活史有________和________两个阶段；其运动器官为________。

20. 人芽囊原虫形态结构复杂，大小差异较大，体外培养有__________、__________、__________和__________4 种类型虫体。人芽囊原虫感染途径主要是__________感染。

三、是非题(请在认为正确的题后括号内填“是”，错误的题后括号内填“否”)

1. 隐孢子虫的主要传染源有患者、带虫者和病畜。（　）
2. 隐孢子虫感染常为 AIDS 患者并发腹泻而死亡的原因之一，以脓血便最常见。（　）
3. 等孢球虫病在艾滋病患者或同性恋男性中发病率较高。（　）
4. 在遗传上，间日疟原虫子孢子有两种类型，即速发型和迟发型子孢子。（　）
5. 经输血能感染丝虫病和疟疾。（　）
6. 间日疟原虫有性生殖阶段在人体红细胞内完成，所以人为疟原虫的终宿主。（　）
7. 间日疟是一种人畜共患病。（　）
8. 刚地弓形虫的滋养体寄生在人体的有核细胞内，红细胞除外。（　）
9. 刚地弓形虫可在终宿主与中间宿主之间传播，但不能在中间宿主之间传播。（　）
10. 弓形虫病的临床表现分为先天性和获得性弓形虫病两类。（　）
11. 教育群众不吃生或半生的肉、牛奶制品是预防弓形虫感染的重要措施。（　）
12. 微小隐孢子虫和微孢子虫属于机会性致病原虫，是引起 HIV 感染者或艾滋病患者腹泻的重要病原体。（　）
13. 肉孢子毒素作用于神经系统、心、肾上腺、肝和小肠等，大量时可致死。（　）
14. 结肠小袋纤毛虫是人体最大的寄生原虫，猪是重要的保虫宿主。（　）
15. 人芽囊原虫有症状感染者的临床表现主要为消化道症状，如腹泻、腹胀、厌食、恶心、呕吐，甚至出现发热、寒战等。（　）

四、选择题

(一) A1 型题(从 5 个备选答案中选择 1 个最佳答案)

1. 隐孢子虫的感染阶段和感染途径分别是（　）

A. 卵囊，经口感染　　B. 卵囊，接触感染　　C. 滋养体，经胎盘感染
D. 裂殖体，空气传播　　E. 卵囊，经媒介昆虫叮咬

2. 隐孢子虫卵囊经改良抗酸染色后卵囊呈（　）

A. 玫瑰红色　　B. 黄色　　C. 不着色
D. 蓝绿色　　E. 黑色

3. 贝氏等孢球虫的感染阶段和传播途径分别是 ( )
A. 卵囊，经口感染 B. 卵囊，接触感染 C. 滋养体，经胎盘感染
D. 裂殖体，空气传播 E. 卵囊，经媒介昆虫叮咬
4. 疟原虫可寄生在人体的 ( )
A. 肝细胞和红细胞 B. 肝细胞和肺泡上皮细胞 C. 单核吞噬细胞
D. 红细胞和心肌细胞 E. 红细胞和白细胞
5. 疟原虫感染阶段与方式分别是 ( )
A. 子孢子，由媒介按蚊刺吸人血接种感染
B. 红细胞内期裂殖体，经输血感染
C. 红细胞内期裂殖体，经胎盘感染胎儿
D. 红细胞内期配子体，经输血感染
E. 配子体，由媒介按蚊刺吸人血接种感染
6. 疟疾再燃的原因是 ( )
A. 迟发型子孢子 B. 速发型子孢子 C. 残存的红外期原虫
D. 残存的红内期原虫 E. 新近再感染
7. 疟原虫侵入人体后，可能诱发机体产生的免疫为 ( )
A. 消除性免疫 B. 终身性免疫 C. 伴随免疫
D. 带虫免疫 E. 以上均不是
8. 被间日疟原虫(除环状体外)寄生的红细胞的变化为 ( )
A. 出现茂氏小点 B. 仅红细胞胀大 C. 仅有薛氏小点
D. 仅红细胞染色浅 E. 红细胞胀大、色淡，有薛氏小点
9. 血检间日疟患者，采血时间宜于 ( )
A. 发作后 1 周 B. 发作后数小时至 10 余小时
C. 发作期间 D. 发作后 72 小时
E. 发作后 48 小时
10. 因输血不当，疟原虫被输入健康人体内，其结果为 ( )
A. 不会造成疟原虫感染 B. 可能感染疟原虫，仅呈带虫状态
C. 疟原虫在肝细胞中休眠 D. 可能呈带虫状态或疟疾发作
E. 疟原虫进入肝细胞迅速发育
11. 间日疟原虫完成一代红细胞内裂体增殖周期所需时间为 ( )
A. 48 小时 B. 36～48 小时 C. 72 小时
D. 24～36 小时 E. 24 小时
12. 疟疾的传染源是 ( )
A. 感染疟原虫的禽类 B. 感染疟原虫的哺乳动物
C. 感染疟原虫的按蚊 D. 疟疾患者
E. 外周血有配子体的带虫者
13. 疟疾病原学常用的诊断方法为 ( )
A. 浓集法 B. 体外培养法 C. 骨髓穿刺
D. 厚薄血膜涂片染色法 E. 动物接种法
14. 间日疟患者服用杀灭红外期疟原虫的药物主要用于防止疟疾的 ( )
A. 发作 B. 再燃 C. 复发
D. 再燃或复发 E. 传播

15. 刚地弓形虫的传播方式为 ( )
A. 只能在中间宿主之间传播
B. 只能在终宿主之间传播
C. 只能由终宿主传播给中间宿主
D. 只能由中间宿主传播给终宿主
E. 既能在终宿主与中间宿主之间传播,也能在中间宿主之间传播

16. 人体弓形虫病的首要传染源来自 ( )
A. 患者 B. 病畜 C. 隐性感染者
D. 急性弓形虫病患者 E. 艾滋病患者

17. 下列关于肉孢子虫的说法错误的是 ( )
A. 肉孢子虫的生活史为双宿主型
B. 猪肉孢子虫终宿主为猪,中间宿主为人
C. 人体感染是吞食了中间宿主肌肉中的肉孢子囊而感染
D. 肉孢子虫缓殖子结构与弓形虫相似
E. 人肉孢子虫病的临床表现与患者免疫功能状态及寄生部位有关

18. 微孢子虫感染阶段及感染方式分别是 ( )
A. 孢子,经口 B. 裂殖子,经接触 C. 滋养体,经口
D. 缓殖子,经血液 E. 包囊,经口

19. 下列关于巴贝虫的说法正确的是 ( )
A. 巴贝虫有严格的宿主特异性
B. 人巴贝虫病是一种疟疾样的寄生虫病
C. 巴贝虫在红细胞内分裂、繁殖,可分泌毒素,终致白细胞发生溶解
D. 人巴贝虫病通过软蜱在人与动物之间传播
E. 输血不能传播巴贝虫病

20. 结肠小袋纤毛虫的主要寄生部位是 ( )
A. 十二指肠 B. 空肠 C. 回肠
D. 结肠 E. 直肠

(二) A2 型题(病例摘要型最佳选择题,从 5 个备选答案中选择 1 个最佳答案)

1. 患者,男,46 岁,近期有国外旅居史。2 周前出现间歇性发冷、发热,伴有乏力和全身酸痛。体格检查:T 39.5℃,面色苍白,肝肋下 5 cm,脾肋下 6 cm。若考虑为寄生虫感染,则最可能是 ( )
A. 贝氏等孢球虫 B. 隐孢子虫 C. 人芽囊原虫
D. 疟原虫 E. 蓝氏贾第鞭毛虫

2. 患者,女,30 岁,从非洲务工回国不久。4 天前出现发热、头痛、呼吸困难。外周血涂片吉姆萨染液染色在红细胞内发现环形和新月形虫体。该患者被确诊为疟疾,则她患的是 ( )
A. 间日疟 B. 三日疟 C. 卵形疟 D. 恶性疟 E. 诺氏疟

3. 患者,男,33 岁,患有强直性脊柱炎,长期应用免疫抑制剂和糖皮质激素治疗。近 5 天来出现发热、头痛、眩晕等症状。经脑脊液涂片吉姆萨染液染色检查见香蕉形虫体,则该患者可能感染 ( )
A. 杜氏利什曼原虫 B. 隐孢子虫 C. 刚地弓形虫
D. 溶组织内阿米巴 E. 蓝氏贾第鞭毛虫

(三) A3 型题(病例组型选择题,每个病例下设若干道试题,从每一道试题下面的 5 个备选答案中选择 1 个或多个答案)

(1—3 题共用题干)患者,男,36 岁,刚从东南亚旅居回国。1 周前出现寒战、发热,体温 39.5℃左右,伴有头痛、乏力等。症状隔日发作,每次持续 6～8 小时,大汗淋漓后退热。血常规检查:Hb 85 g/L,RBC 3.1×10^{12}/L。根据上述资料考虑该患者患的可能是疟疾。

1. 为确诊需采外周血做病原学检查,采血时间最好选择(单选题)　(　　)
   A. 发作后 10 小时　B. 发作开始时　C. 发作后 24 小时
   D. 发作后 48 小时　E. 发作后 72 小时
2. 患者感染疟疾的途径可能是(多选题)　(　　)
   A. 经接触感染　B. 经输血感染　C. 经口感染
   D. 经呼吸道感染　E. 经蚊虫叮咬
3. 治疗该患者的药物有(多选题)　(　　)
   A. 甲硝唑　B. 巴龙霉素　C. 青蒿素　D. 螺旋霉素　E. 氯喹

(4—6 题共用题干)患者,女,30 岁,HIV 病史 5 年,一直进行抗病毒治疗,病情时好时坏。3 天前出现发热、腹痛、腹泻,大便呈喷射性水样,量多,10～20 次/日,伴有乏力、口干等症状。根据上述病史考虑隐孢子虫病不能除外。

4. 为确诊该病,取粪便进行病原学检查,首选的方法是(单选题)　(　　)
   A. 金胺-酚染色法　B. 改良抗酸染色法
   C. 金胺-酚改良抗酸染色法　D. 生理盐水涂片法
   E. 碘液涂片染色法
5. 上述检查可能查到该虫的时期是(单选题)　(　　)
   A. 滋养体　B. 包囊　C. 裂殖体　D. 配子体　E. 卵囊
6. 隐孢子虫病的传播途径有(多选题)　(　　)
   A. 经输血传播　B. 经接触传播　C. 经粪-口途径
   D. 经飞沫传播　E. 经器官移植

(四) B 型题(每组试题有 5 个备选答案,每题只有 1 个正确答案,每个答案可选择一次或多次,或一次也不选)

(1—4 题共用备选答案)

A. 子孢子　B. 成熟卵囊　C. 裂殖子　D. 成熟孢子　E. 速殖子

1. 引起疟疾发作的阶段是　(　　)
2. 急性弓形虫病的致病阶段是　(　　)
3. 贝氏等孢球虫的感染阶段是　(　　)
4. 微孢子虫的感染阶段是　(　　)

(5～8 题共用备选答案)

A. 24 小时　B. 48 小时　C. 72 小时　D. 36～48 小时　E. 12 小时

5. 间日疟原虫的红内期裂体增殖周期是　(　　)
6. 三日疟原虫的红内期裂体增殖周期是　(　　)
7. 恶性疟原虫的红内期裂体增殖周期是　(　　)
8. 卵形疟原虫的红内期裂体增殖周期是　(　　)

(五) C 型题(每组试题共用 4 个备选答案,备选答案可重复被选,但每题只有 1 个正确答案)

(1—4 题共用备选答案)

A. 网织红细胞　B. 较衰老的红细胞

C. 两者都有　　D. 两者都没有

1. 间日疟原虫寄生于 （ ）

2. 恶性疟原虫寄生于 （ ）

3. 三日疟原虫寄生于 （ ）

4. 卵形疟原虫寄生于 （ ）

(5—7 题共用备选答案)

A. 经口感染　　B. 经输血感染

C. 两者都有　　D. 两者都没有

5. 巴贝虫的感染途径是 （ ）

6. 弓形虫的感染途径是 （ ）

7. 微孢子虫的感染途径是 （ ）

(六) X 型题(在 5 个备选答案中,至少有 2 个正确答案,多选或少选均不得分)

1. 弓形虫在动物和人感染都很普遍的原因与下列哪些生物学特性有关 （ ）

A. 多种生活史期对人有传染性　　B. 对宿主的组织和细胞选择不严格

C. 在中间宿主之间互相传播　　D. 中间宿主和终末宿主之间互相传播

E. 有性期和无性期均可在人体内发育繁殖

2. 弓形虫生活史过程中可以感染人体的虫期有 （ ）

A. 卵囊　　B. 包囊　　C. 假包囊

D. 速殖子　　E. 缓殖子

3. 可引起脑部病变的寄生原虫是 （ ）

A. 溶组织内阿米巴　　B. 恶性疟原虫　　C. 鞭虫

D. 弓形虫　　E. 蛔虫

4. 间日疟原虫的下列阶段可经蚊吸血离开人体的有 （ ）

A. 环状体　　B. 大滋养体　　C. 雌雄配子体

D. 雌雄配子　　E. 裂殖体

5. 疟原虫的红内期发育虫期包括 （ ）

A. 滋养体　　B. 裂殖体　　C. 配子体

D. 囊合子　　E. 子孢子

6. 既有再燃,又可引起复发的疟原虫种有 （ ）

A. 间日疟原虫　　B. 恶性疟原虫　　C. 卵形疟原虫

D. 三日疟原虫　　E. 四种均可

7. 疟原虫感染人的方式有 （ ）

A. 子孢子由按蚊叮咬时进入人体

B. 红细胞内期裂殖体经输血感染

C. 红细胞内期裂殖体由胎盘进入胎儿

D. 红细胞内期大滋养体经输血感染

E. 配子体经输血感染

8. 疟疾的贫血与下列因素有关的有 （ ）

A. 疟原虫直接破坏红细胞　　B. 脾功能亢进

C. 发热　　D. 免疫病理作用

E. 骨髓中红细胞生成障碍

9. 从粪便能检出的原虫是　(　　)
A. 阴道毛滴虫　B. 溶组织内阿米巴　C. 杜氏利什曼原虫
D. 蓝氏贾第鞭毛虫　E. 结肠小袋纤毛虫
10. 可寄生在组织中的原虫有　(　　)
A. 间日疟原虫　B. 刚地弓形虫　C. 溶组织内阿米巴
D. 杜氏利什曼原虫　E. 蓝氏贾第鞭毛虫
11. 能引起腹泻的消化道原虫有　(　　)
A. 溶组织内阿米巴　B. 人毛滴虫　C. 结肠小袋纤毛虫
D. 蓝氏贾第鞭毛虫　E. 隐孢子虫
12. 下列原虫寄生在细胞内的有　(　　)
A. 弓形虫　B. 杜氏利什曼原虫　C. 疟原虫
D. 隐孢子虫　E. 溶组织内阿米巴
13. 抗疟药按其对疟原虫生活史各期作用可分为　(　　)
A. 杀死红细胞外期裂殖体及休眠子的药物，如伯氨喹
B. 杀灭红细胞内期裂体增殖期的药物，如氯喹、奎宁、蒿甲醚等
C. 杀灭配子体的药物，如伯氨喹
D. 杀灭子孢子增殖期的药物，如乙胺嘧啶
E. 乙胺嘧啶对恶性疟原虫红细胞外期也有一定作用
14. 弓形虫的致病作用包括　(　　)
A. 先天性神经、精神发育障碍　B. 无明显临床表现
C. 孕妇的流产、早产、畸胎或死产　D. 脑炎
E. 视网膜脉络膜炎
15. 弓形虫病的实验诊断方法有　(　　)
A. 体液涂片、吉姆萨染色　B. 组织切片、荧光染色　C. 动物接种分离法
D. 细胞培养法　E. 血清学试验
16. 生活史中有包囊阶段的原虫是　(　　)
A. 蓝氏贾第鞭毛虫　B. 溶组织内阿米巴　C. 人芽囊原虫
D. 阴道毛滴虫　E. 结肠小袋纤毛虫
17. 下列因素与疟疾的分布有关的是　(　　)
A. 蚊媒种类　B. 环境温度　C. 湿度
D. 地势与水体类型　E. 饮用生水
18. 生活史过程中，有世代交替现象的原虫是　(　　)
A. 刚地弓形虫　B. 溶组织内阿米巴　C. 间日疟原虫
D. 杜氏利什曼原虫　E. 结肠小袋纤毛虫
19. 需要一种以上宿主才能完成生活史的寄生原虫是　(　　)
A. 杜氏利什曼原虫　B. 恶性疟原虫　C. 蓝氏贾第鞭毛虫
D. 隐孢子虫　E. 巴贝虫
20. 经节肢动物生物性传播的原虫是　(　　)
A. 杜氏利什曼原虫　B. 微小隐孢子虫　C. 间日疟原虫
D. 刚地弓形虫　E. 布氏冈比亚锥虫

五、问答题

1. 病原学如何诊断隐孢子虫病？如何治疗隐孢子虫病？
2. 简述疟原虫引起贫血的原因。
3. 简述疟疾发作机制及其周期性。
4. 以间日疟原虫为例简述疟原虫的生活史过程，并阐述疟疾再燃及复发的机制。
5. 简述厚、薄血涂片诊断疟疾的方法及优缺点。
6. 阐述刚地弓形虫在人体内的发育过程及其要点。
7. 何谓机会性致病原虫？已知的机会性致病原虫有几种？简述其对人体的危害。

六、病例分析

1. 患者，50岁，女，海南人，因近1周来表现间歇热而住院。住院前4天，早晨体温正常，但下午发热(>38℃)，发热前有寒战。晚上退热。住院前2天再次发作，症状同前。两次发作之间体温正常。在不发热期间，患者感觉良好，入院前经医师诊断为流行性感冒，经治疗无效，入院当天左侧胸痛，伴轻度咳嗽。先出现寒战，之后体温升至40.5℃而入院。入院后未服药，自行退热。

一般体检：患者急性病容。体温40.3℃，血压19.42/11.97 kPa(146/90 mmHg)，心率120次/分，呼吸20次/分。心脏检查正常，左肺可闻少量啰音，腹部检查正常。脾可触及，质软。

实验室检查：血红蛋白140 g/L，红细胞沉降率14 mm，白细胞总数6.65×10^9/L，其中中性粒细胞0.80，淋巴细胞0.20，尿糖及蛋白(－)。血涂片瑞特染色检查显示一个油镜视野中有4个红细胞内有原虫寄生，虫体均有一个细胞核和多量细胞质，细胞质形态不规则，有空泡和伪足，其上有棕黄色小点，被寄生的红细胞胀大、变浅，其上有红色小点。

(1) 该患者患的是什么疾病？
(2) 如何用病原学方法诊断该病？
(3) 治疗本病应注意哪些原则？

2. 患者，张某，女，28岁，外来务工人员，因妊娠感觉胎动异常而入院保胎。患者为第一胎妊娠，妊娠早期常有低热、头痛、咽痛等症状，未给予药物治疗。妊娠期间未定期行彩超检查。患者租住房内及周边养了多只猫。于妊娠22(+2)周，患者自觉胎动异常。入院彩超检查提示死胎、无脑畸形，因此给予引产。术后羊水涂片、肝脾组织切片，未见弓形体。孕妇行血清弓形虫抗体检查，IHA 1∶160(＋＋)，IFA 1∶100(＋＋)。考虑弓形虫感染引起死胎及胎儿畸形。

(1) 若确诊，患者下一步需要做什么检查？
(2) 简述弓形虫对人体的危害。
(3) 如何防治弓形虫感染？

参考答案

一、名词解释

1. 隐孢子虫病：是隐孢子虫引起的一种以腹泻为主要临床表现的人畜共患性原虫病。

2. 疟原虫红细胞外期：疟原虫在肝细胞内的发育称为红细胞外期。人5种疟原虫在肝细胞内均进行裂体增殖，其发育时间因种而异。

3. 疟原虫红细胞内期：疟原虫在红细胞内进行裂体增殖的发育过程称为红细胞内期。红细胞内裂体增殖周期为滋养体、裂殖体、裂殖子再到滋养体，其裂体增殖周期因种而异，间日疟原虫和卵形疟原虫为 48 小时，三日疟原虫和恶性疟原虫分别为 72 小时和 36～48 小时。

4. 疟疾复发(relapse)：疟疾初发停止后，红细胞内期原虫已被消灭，而宿主未再被蚊媒传播感染，由原先侵入肝细胞内迟发型子孢子，经过数月或年余的休眠后复苏，发育释放的裂殖子再进入红细胞繁殖，这时引起疟疾的发作称为复发。

5. 疟疾再燃(recrudescence)：急性疟疾患者停止发作后，如无重复感染而体内残余的少量红细胞内期原虫经抗原变异或宿主的抵抗力及对疟原虫的特异性免疫力下降，残存的红细胞内期原虫大量增殖引起疟疾的发作称为疟疾再燃。

6. 疟疾发作：指疟原虫在红细胞内裂体增殖引起的周期性寒热发作。红细胞内期裂殖体发育成熟后胀破红细胞，裂殖子、疟原虫的代谢产物、残余和变性的血红蛋白及红细胞碎片等一并进入血流，刺激下丘脑的体温调节中枢，产生寒战、发热、出汗退热等一系列临床症状。

7. 速发型子孢子：疟原虫的子孢子侵入人体肝细胞后，继续完成红细胞外期的裂体增殖的子孢子，称为速发型子孢子。

8. 迟发型子孢子：间日疟原虫和卵形疟原虫的子孢子侵入宿主肝细胞后，在发育的速度上可能是多态的，视虫株的不同，需要经过一段或长或短的休眠期后，才能完成红细胞外期的裂体增殖。经休眠期的子孢子，称为迟发型子孢子(休眠子)。

9. 刚地弓形虫假包囊：是指弓形虫被宿主细胞膜包绕形成的虫体集合体。弓形虫滋养体在宿主有核细胞内寄生，以内二芽殖法不断增殖，一般含数个至 10 多个虫体。假包囊中滋养体又称速殖子，当虫体增殖到一定数目时，宿主细胞膜破裂，速殖子释放出来，再侵入其他细胞继续繁殖，常见于弓形虫病的急性期。

10. 结肠小袋纤毛虫痢疾：滋养体可借机械性运动和分泌的透明质酸酶的作用侵入肠黏膜和黏膜下层，引起溃疡，严重病例可出现大面积结肠黏膜破坏和脱落，病理变化颇似阿米巴痢疾，患者出现腹痛、腹泻和黏液血便。

二、填空题

1. 口　1
2. 粪便　卵囊
3. 卵囊
4. 卵囊　中间
5. 间日疟原虫　恶性疟原虫　三日疟原虫　卵形疟原虫　诺氏疟原虫　恶性疟原虫
6. 雌性按蚊　成熟子孢子
7. 速发型子孢子　迟发型子孢子
8. 环状体　大滋养体　未成熟裂殖体　成熟裂殖体　雌配子体　雄配子体　新月
9. 寒战　发热　出汗退热　红细胞内期裂体增殖周期
10. 间日疟原虫　卵形疟原虫　恶性疟原虫　三日疟原虫
11. 4 月 25 日　4 月 26 日
12. 潜伏期
13. 青蒿素　氯喹
14. 滋养体　包囊　卵囊
15. 缓殖子　速殖子　假包囊
16. 肉孢子囊

17. 孢子
18. 硬蜱 疟疾样 输血
19. 滋养体 包囊 纤毛
20. 空泡型 颗粒型 阿米巴型 复分裂型 经口

三、是非题

1. 是 2. 否 3. 是 4. 是 5. 否 6. 否 7. 否 8. 是 9. 否 10. 是 11. 是 12. 是 13. 是 14. 是 15. 是

四、选择题

(一) A1 型题

1. A 2. A 3. A 4. A 5. A 6. D 7. D 8. E 9. B 10. D 11. A 12. E 13. D 14. C 15. E 16. B 17. B 18. A 19. B 20. D

(二) A2 型题

1. D 2. D 3. C

(三) A3 型题

1. A 2. BE 3. CE 4. C 5. E 6. BCD

(四) B 型题

1. C 2. E 3. B 4. D 5. B 6. C 7. D 8. B

(五) C 型题

1. A 2. C 3. B 4. A 5. B 6. C 7. A

(六) X 型题

1. ABCD 2. ABCDE 3. ABD 4. ABCE 5. ABC 6. AC 7. ABCD 8. ABDE 9. BDE 10. ABCD 11. ACDE 12. ABCD 13. ABCDE 14. ABCDE 15. ABCDE 16. ABCE 17. ABCD 18. AC 19. ABE 20. ACE

五、问答题

1. 隐孢子虫病病原学诊断：从粪便中检查卵囊确诊。检查方法多用粪便直接涂片染色法，如金胺-酚染色法、改良抗酸染色法和金胺-酚改良抗酸染色法，为提高阳性率可采用蔗糖漂浮浓集卵囊。也可用单克隆抗体染色法鉴别卵囊。

隐孢子虫病治疗方法如下：

(1) 病原治疗：至今尚无疗效确切的抗隐孢子虫的药物，认为有一定疗效的药物为螺旋霉素、克林霉素、阿奇霉素、大蒜素等。有人使用螺旋霉素治疗重症患者，可缓解病情，减轻腹泻，但不能避免复发。

(2) 支持治疗：按肠道传染病隔离，症状严重者应住院治疗。患者因严重腹泻可引起电解质平衡紊乱，必须注意纠正。免疫功能低下者应加强支持治疗。发作期间避免食用含脂肪及乳糖较多的食物，有助于缓解症状。

(3) 免疫治疗：在有免疫功能损害的隐孢子虫病患者，尽可能重建其免疫功能是治疗成功的关键。有人曾使用高效价免疫牛的初乳，治疗艾滋病并发隐孢子虫病的患者，症状有所缓解，但疗效尚未肯定。

2. ① 疟原虫直接破坏红细胞，疟原虫每发作一次就破坏大量红细胞，以恶性疟原虫破坏红细胞最严重；② 疟原虫感染可造成脾大，引起脾功能亢进，巨噬细胞吞噬功能增强，大量吞噬被疟原虫感染的和正常的红细胞；③ 免疫溶血，被疟原虫感染的红细胞自身抗原暴露，产生自身抗体，溶解红细胞；黏附在红细胞膜上的抗原抗体复合物激活补体，溶解红细胞；④ 骨髓造血功能受抑制，红细胞生成障碍，加重贫血。

3. 红细胞内期成熟裂殖体胀破被寄生的红细胞，其中裂殖子、疟原虫代谢产物、红细胞碎片和变性的血红蛋白等进入血流，被巨噬细胞和多形核白细胞吞噬，刺激这些细胞产生内源性致热原，与疟原虫代谢产物一并作用于下丘脑体温调节中枢，引起体温调节紊乱而发热。数小时后，血流中的致病物质已被吞噬或降解，内源性致热原不再产生，体温调节机能恢复正常，机体大量出汗，体温恢复正常。

发作的周期性：红细胞内期成熟裂殖体胀破被寄生的红细胞，裂殖子逸出，迅速进入新的红细胞，在红细胞内继续进行裂体增殖，经环状体、大滋养体和裂殖体，再胀破被寄生的红细胞，再次引起发热，如此循环，以周期性发作性寒战、高热、大汗为特点。疟原虫发作周期与红细胞内裂体增殖周期所需时间一致。间日疟原虫和卵形疟原虫红细胞内裂体增殖周期为 48 小时，隔天发作一次；三日疟原虫为 72 小时，三天发作一次；恶性疟原虫为 36～48 小时发作一次。

4. 间日疟原虫生活史可分为人体内的无性生殖阶段和雌按蚊体内的有性生殖阶段和孢子增殖阶段。

(1) 人体内的无性生殖阶段：① 红细胞外期为裂殖体，此期发生在进入红细胞前，属疟疾的潜伏期，不产生临床症状；② 红细胞内期为三期六形态。

(2) 雌按蚊体内的有性生殖和孢子增殖阶段：① 蚊胃腔，配子生殖；② 蚊胃壁，孢子增殖。

疟疾再燃：急性疟疾患者停止发作后，如无重复感染而体内残余的少量红细胞内期原虫经抗原变异或宿主的抵抗力及对疟原虫的特异性免疫力下降，残存的红细胞内期原虫大量增殖引起疟疾的发作称为疟疾再燃。

疟疾复发：疟疾初发停止后，红细胞内期原虫已被消灭，而宿主未再被蚊媒传播感染，有原先侵入肝细胞内迟发型子孢子，经过数月或年余的休眠后复苏，发育释放的裂殖子再进入红细胞繁殖，这时引起疟疾的发作称为复发。

5. (1) 诊断方法：取患者末梢血，制备厚、薄血涂片，用瑞特或吉姆萨染色，油镜观察。血涂片中间日疟原虫、三日疟原虫、卵形疟原虫均可见滋养体、裂殖体和配子体，恶性疟原虫可见环状体和配子体。

(2) 优缺点：薄血涂片中疟原虫形态典型，易辨认，但诊断时发现疟原虫较难，费时间，易漏诊。厚血膜上发现疟原虫容易，省时间，但疟原虫形态不典型，不易辨认。

6. (1) 刚地弓形虫在人体内的发育过程：当猫粪内的卵囊或动物肉类中的包囊或假包囊被中间宿主如人、羊、猪、牛等吞食后，在肠内逸出子孢子、缓殖子或速殖子，随即侵入肠壁经血或淋巴进入单核吞噬细胞系统寄生，并扩散至全身各器官组织，如脑、淋巴结、肝、心、肺、肌肉等，进入细胞内发育繁殖，直至细胞破裂，速殖子重新侵入新的组织、细胞，反复繁殖。在免疫功能正常的机体，部分速殖子侵入宿主细胞后，特别是脑、眼、骨骼肌的虫体繁殖速度减慢，并形成包囊，包囊在宿主体内可存活数月、数年，甚至终生不等。当机体免疫功能低下或长期应用免疫抑制剂时，组织内的包囊可破裂，释出缓殖子，进入血流和其他新的组织细胞继续发育繁殖形成包囊。包囊亦是中间宿主之间或终宿主之间互相传播的主要形式。

(2) 刚地弓形虫在人体内发育过程要点：① 感染阶段，卵囊、包囊、假包囊和滋养体。② 感染途径，弓形虫侵入人体有多种途径，如经口、胎盘、损伤的皮肤和黏膜、输血或器官移植感染，但以经口感染为主。③ 在人体的寄生部位，除红细胞以外的任何有核细胞。④ 弓形虫在人体内寄生的结局为弓形虫隐性感染和弓形虫病，多为隐性感染。隐性感染，当人体免疫力增强时，虫体繁殖速度减慢，虫体外面形成囊壁，称为包囊，囊内含有数个至数百个缓殖子，此时人体处于隐性感染状态。弓形虫病，免疫功能低下者食入的卵囊、包囊或假包囊，在肠内分别逸出子孢子、缓殖子、速殖子，并侵入肠壁，经血液循环进入全身有核细胞内发育、繁殖，形成假包囊，囊内虫体称为速殖子，被寄生的细胞破裂，速殖子再侵入新的有核细胞，反复繁殖，引起弓形虫病。

7. 机会性致病寄生原虫是某些寄生原虫感染人体后，机体既没有临床表现，又不易用常规方法检获病原体，成为隐性感染。当机体抵抗力下降或免疫功能受累时，寄生原虫的增殖力和致病力大大增强，出现明显的临床症状及体征，严重者可致死。这类原虫被称为机会性致病原虫。

（1）棘阿米巴导致原发性脑膜脑炎。

（2）福氏阿米巴导致原发性脑膜炎。

（3）弓形虫导致新生儿畸形，孕妇流产、早产、畸胎或死胎；免疫功能低下者，常表现为脑炎、脑膜脑炎、癫痫和精神异常。

（4）隐孢子虫为艾滋病等免疫缺陷病的致死因子之一。

（5）人芽囊原虫导致腹泻。

（6）微孢子虫是引起 HIV 感染者或艾滋病患者腹泻的重要病原体。

六、病例分析

1.（1）患者患的是间日疟原虫引起的疟疾。

（2）取末梢血，制备厚、薄血涂片，瑞特或吉姆萨染色，油镜观察。血涂片中间日疟原虫、三日疟原虫、卵形疟原虫均可见环状体、大滋养体、裂殖体和配子体，恶性疟原虫可见环状体和配子体。

（3）杀死红细胞外期裂殖体及休眠子以防复发；杀灭红细胞内期裂体增殖各期控制症状；杀灭配子体，以防疟疾传播。

2.（1）该患者考虑为弓形虫感染，因患者羊水涂片、组织物涂片查弓形虫滋养体阴性。下一步需要应用动物接种分离法查找滋养体。采用敏感的实验动物小白鼠，样本接种于腹腔内，1 周后剖杀取腹腔液镜检，阴性需盲目传代至少 3 次。

（2）弓形虫病对人体危害分为先天性和获得性弓形虫病两类。① 先天性弓形虫病多发生于妊娠期间初次感染弓形虫的女性，经胎盘血流传播。受染胎儿或婴儿多数表现为隐性感染，有的出生后数月甚至数年才出现症状；也可造成孕妇流产、早产、畸胎或死胎，尤以早孕期感染，畸胎发生率高。② 获得性弓形虫病可因虫体侵袭部位和机体反应性而呈现不同的临床表现。因而无特异症状，须与有关疾病相鉴别。淋巴结肿大是获得性弓形虫病最常见的临床表现，多见于颌下和颈后淋巴结。其次弓形虫常累及脑、眼部，引起中枢神经系统异常表现。在免疫功能低下者，常表现为脑炎、脑膜脑炎、癫痫和精神异常。多数隐性感染者，当免疫受损情况下或先天性、后天性免疫缺陷者，如艾滋病患者、孕期女性等都可使隐性感染状态转为急性重症，使原有病症恶化。

（3）弓形虫病流行重在预防，要做到以下几方面：第一，注意饮食卫生，肉类要充分煮熟，避免生肉污染熟食。第二，猫要养在家里，喂熟食或成品猫粮，不让它们在外捕食。因为猫的传染是吃了感染的老鼠或鸟类，或者吃了被猫粪污染的食物。第三，要注意日常卫生，每天清除猫的粪便，接触动物排泄物后要认真洗手。第四，除非孕妇血清检查证明已经有过弓形虫感染，否则孕妇妊娠期间要避免接触猫及其粪便。第五，弓形虫感染有多种药物治疗，如磺胺类加乙胺嘧啶和螺旋霉素等，治疗须按医嘱进行，孕妇感染及时治疗，可使胎儿感染机会减少。

（全 芯）

第四篇
医学节肢动物学

第二十三章　医学节肢动物概论

(1) 熟悉医学节肢动物的主要形态特征。

(2) 掌握关于医学节肢动物的一些基本概念：医学节肢动物、虫媒病、机械性传播、生物性传播、综合防制、环境治理等。

(3) 掌握医学节肢动物的主要类群及其形态特征，重点掌握昆虫纲和蛛形纲的特点。

(4) 掌握医学节肢动物对人体的危害，包括直接危害和间接危害，重点掌握节肢动物所传播的疾病及传播疾病的方式。

(5) 熟悉病媒节肢动物的判定依据。

(6) 熟悉医学节肢动物的防制方法。

(7) 了解节肢动物在动物界的分类地位及医学重要性。

(8) 了解我国主要虫媒病及其主要病媒节肢动物。

测试习题

一、名词解释

1. 医学节肢动物(medical arthropod)
2. 虫媒病(arbo-disease)
3. 机械性传播(mechanical transmission)
4. 生物性传播(biological transmission)
5. 经卵传递式(trans-ovarian type)

二、填空题

1. 节肢动物的主要形态特征是：________、________、________、________。

2. 危害人类健康的节肢动物主要属于 5 个纲，分别是________、________、________、________、________。

3. 昆虫纲的主要形态特征是________、________、________。

4. 蛛形纲的主要形态特征是：________、________、________。

5. 传播疾病的节肢动物称为________，由节肢动物传播的疾病称为________。

6. 在我国，以生物性传播方式传播寄生虫病，蚊能传播________、________，蝇能传播________，白蛉能传播________。

7. 医学节肢动物对人类的危害分为________和________。

8. 医学节肢动物生物性传播疾病的方式分为________、________、________、________4种类型。

9. 虫媒病传播媒介的判定，必须掌握4个方面的证据，分别是________、________、________、________。

10. 节肢动物的防制方法包括________、________、________、________、________、________。

三、是非题（请在认为正确的题后括号内填"是"，错误的题后括号内填"否"）

1. 节肢动物都是无脊椎动物。（ ）
2. 医学节肢动物既可作为媒介传播疾病，也可直接寄生于人体。（ ）
3. 蜱瘫痪为间接危害。（ ）
4. 虫媒病的传播和流行有一定的季节性。（ ）
5. 医学节肢动物的虫体分节、无体腔。（ ）
6. 蚊亦可经卵传递病原体。（ ）
7. 医学节肢动物对人的主要危害为传播疾病。（ ）
8. 医学节肢动物机械性传播的病原体只有蠕虫卵。（ ）
9. 化学防制媒介节肢动物，应尽量使用高浓度的杀虫剂。（ ）
10. 丝虫在蚊体内的发育为繁殖式发育。（ ）

四、选择题

（一）A1型题（从5个备选答案中选择1个最佳答案）

1. 危害人体健康的节肢动物主要属于（ ）
   A. 昆虫纲、唇足纲　B. 甲壳纲、昆虫纲　C. 蛛形纲、甲壳纲
   D. 昆虫纲、蛛形纲　E. 蛛形纲、唇足纲
2. 蚊属于医学节肢动物的（ ）
   A. 昆虫纲　B. 蛛形纲　C. 甲壳纲
   D. 唇足纲　E. 倍足纲
3. 蚤传播鼠疫杆菌的方式属（ ）
   A. 发育式　B. 机械性传播　C. 经卵传递
   D. 繁殖式　E. 发育繁殖式
4. 下列医学节肢动物中不属于昆虫纲的是（ ）
   A. 白蛉　B. 蝇　C. 蚤　D. 虱　E. 全沟硬蜱
5. 在蚊体内既能发育又能增殖的寄生虫为（ ）
   A. 疟原虫　B. 丝虫　C. 旋毛形线虫
   D. 猪巨吻棘头虫　E. 杜氏利什曼原虫
6. 下列虫媒病不是由蚊传播的是（ ）
   A. 疟疾　B. 丝虫病　C. 流行性回归热
   D. 黄热病　E. 登革热
7. 下列疾病中属于节肢动物引起的直接危害的是（ ）
   A. 森林脑炎　B. 蜱瘫痪　C. 登革热　D. 鼠疫　E. 黑热病

8. 下列不属于蜱媒病的是　(　　)

A. 莱姆病　B. 森林脑炎　C. 新疆出血热

D. 流行性乙型脑炎　E. Q 热

9. 对病媒节肢动物防制的治本措施是　(　　)

A. 环境治理　B. 化学防制　C. 生物防制

D. 遗传防制　E. 法规防制

10. 由于昆虫的抗药性及药物对环境的污染，下列杀虫药目前已被其他杀虫剂所代替的是　(　　)

A. 敌敌畏　B. 六六六　C. 马拉硫磷　D. 溴氰菊酯　E. 残杀威

（二）B 型题（每组试题有 5 个备选答案，每题只有 1 个正确答案，每个答案可选择一次或多次，或一次也不选）

（1—5 题共用备选答案）

A. 白蛉　B. 粉螨　C. 剑水蚤　D. 蜈蚣　E. 马陆

1. 唇足纲节肢动物有　(　　)
2. 倍足纲节肢动物有　(　　)
3. 蛛形纲节肢动物有　(　　)
4. 昆虫纲节肢动物有　(　　)
5. 甲壳纲节肢动物有　(　　)

（6—10 题共用备选答案）

A. 发育式传播　B. 发育繁殖式传播　C. 繁殖式传播

D. 经卵传递式传播　E. 机械性传播

6. 森林脑炎病毒在蜱体内传播属于　(　　)
7. 丝虫幼虫在蚊体内传播属于　(　　)
8. 鼠疫杆菌在蚤体内传播属于　(　　)
9. 疟原虫在蚊体内传播属于　(　　)
10. 蛔虫卵在蝇体内传播属于　(　　)

（三）C 型题（每组试题共用 4 个备选答案，备选答案可重复被选，但每题只有 1 个正确答案）

（1—4 题共用备选答案）

A. 叮刺、吸血和毒害　B. 超敏反应

C. 两者均有　D. 两者均没有

1. 蝇蛆病的损害为(　　)
2. 成蚊吸血的损害(　　)
3. 蜱瘫痪的损害为(　　)
4. 粉螨性皮炎的损害(　　)

（四）X 型题（在 5 个备选答案中，至少有 2 个正确答案，多选或少选均不得分）

1. 可寄生于人体内的医学节肢动物有　(　　)

A. 蝇幼虫　B. 疥螨　C. 人虱幼虫

D. 白蛉　E. 蠕形螨

2. 以机械性传播病原体为主要传病方式的昆虫有　(　　)

A. 白蛉　B. 蝇类　C. 蚊虫　D. 蚤类　E. 蜚蠊

3. 医学节肢动物的直接危害包括　(　　)

A. 骚扰　B. 毒害　C. 过敏反应　D. 寄生　E. 吸血

4. 可由媒介节肢动物生物性传播的疾病有 ( )
A. 霍乱 B. 鼠疫 C. 蛔虫病 D. 黑热病 E. 丝虫病

5. 下列属于经卵传递式传播疾病的是 ( )
A. 伊蚊体内的流行性乙型脑炎病毒 B. 家蝇体内的脊髓灰质炎病毒
C. 白蛉体内的利什曼原虫 D. 硬蜱体内的森林脑炎病毒
E. 恙螨幼虫体内的恙虫立克次体

五、问答题

1. 医学节肢动物对人的直接危害包括哪些方面?
2. 举例说明医学节肢动物生物性传播疾病的方式主要有哪几种。
3. 列表指出我国蚊媒病及其主要的传播媒介蚊种。
4. 试述病媒节肢动物的判定依据。
5. 如何理解病媒节肢动物的综合防制?具体的防制手段有哪些?

参考答案

一、名词解释

1. 医学节肢动物(medical arthropod):是指通过骚扰、刺蜇、吸血、毒害、寄生和传播病原生物体等方式危害人类健康的节肢动物。

2. 虫媒病(arbo-disease):指由医学节肢动物传播的疾病。

3. 机械性传播(mechanical transmission):有些节肢动物在传播疾病时,病原体附着于媒介节肢动物体表、口器或通过消化道而散播,没有明显的形态或数量变化,节肢动物在病原体传播过程中只起携带输送的作用,这种传播方式称为机械性传播。

4. 生物性传播(biological transmission):有些节肢动物传播疾病时,病原体在媒介节肢动物体内经历发育和(或)繁殖的阶段,才具有感染性,这个过程是病原体完成生活史必不可少的环节,这种传播方式称为生物性传播。

5. 经卵传递式(trans-ovarian type):有些病原体不仅在节肢动物体内增殖,而且可侵入雌虫的卵巢,经卵传递,以致节肢动物下一代仍具感染性,这种传播方式称为经卵传递式。经卵传递式多见于蜱螨类及蚊等。

二、填空

1. 身体左右对称而分节 具成对而分节的附肢 体表骨骼化 循环系统开放式
2. 昆虫纲 蛛形纲 甲壳纲 唇足纲 倍足纲
3. 体分为头、胸、腹 3 部分 头部有触角 1 对 胸部有足 3 对
4. 体分为头胸和腹两部或头胸腹愈合成躯体 有足 4 对 无触角
5. 病媒节肢动物 虫媒病
6. 疟疾 丝虫病等 结膜吸吮线虫病 黑热病
7. 直接危害 间接危害
8. 发育式 繁殖式 发育繁殖式 经卵传递式

9. 生物学证据 流行病学证据 自然感染证据 实验室感染证据
10. 环境治理 化学防制 物理防制 生物防制 遗传防制 法规防制

三、是非题

1. 是 2. 是 3. 否 4. 是 5. 否 6. 是 7. 是 8. 否 9. 否 10. 否

四、选择题

(一) A1 型题

1. D 2. A 3. D 4. E 5. A 6. C 7. B 8. D 9. A 10. B

(二) B 型题

1. D 2. E 3. B 4. A 5. C 6. D 7. A 8. C 9. B 10. E

(三) C 型题

1. D 2. A 3. A 4. B

(四) X 型题

1. ABE 2. BE 3. ABCDE 4. BDE 5. ADE

五、问答题

1. 医学节肢动物对人的直接危害包括 4 个方面。

(1) 吸血和骚扰：例如，蚊、蝇的飞行、吸血使人烦躁不安。

(2) 毒害作用：蜱吸血时将毒液注入人体引起蜱瘫痪。

(3) 超敏反应：节肢动物的唾液、分泌物、排泄物、皮壳等异性蛋白均可成为致敏原，引起宿主超敏反应。例如，疥螨寄生于人体可引起皮疹和瘙痒等超敏反应。

(4) 寄生：某些节肢动物本身可作为病原体寄生于人体。例如，蝇蛆、疥螨和蠕形螨均可寄生于人体，引起寄生虫病。

2. 医学节肢动物的生物性传播疾病的方式有以下 4 种。

(1) 发育式：即病原体在节肢动物体内只有形态变化，无数量改变。例如，丝虫幼虫在蚊体内的发育。

(2) 繁殖式：即病原体在节肢动物体内无形态变化，只有数量的增加。例如，鼠疫杆菌在蚤体内的增殖。

(3) 发育繁殖式：病原体在节肢动物体内既有形态变化，又有数量的增加。例如，疟原虫在蚊体内的发育。

(4) 经卵传递式：病原体在节肢动物体内增殖后侵入卵巢，再经卵传递给下一代。例如，恙螨传播恙虫病。

3. 我国蚊媒病及其主要媒介蚊种见下表。

蚊媒病	主要病媒节肢动物
疟疾	中华按蚊、嗜人按蚊、微小按蚊、大劣按蚊
班氏丝虫病	淡色库蚊、致倦库蚊、中华按蚊
马来丝虫病	中华按蚊、嗜人按蚊
流行性乙型脑炎	三带喙库蚊
登革热	白纹伊蚊、埃及伊蚊

4. 病媒节肢动物的判定依据有4个方面。

(1) 生物学证据：节肢动物是当地的优势种或常见种，种群密度大，寿命长，与人类关系密切。

(2) 流行病学证据：节肢动物的地理分布及季节消长与疾病的流行地区及流行季节相一致。

(3) 实验室的证据：用实验方法对节肢动物进行人工感染，病原体能在节肢动物体内发育、繁殖，并能感染易感实验动物，或完成感染期的发育。

(4) 自然感染的证据：在疾病的流行区和流行季节采集可疑节肢动物，分离出该种疾病的病原体，如是原虫和蠕虫，须查到感染期病原体。

5. 综合防制原则是在长期医学节肢动物防制实践中总结出来的，是今后的发展趋势。综合防制的基本思想是：从媒介节肢动物与生态环境和社会条件的整体观念出发，根据标本兼治、治本为主、安全有效、经济实用的原则，把环境治理放在首位，将物理防制、化学防制、生物防制等防制措施和方法系统组成一套合理的防制方案，因时因地制宜，把媒介节肢动物控制在不足以为害的水平，以达到除病灭害和减少骚扰的目的。

① 强调要从医学节肢动物与生态环境和社会条件的整体观念出发。② 强调治本，把环境防制放在首位。③ 强调防制措施或方法的系统组合，提出一套标本兼治、治本为主、安全有效、经济实用系统的防制方法。④ 强调从实际出发，因时因地制宜地采取合理的有效防制手段。⑤ 在防制目标上，要求将防制对象的种群数量减少到不足为害的水平，而不是过去提出的彻底消灭。

具体的防制手段有以下几点：

(1) 环境治理：通过改造和处理其孳生地和栖息地环境及改善人群居住条件等，使之不利于医学节肢动物生存和繁殖。

(2) 物理防制：利用各种机械、热、声、光、电等手段，捕杀、隔离或驱赶节肢动物，使其远离人群。

(3) 化学防制：使用天然或合成的药物毒杀或驱避医学节肢动物。

(4) 生物防制：利用捕食性生物或致病性生物防制医学节肢动物。

(5) 遗传防制：改变或移换医学节肢动物的遗传物质，降低其繁殖势能，控制其种群数量。

(6) 法规防制：通过制定相关法规或条例，对医学节肢动物进行监测和强制性的防制工作。

（于晶峰　木　兰）

第二十四章　昆　虫　纲

(1) 掌握昆虫纲的基本形态特征及发育特点。

(2) 掌握蚊、蝇、白蛉的形态特点、生活史要点、生态及其与疾病的关系。

(3) 熟悉蚊、蝇、白蛉的重要种类和蚊的防制原则。

(4) 掌握蚤、虱、蜚蠊成虫的形态特征、生活史要点、生态及其与疾病的关系。

(5) 熟悉蚤、虱、蜚蠊的重要种类和防制原则。

(6) 了解蠓、虻、蚋形态特点、生活史要点、生态习性、与疾病的关系及防制原则。

(7) 熟悉臭虫、毒隐翅虫成虫形态特点、生活史、生态习性及其与疾病的关系及防制原则。

测试习题

一、名词解释

1. 完全变态(complete metamorphosis)

2. 不完全变态(incomplete metamorphosis)
3. 化蛹(pupation)
4. 羽化(emergence)
5. 蝇蛆病
6. 越冬

二、填空题

1. 医学昆虫常见的3种类型的口器是________、________和________。
2. 从头部区分雌雄蚊,可看__________鞭节上的轮毛,雄蚊的轮毛__________,雌蚊的轮毛__________。
3. 成蚊停落时的姿态,按蚊属身体与停落面成________,而库蚊与伊蚊属与停落面________。
4. 寄生于人和动物皮下的蚤是________。
5. 蝇类主要是通过________携带病原体,污染食物,传播疾病。
6. 寄生于人体表的两种虱是________和________。
7. 人居室内的两种臭虫是________和________。
8. 蜚蠊的发育为________变态,蜚蠊产卵前先分泌一种物质形成坚硬的________。
9. 嗜吸人血的蚊种有________、________、________、________、________。
10. 蚊幼虫在水中成静态进行呼吸时,按蚊属幼虫的身体__________,库蚊属和伊蚊属幼虫则__________。
11. 虱能够紧紧抓住宿主毛发或衣物纤维是由于其________节末端的爪与________节的指状突形成________。
12. 耻阴虱形体宽短似________,耻阴虱病属于________疾病。
13. 雌性和雄性成虫均吸血并传播人体疾病的重要昆虫是________和________,分别传播的主要疾病是________、________和________、________。
14. 淡色库蚊的栖息习性是________性,中华按蚊是________性,大劣按蚊是________性。
15. 幼虫期孳生于土壤(疏松土质)或尘土中的昆虫是________和________。
16. 以其含有病原体的粪便污染人体皮肤和黏膜伤口而传播疾病的病媒昆虫是________和________。

三、是非题(请在认为正确的题后括号内填"是",错误的题后括号内填"否")

1. 在我国,传播班氏丝虫病的仅有淡色库蚊和致倦库蚊。 (　　)
2. 蚊传播疾病的方式是通过雌蚊和雄蚊吸血将病原体注入人体。 (　　)
3. 因为人虱叮刺吸血,所以人虱可以传播人畜共患病。 (　　)
4. 白蛉全身密布细毛,可通过体表携带病原体传播疾病。 (　　)
5. 臭虫的口器为咀嚼式,咬人后引起皮肤红肿,痛痒难忍。 (　　)
6. 按蚊属蛹无呼吸管,库蚊属及伊蚊属蛹有呼吸管。 (　　)
7. 蝇幼虫寄生在泌尿生殖道可引起蝇蛆病。 (　　)
8. 蚤传播的疾病是流行性斑疹伤寒。 (　　)
9. 虱传播肾病综合征出血热。 (　　)
10. 雌雄虫、若虫均吸血的医学昆虫是虱和蚋。 (　　)

四、选择题

(一) A1 型题(从 5 个备选答案中选择 1 个最佳答案)

1. 臭虫的吸血习性为 ( )
   A. 若虫嗜吸人血 B. 雄虫嗜吸人血 C. 雌虫嗜吸人血
   D. 雌、雄虫嗜吸人血 E. 雌、雄虫及若虫嗜吸人血
2. 中华按蚊翅的形态特征是 ( )
   A. 翅前缘有 2 个白斑 B. 翅前缘有 4 个白斑 C. 翅前缘有 6 个白斑
   D. 翅前缘无白斑,只有黑斑 E. 黑白斑全无
3. 发育为不全变态医学昆虫的是 ( )
   A. 蚋 B. 蠓 C. 臭虫 D. 白蛉 E. 虻
4. 偏吸畜血兼吸人血的蚊种是 ( )
   A. 中华按蚊 B. 微小按蚊 C. 白纹伊蚊
   D. 大劣按蚊 E. 淡色库蚊
5. 下列描述为库蚊属幼虫的形态特征的是 ( )
   A. 呼吸管短而粗 B. 呼吸管细而长
   C. 无呼吸管,仅有呼吸孔 1 对 D. 既有呼吸管又有呼吸孔
   E. 以上描述均不正确
6. 蝇传播病原体的主要方式是 ( )
   A. 发育式 B. 增殖式 C. 发育增殖式
   D. 经卵传递式 E. 机械性传播
7. 蚤的吸血习性是 ( )
   A. 仅幼虫吸血 B. 仅雌虫吸血 C. 仅雄性吸血
   D. 雌雄性均吸血 E. 幼虫、成虫均吸血
8. 下列对蝇生活史描述错误的是 ( )
   A. 发育为全变态 B. 卵产出后 1 天即可孵化 C. 幼虫分为 3 龄
   D. 某些蝇直接产幼虫 E. 均为舐吸式口器
9. 下列对蠓生态习性表述错误的是 ( )
   A. 滋生地广泛,可为各种水体、湿地及潮湿土壤
   B. 雄蠓、雌蠓均吸血,雌蠓吸血范围广
   C. 绝大多数种类在白天、黎明或黄昏吸血
   D. 飞行能力不强
   E. 以卵或幼虫越冬
10. 虱的吸血习性为 ( )
    A. 雌虫吸血 B. 雄虫吸血 C. 若虫吸血
    D. 雌虫、雄虫、若虫均吸血 E. 雌虫及若虫吸血,雄虫不吸血
11. 全变态昆虫的发育过程为 ( )
    A. 卵—若虫—蛹—成虫 B. 卵—幼虫—若虫—蛹—成虫
    C. 卵—若虫—成虫 D. 卵—幼虫—蛹—成虫
    E. 卵—幼虫—若虫—成虫
12. 按蚊幼虫主要孳生于 ( )
    A. 小型容器的积水中 B. 各种类型的污水中

C. 大型静止或缓流的清水中　D. 潮湿的泥土或草丛中
E. 无选择性，上述均可

13. 我国广大平原地区疟疾的主要传播媒介是 (　　)
A. 中华按蚊　B. 微小按蚊　C. 大劣按蚊
D. 嗜人按蚊　E. 以上都是

14. 下列地方的积水不适于白纹伊蚊孳生的是 (　　)
A. 树洞　B. 竹筒　C. 盆罐
D. 稻田　E. 废轮胎

15. 鼠疫杆菌在蚤体内大量繁殖的部位是 (　　)
A. 胃上皮细胞表面　B. 胃上皮细胞内　C. 唾腺内
D. 体腔内　E. 前胃几丁质刺间

16. 下列对蝇类生态习性描述错误的是 (　　)
A. 蝇类孳生物分为人粪类、畜禽粪类、腐败动物质类、腐败植物质类和垃圾类
B. 成蝇的食性分为不食蝇类、吸血蝇类和非吸血蝇类
C. 蝇类的活动、栖息场所因种而异
D. 季节分布分为春秋型、夏秋型、夏型和秋型
E. 以夏型和秋型蝇类与夏秋季肠道传染病的关系最为密切

17. 蝇类可生物性传播 (　　)
A. 贾第虫病　B. 绦虫病　C. 锥虫病
D. 阿米巴病　E. 体内外携带病原体，机械性传播疾病

18. 下列对蚤的描述不正确的是 (　　)
A. 体小，两侧扁平　B. 全身有向后生长的毛、鬃、刺、栉
C. 触角 1 对，分 3 节，位于触角窝内　D. 足 3 对，无翅
E. 生活史为不全变态

19. 可传播流行性乙型脑炎的媒介蚊种是 (　　)
A. 中华按蚊　B. 微小按蚊　C. 大劣按蚊
D. 三带喙库蚊　E. 嗜人按蚊

20. 下列对蜚蠊生活习性的描述正确的是 (　　)
A. 飞翔能力强，活动范围大　B. 白天在靠近食物处活动，夜间隐匿
C. 夜间在靠近食物处活动，白天隐匿　D. 耐饥能力弱，需每日取食
E. 仅成虫越冬

(二) A2 型题(病例摘要型最佳选择题，从 5 个备选答案中选择 1 个最佳答案)

1. 患者，女，42 岁，吉林市近郊农民，2002 年 10 月 21 日，右眼被一虫体撞击，随后因右眼摩擦痛、痒、异物感而就医。裂隙灯显微镜检查：可见右眼结膜囊内有数条黑头白体的小虫蠕动，麻醉后用小镊子取出虫体 9 条，生理盐水洗眼，并嘱患者以润舒滴眼液及色苷酸钠滴眼液点眼，次日痊愈。根据以上信息，应首先考虑的诊断是 (　　)
A. 眼结膜吸吮线虫病　B. 眼蝇蛆病　C. 眼囊尾蚴病
D. 眼棘球蚴病　E. 眼裂头蚴病

2. 患儿，女，4 岁，因头皮瘙痒 1 周就诊。患儿平素与母亲同住，2 周前曾与母亲外出旅游，1 周前不明诱因出现头皮瘙痒，部位不固定，夜间尤为明显，无头屑、脱发等。于当地诊所予以“酮康唑洗剂”洗头等治疗后无好转，瘙痒加重。母亲近期确诊为头虱。患儿既往体健，无特殊疾病史。患儿体表可能寄生的虫体是 (　　)

A. 臭虫 B. 蚤幼虫 C. 白蛉幼虫
D. 头虱 E. 人体虱

3. 患者，男性，社会流浪人员，无业，40～50 岁，被志愿者和民政局工作人员送入医院。家族史及病史不详。患者神志清楚，精神差，抬入病房，被动体位。双侧下肢离断，伤口感染严重，恶臭，断面游离组织呈条索状，无痛触觉。断面组织表面及组织间隙深部存在大量白色活动蝇蛆，大小不等，长 0.1～1.0 cm，表面蝇蛆掉落于检查床面爬动。根据以上信息，应首先考虑的诊断是 ( )

A. 胃蝇蛆病 B. 皮肤蝇蛆病 C. 伤口创伤蝇蛆病
D. 耳鼻喉蝇蛆病 E. 眼蝇蛆病

（三）A3 型题（病例组型选择题，每个病例下设若干道试题，从每一道试题下面的 5 个备选答案中选择 1 个或多个答案）

（1—3 题共用题干）患儿，男，12 岁，吉林市人。2020 年 10 月左眼被一飞行虫体撞击，随后自觉左眼摩擦痛、瘙痒、畏光、流泪，且逐渐加重，2 小时后感左眼内有小虫爬行，急诊检查：双眼视力均 1.0，左眼上、下眼睑肿胀。翻开眼睑，在裂隙灯显微镜下见：结膜囊内有数条蠕动活跃的黑头白体小虫，并向结膜皱壁或泪小点等隐蔽处爬行。经 1% 地卡因溶液表面麻醉眼球后，用小镊子将小虫取出，共 7 条。嘱患儿回家以润舒滴眼液、色苷酸钠滴眼液点眼。次日复查患者已无不适。检查及鉴定：共检查虫体 3 条均呈梭形，乳白色，经 70% 乙醇固定后的虫体长（1.114±0.056）mm，前端有黑色的头咽骨，口钩分别向两侧弯曲，周围有数圈小棘。末端肛节分为左右两叶，每叶有尾钩 10 个左右。后气门较小，呈 D 形。

1. 根据病例所述，应首先考虑的诊断是（单选题） ( )

A. 眼结膜吸吮线虫病 B. 眼蝇蛆病 C. 眼囊尾蚴病
D. 眼棘球蚴病 E. 眼裂头蚴病

2. 患儿左眼的症状是由于（单选题） ( )

A. 蝇舐吸眼分泌物时，感染期幼虫自喙逸出，侵入眼结膜囊
B. 羊狂蝇直接产出 1 龄幼虫
C. 误食猪带绦虫卵后发育为囊尾蚴
D. 误食细粒棘球绦虫卵后发育为棘球蚴
E. 裂头蚴在人体内移行所致

3. 根据羊狂蝇的食性特点，它的口器是（单选题） ( )

A. 舐吸式 B. 刺吸式 C. 咀嚼式
D. 复合式 E. 无口器

（4—6 题共用题干）患者，女，32 岁，因阴部瘙痒 10 天就诊。患者 10 天前外出旅游后出现阴部皮肤瘙痒。瘙痒逐渐加重，以夜间为主，影响睡眠，余无特殊不适。1 天前患者自觉阴部有虫爬感，遂来医院就诊。既往体健，否认不洁性交史。专科检查：阴部见散在红斑、抓痕及点状血痂，少许细碎鳞屑，未见丘疹、水疱；阴毛毛干可见针尖大小黑褐色及灰白色颗粒状物附着，附着紧，不能擦除；肛周、腋下未见异常。皮肤镜检查：阴毛发根见多个紧密附着的黄褐色扁平虫体，部分成虫一半虫体钻入皮内，虫体内可见暗红色血液流动。毛干上见较多芝麻粒状褐色虫卵及透明空卵，尖端呈锐角黏附于毛干上。

4. 患者体表寄生的虫体是（单选题） ( )

A. 臭虫 B. 蚤幼虫 C. 白蛉幼虫
D. 耻阴虱 E. 人体虱

5. 该病的主要传播途径是（单选题） ( )

A. 臭虫体表鬃毛携带虫卵所致 B. 蚤叮人吸血时注入病原体

C. 白蛉叮人吸血时注入病原体　　D. 通过性接触感染
E. 误食虫卵感染

6. 下列关于该虫体的描述正确的是(多选题)　（　）
A. 口器为舐吸式　　B. 足末端生有攫握器,能紧握阴毛不脱落
C. 足末端刚毛上有吸垫,紧紧吸附皮肤　　D. 寄生于体毛较粗而稀疏之处
E. 生活史为不完全变态,发育过程中有卵、若虫和成虫三个时期

(四) B 型题(每组试题有 5 个备选答案,每题只有 1 个正确答案,每个答案可选择一次或多次,或一次也不选)

(1—4 题共用备选答案)
A. 鼠疫　　B. 流行性斑疹伤寒　　C. 黑热病
D. 结膜吸吮线虫　　E. 流行性乙型脑炎

1. 蚊传播　（　）
2. 蝇传播　（　）
3. 虱传播　（　）
4. 蚤传播　（　）

(5—7 题共用备选答案)
A. 发育式　　B. 繁殖式　　C. 发育繁殖式
D. 经卵传递式　　E. 机械式携带

5. 蚊传播登革热病毒属于　（　）
6. 蚊传播疟原虫属于　（　）
7. 蝇传播溶组织内阿米巴属于　（　）

(五) C 型题(每组试题共用 4 个备选答案,备选答案可重复被选,但每题只有 1 个正确答案)

(1—3 题共用备选答案)
A. 刺吸式　　B. 舐吸式
C. 两者均有　　D. 两者均没有

1. 蝇类的口器类型为　（　）
2. 成蚊的口器类型为　（　）
3. 蝇类幼虫的口器类型为　（　）

(4—8 题共用备选答案)
A. 机械性传播疾病　　B. 生物性传播疾病
C. 两种方式均可传播疾病　　D. 两种方式均不能传播疾病

4. 蝇　（　）
5. 蚊　（　）
6. 虱　（　）
7. 蚤　（　）
8. 白蛉　（　）

(六) X 型题(在 5 个备选答案中,至少有 2 个正确答案,多选或少选均不得分)

1. 下列疾病由蚊传播的是　（　）
A. 流行性乙型脑炎　　B. 流行性斑疹伤寒　　C. 流行性出血热
D. 登革热　　E. 回归热

2. 蝇类口器有　（　）
A. 舐吸式　　B. 咀嚼式　　C. 刺吸式

D. 复合式　　E. 无口器

3. 蚤传播的疾病有　（　）

A. 鼠疫　　B. 鼠型斑疹伤寒　　C. 流行性斑疹伤寒

D. 流行性出血热　　E. 膜壳绦虫病

4. 在我国，蠓对人体的危害有　（　）

A. 引起皮炎　　B. 引起过敏性休克　　C. 传播乙型脑炎

D. 传播内脏利什曼病　　E. 传播克里米亚-刚果出血热

5. 在我国，蚋对人体的危害，下列叙述正确的是　（　）

A. 引起皮炎　　B. 引起超敏反应　　C. 传播盘尾丝虫病

D. 传播欧氏曼森斯虫病　　E. 传播疾病尚不清楚

6. 在我国，虻对人体的危害有　（　）

A. 引起皮炎　　B. 引起休克　　C. 传播罗阿丝虫病

D. 传播土拉弗氏菌病　　E. 传播血孢子虫病

7. 蚤生活史和生态特点有　（　）

A. 雌蚤通常在宿主皮毛上和窝巢中产卵

B. 蚤耐饥饿能力很强

C. 幼虫以宿主脱落的皮屑、成虫的粪便及未消化的血块为食

D. 蛹羽化时需外界的刺激，如空气的震动，动物走近、接触压力等

E. 对宿主体温敏感，宿主发热或死亡后体温下降时即离开，另寻新宿主

8. 虱与传播疾病有关的习性是　（　）

A. 不耐饥饿　　B. 对湿度敏感　　C. 常边吸血、边排粪

D. 若虫及雌雄虫均嗜吸人血　　E. 体温升高或降低时即离开人体

9. 下述描述的是按蚊属卵的特征的是　（　）

A. 纺锤形、无浮囊　　B. 舟形、有浮囊　　C. 聚集成筏，浮于水面

D. 单个散开，沉于水底　　E. 单个散开，浮于水面

10. 与蝇传播疾病有关的形态特征和生活习性是　（　）

A. 全身密布鬃毛　　B. 爪垫分泌黏液

C. 取食时边吃、边吐、边排粪　　D. 飞翔能力强，活动范围大

E. 具有昼伏夜出的习性

11. 蝇对人类的危害有　（　）

A. 体内外携带病原体，机械性传播疾病

B. 幼虫寄生于人体组织、器官

C. 叮刺吸血

D. 传播地方性斑疹伤寒

E. 传播睡眠病

12. 经媒介昆虫叮刺吸血传播的寄生虫病是　（　）

A. 丝虫病　　B. 锥虫病　　C. 黑热病

D. 疟疾　　E. 血吸虫病

13. 生活史属全变态的医学昆虫有　（　）

A. 蚊　　B. 白蛉　　C. 虱　　D. 蚤　　E. 蝇

14. 下列组织和器官可由蝇幼虫引起蝇蛆病的是　（　）

A. 肠道　　B. 泌尿生殖道　　C. 眼

D. 口腔、耳、鼻咽　　E. 皮肤

15. 作为人类疟疾传播媒介的按蚊，须具备的条件有　（　）

A. 具嗜吸人血习性

B. 具有一定的种群数量

C. 蚊的寿命长于疟原虫在蚊体内发育为子孢子的时间

D. 对人的疟原虫的配子体易感

E. 嗜吸动物血

五、问答题

1. 蚊主要传播哪些寄生虫病？简述其传播机制。
2. 试述蝇类与传播疾病有关的形态结构及生活习性。
3. 当人们进入久无人住的房屋时，为什么会遭受大量蚤的袭击？
4. 蜚蠊主要传播哪些疾病？哪些生态习性与传播疾病有关？
5. 为什么虱生活史各期不易从人体毛发或衣服纤维掉落？
6. 蠓、虻、蚋对人体的危害有哪些？

六、病例分析

患者，女，30 岁，夏季在牧区户外时自觉有一异物进入右眼睑，此后有异物感和刺痛症状。立即到当地医院就诊。眼科常规检查：右眼外观正常。结膜充血，在下睑结膜穹隆部发现有长约 1 mm、白色、半透明快速蠕动的虫体。治疗经过：右眼滴 2%丁卡因麻醉虫体后，用浸湿生理盐水的消毒棉签取出小虫 3 条，患眼涂以红霉素软膏。当晚眼部刺痛、流泪症状完全消失。实验室检查：解剖镜下观察，虫体呈纺锤形，大小为 1.2×0.4 mm，白色。前端有一对角状钩。后端有许多牙状钩，排成“W”形。根据病例所述，应首先考虑的诊断是什么病？其理由是什么？引起该病的主要昆虫是什么？

参考答案

一、名词解释

1. 完全变态(complete metamorphosis)：生活史分为卵、幼虫、蛹、成虫 4 个时期，各期之间在外部形态、生活习性上差别显著。如蚊、蝇、蚤等。

2. 不完全变态(incomplete metamorphosis)：生活史分为卵、若虫、成虫 3 个时期，若虫体小，形态及生活习性与成虫相似，仅生殖器官尚未发育成熟。如虱、臭虫、蟑螂等。

3. 化蛹(pupation)：昆虫最后一个龄期幼虫发育为蛹的过程称为化蛹。如蝇幼虫经两次蜕皮后成为三龄幼虫，三龄幼虫成熟后入土发育为蛹。

4. 羽化(emergence)：昆虫由蛹发育为成虫的过程称为羽化，如蚤蛹在外界条件适宜时成虫破茧而出，完成羽化。

5. 蝇蛆病：蝇类幼虫寄生于宿主组织和器官中引起的疾病称为蝇蛆病。如羊狂蝇幼虫寄生于宿主眼部，引起眼蝇蛆病。

6. 越冬：是昆虫度过冬季气候变化的生理适应性反应，表现为代谢速率下降、行为反应迟缓及生长发育相对停滞。例如，当外界气温低于 10℃时，受精雌蚊卵巢发育停滞，体内贮存的养料转化为脂肪体，躲藏在阴暗、潮湿、避风处，不食不动，这种行为称为蚊虫越冬。越冬的虫期可以是卵、幼虫、蛹或成虫。

二、填空题

1. 咀嚼式　刺吸式　舐吸式
2. 触角　长而密　短而稀
3. 锐角　平行
4. 潜蚤
5. 体内外
6. 人虱　　耻阴虱
7. 温带臭虫　热带臭虫
8. 不全　卵鞘(卵荚)
9. 嗜人按蚊　大劣按蚊　淡色库蚊　致倦库蚊　白纹伊蚊　埃及伊蚊(任选 5 种)
10. 平浮于水面　头倒垂与水面成角度
11. 跗　胫　攫握器
12. 蟹　性传播
13. 蚤　虱　鼠疫　鼠型斑疹伤寒　流行性斑疹伤寒　虱传回归热
14. 家栖　半家栖　野栖
15. 白蛉　蚤
16. 蚤　虱

三、是非题

1. 否　2. 否　3. 否　4. 否　5. 否　6. 否　7. 是　8. 否　9. 否　10. 否

四、选择题

(一) A1 型题

1. E　2. A　3. C　4. A　5. B　6. E　7. D　8. E　9. B　10. D　11. D　12. C　13. A　14. D　15. E　16. E　17. C　18. E　19. D　20. C

(二) A2 型题

1. B　2. D　3. C

(三) A3 型题

1. B　2. B　3. E　4. D　5. D　6. BDE

(四) B 型题

1. E　2. D　3. B　4. A　5. B　6. C　7. E

(五) C 型题

1. C　2. A　3. D　4. C　5. B　6. B　7. B　8. B

(六) X 型题

1. AD　2. AC　3. ABE　4. AB　5. ABE　6. AB　7. ABCDE　8. ABCDE　9. BE　10. ABCD　11. ABCE　12. ABCD　13. ABDE　14. ABCDE　15. ABCD

五、问答题

1. 蚊传播的寄生虫病有疟疾、丝虫病。

(1) 疟疾：在我国，传播疟疾的按蚊主要是中华按蚊、嗜人按蚊、微小按蚊、大劣按蚊等。当雌按蚊刺吸疟疾患者血时，雌、雄配子体随血液进入蚊胃内进行配子生殖，在胃弹性纤维膜下形成卵囊，进行孢子增殖，形成大量子孢子，子孢子进入血腔，最后到达唾腺管，当雌蚊再次叮刺吸血时，子孢子便随蚊的唾液进入人体。

(2) 丝虫病：我国传播丝虫病的蚊媒主要是淡色库蚊、致倦库蚊、中华按蚊、嗜人按蚊。当雌蚊叮刺吸血时，将患者外周血中的微丝蚴吸入蚊胃，微丝蚴穿过胃壁经血腔进入胸肌发育为腊肠期幼虫，经 2 次蜕皮发育为丝状蚴，丝状蚴离开胸肌经血腔到达蚊下唇，当蚊再次叮刺人时，幼虫自下唇逸出，经伤口或正常皮肤侵入人体。

2. 蝇类传播疾病主要是机械性传播，这主要是由于：① 成蝇全身密布鬃毛，足末端的爪垫上密布细毛并分泌黏液，可携带大量的病原体；② 食性杂，取食频繁，常边吃、边吐、边排粪；③ 飞翔能力强，活动范围广。

3. 蚤蛹茧内的虫体羽化时需要外界的刺激，当人们进入久无人住的房间时，由于室内空气的流动对茧蛹产生震动，人们走近蚤蛹时的扰动和接触时的压力，这些因素都可诱使成虫破茧而出。羽化后成虫可立即交配、吸血，故进入久无人住的房间时会遭受大量蚤的袭击。

4. (1) 蜚蠊主要通过体表或体内携带多种病原体，以机械性传播方式传播疾病，病原体有细菌、病毒、寄生虫等，引起细菌性痢疾、伤寒、脊髓灰质炎、肝炎及肠道寄生虫病。此外，蜚蠊还可作美丽筒线虫、念珠棘头虫和缩小膜壳绦虫等寄生虫的中间宿主。

(2) 蜚蠊与传播疾病有关的生态习性主要有：体表或体内携带多种病原体；蜚蠊为杂食性昆虫，喜食含糖类食物；喜群居，白天隐匿于靠近食物、水源的厨房附近，夜间四处活动，增加了传播疾病的机会。

5. 雌虱产卵时分泌胶液，使卵牢固地黏附在毛发或衣服纤维上，故虫卵不易掉落。虱的若虫和成虫的足末端具有由指状胫突和跗节末端的爪形成的“攫握器”，可紧握宿主毛发和衣服纤维。

6. 蠓、虻、蚋对人体的危害如下：

(1) 蠓、虻、蚋都会引起皮炎和超敏反应。

(2) 蠓可传播多种人兽寄生虫病和病毒性疾病。在我国，蠓与人体疾病的关系还不清楚。

(3) 蚋可传播人的盘尾丝虫病和欧氏曼森线虫病。在我国，蚋类是否传播人的疾病，缺少研究报道。

(4) 虻可机械性传播土拉弗菌病和炭疽等人兽共患病，在非洲传播罗阿丝虫病。

六、病例分析

本病由一异物进入眼睑引起，异物为长约 1 mm、白色、半透明快速蠕动的虫体。实验室检查，该物与蝇幼虫形态相似。且患病季节为成蝇活动期，应首先考虑蝇蛆病。应对该幼虫作鉴定，以确定是何种蝇幼虫。经鉴定，虫体为羊狂蝇 1 龄幼虫。

引起眼蝇蛆病的主要为羊狂蝇、宽额鼻狂蝇和紫鼻狂蝇等。

(于晶峰　木兰)

第二十五章　蛛　形　纲

(1) 掌握蜱生活史基本过程、生活习性及其与传病、防制的关系。

(2) 掌握我国重要的蜱媒病的媒介种类及其与疾病的关系。

(3) 熟悉硬蜱与软蜱外部形态比较及生活习性的比较。

(4) 了解蜱防制原则。

(5) 掌握革螨生活习性、与疾病的关系。
(6) 熟悉革螨形态、生活史过程。
(7) 了解革螨防制原则。
(8) 掌握恙螨生活史、生活习性及其与传病、防制的关系和我国传播恙虫病的主要媒介。
(9) 熟悉恙螨幼虫的形态特征。
(10) 了解恙螨防制原则。
(11) 掌握疥螨的生活史、生活习性及其致病和诊断方法。
(12) 熟悉疥螨的形态特征及传播方式、防制原则。
(13) 掌握蠕形螨的诊断方法。
(14) 熟悉蠕形螨生活史和生活习性。
(15) 了解蠕形螨的种类及防治。
(16) 掌握尘螨的致病、诊断。
(17) 熟悉尘螨的生活史、生态及其防治原则。
(18) 了解尘螨的形态。
(19) 熟悉粉螨的致病及诊断。
(20) 了解粉螨的形态、生活史、生态及防制原则。

测试习题

一、名词解释

1. 蜱瘫痪
2. 三宿主蜱
3. 革螨性皮炎
4. 森林脑炎
5. 茎口
6. 疥疮

二、填空题

1. 硬蜱成虫背面有一块________,从背面可看到躯体前端有________。
2. 蜱可传播________、________、________和________等病原体。
3. 寄生人体的蠕形螨有________和________两种。
4. 我国恙虫病的主要传播媒介是________。
5. 在我国,革螨可传播________。
6. 尘螨是目前世界公认的最强烈的过敏源,能引起人体________、________等过敏性疾病。
7. 软蜱主要传播________,还可传播________等疾病。
8. 恙螨对人的直接危害是由于叮咬引起________,而作为媒介可传播________。
9. 革螨大多数营自生生活,寄生性的革螨多数寄生于________,少数寄生于________。
10. 疥螨的雄虫与雌虫的________在宿主________交配。

三、是非题(请在认为正确的题后括号内填“是”,错误的题后括号内填“否”)

1. 硬蜱雄虫盾板大,覆盖整个躯体;雌虫的盾板小,仅覆盖前方一部分。（　）
2. 恙螨传播疾病的方式主要以隔代传播,而蜱兼有当代传播和隔代传播。（　）
3. 尘螨是最强烈的过敏源。（　）
4. 蠕形螨是一种专性寄生虫,对宿主有严格的选择性。（　）
5. 革螨大多数营自生生活,营寄生生活的革螨宿主以啮齿动物为常见。（　）
6. 硬蜱有颚体,而软蜱没有颚体。（　）
7. 疥螨全部生活史在宿主皮肤角质层其自掘的“隧道”内完成,以角质组织和淋巴液为食。（　）
8. 所有的蜱类都可以引起蜱瘫痪。（　）
9. 粉螨是严重危害储藏的粮食及其他储藏物的螨类,又是危害人类健康的病原体。（　）
10. 硬蜱、软蜱、恙螨都可传播 Q 热。（　）
11. 蜱的吸血量非常大,饱血后虫体可胀大几倍至几十倍,甚至可达 100 多倍。（　）
12. 恙螨成虫、若虫、幼虫均营寄生生活,可寄生在家畜和其他动物体表。（　）

四、选择题

(一) A1 型题(从 5 个备选答案中选择 1 个最佳答案)

1. 蜱发育过程中的吸血阶段是（　）
   A. 雌蜱　B. 雄蜱　C. 幼虫　D. 若虫　E. 以上各期均可
2. 引起过敏性哮喘的蜱螨类是（　）
   A. 全沟硬蜱幼虫　B. 蠕形螨　C. 疥螨
   D. 尘螨　E. 恙螨
3. 恙虫病的传播媒介是（　）
   A. 革螨幼虫　B. 尘螨幼虫　C. 恙螨幼虫
   D. 疥螨幼虫　E. 蠕形螨幼虫
4. 软蜱颚体的位置在（　）
   A. 躯体前方　B. 躯体前端　C. 躯体前端腹面
   D. 躯体前端背面　E. 躯体背面
5. 我国传播莱姆病的主要媒介是（　）
   A. 草原革蜱　B. 全沟硬蜱　C. 亚东璃眼蜱
   D. 微小牛蜱　E. 乳突钝缘蜱
6. 疥疮常用的实验诊断方法是（　）
   A. 血液涂片法
   B. 透明胶纸法
   C. 免疫学诊断
   D. 用解剖镜直接检查皮损部位并用手术刀尖端挑出疥螨
   E. 皮肤分泌物培养
7. 蠕形螨主要的感染方式是（　）
   A. 直接或间接接触感染　B. 媒介昆虫叮咬感染　C. 输血感染
   D. 虫卵经口感染　E. 以上方式均可
8. 导致人体肠螨症和肺螨症的螨类是（　）
   A. 尘螨　B. 恙螨　C. 疥螨　D. 蠕形螨　E. 粉螨

9. 传播蜱媒回归热的主要媒介是 ( )
A. 乳突钝缘蜱 B. 恙螨 C. 全沟硬蜱
D. 草原革蜱 E. 亚东璃眼蜱

10. 能引起酒渣鼻的是 ( )
A. 人疥螨 B. 恙螨 C. 粉螨 D. 蠕形螨 E. 尘螨

(二) A2 型题(病例摘要型最佳选择题,从 5 个备选答案中选择 1 个最佳答案)

1. 患者,男,39 岁,养鸡场工人。1 周前患者清理、运输鸡粪,第二天双耳郭、颈部、四肢远端时感瘙痒,数天后发展至双腋部、胸背及双侧腹股沟皮肤,直至以手抓破皮肤。有时在抓痒处可见红色小虫,针尖大小,可活动,有数对足,虫体被挤破后出血。最可能的诊断是 ( )
A. 潜蚤病 B. 疥疮 C. 蠕形螨寄生
D. 蝇蛆病 E. 革螨皮炎

2. 患者,男,35 岁,面部发红、丘疹 3 年。在当地县级医院皮肤科寻求治疗,口服消炎药物和外用消炎软膏,症状一直未见好转,饮酒后有加重倾向。患者曾经在某三甲医院皮肤科诊断为"面部皮炎",经消炎治疗,症状未缓解。医生予以协助诊断治疗。对此患者首先考虑的诊断是 ( )
A. 恙螨皮炎 B. 革螨性皮炎 C. 疥疮
D. 面部蠕形螨感染 E. 谷痒症

(三) A3 型题(病例组型选择题,每个病例下设若干道试题,从每一道试题下面的 5 个备选答案中选择 1 个或多个答案)

(1—4 题共用题干)2020 年 6 月至 7 月间共收治 20 例患者,所有患者均居住在吉林省内的林区或农村,在发病前 4 天到 1 个月有被蜱叮咬的病史,有 4 例患者是经常进入山区工作,反复被蜱叮咬。有 1 例患者曾注射过森林脑炎疫苗。症状与体征:本组 20 例患者均有发热,多为中等程度发热,体温一般在 38～39.5℃,有 7 例体温高达 40.0℃,持续时间 2～10 天,头痛 18 例,抽搐 3 例,精神症状 5 例,昏迷 5 例,11 例患者双上肢或四肢肌力减弱,7 例患者克氏征阳性;脑膜刺激征阳性 12 例。实验室检查 20 例患者中 12 例表现为血常规白细胞升高,血小板均正常,肝功及肾功改变不明显,14 例行腰椎穿刺(腰穿)检查的患者提示病毒性脑炎的表现,腰穿颅压增高 8 例,脑脊液细胞数增高 4 例,蛋白质增高 9 例,糖及氯化物正常。头部 CT 和 MRI 没有提示明显异常。

1. 对于上述病例应首先考虑的诊断是(单选题) ( )
A. 蜱传森林脑炎 B. 脊髓灰质炎 C. 蜱媒回归热
D. 蜱瘫痪 E. 流行性乙型脑炎

2. 如果未能及时明确诊断,患者最可能出现的情况是(单选题) ( )
A. 脑水肿引起癫痫 B. 颈肩部肌肉迟缓性瘫痪 C. 肾功能衰竭
D. 肝性脑病 E. 心脏骤停

3. 引起患者症状的是蜱涎液内的(单选题) ( )
A. 森林脑炎病毒 B. 无形体 C. 劳氏立克次体
D. 神经毒素 E. 克里米亚-刚果出血热病毒

4. 在流行区,为防止蜱虫叮咬,应采取的措施有(多选题) ( )
A. 在蜱虫栖息地喷洒杀虫剂如倍硫磷 B. 在林区可使用烟雾剂灭蜱
C. 进入林区穿"五紧"防护服 D. 每年冬季注射森林脑炎疫苗
E. 使用驱避药物敌敌畏浸泡衣物

(5—7 题共用题干)患儿,男,13 岁。因"臀部红斑、丘疹伴痒 3 个月余"于 2018 年 3 月来某医院就诊。患儿 2 个月前臀部出现散在红斑、丘疹,伴痒,尤以夜间为剧,曾就诊于外院按"湿疹"治疗,治疗后皮疹未见明显好转，且皮疹逐渐增多，逐渐累及躯干、四肢，阴茎出现单个暗红色结节，瘙痒剧烈，遂再次就诊于当地医院，行显微镜直接镜检，结果阴性。体格检查：发育正常，营养良好，浅表淋巴结未触及明显肿大，心、肺、腹未及明显异常。皮肤科检查：臀部、下肢、躯干可见红斑、丘疹、结节，部分皮损表面破溃结痂；阴茎可见单发暗红色结节，指缝、手腕散在淡红色斑丘疹。皮肤镜检查：镜下可见隧道，隧道一端可见棕色小三角形结构。反射式共聚焦显微镜检查：刮取线状红疹部镜检，发现圆形乳白色虫体，虫体长 0.2～0.4 mm，颚体短小，躯体背面有波纹、皮刺及刚毛。足 4 对，前 2 对足与后 2 对足间相距较远，雌虫第 1、2 对足末端有带柄的吸垫，第 3、4 对足末端有长刚毛；雄虫除第 3 对足末端有长刚毛外，其余各足末端均为带柄的吸垫。

5. 对此患者首先考虑的诊断是(单选题)　(　　)

A. 恙螨皮炎　B. 革螨性皮炎　C. 疥疮

D. 皮肤幼虫移行症　E. 谷痒症

6. 本病例的感染途径有(单选题)　(　　)

A. 与感染本病患者密切接触　B. 蚊子吸血感染

C. 误食病原体污染的食物　D. 通过空气吸入感染

E. 误食被本病病原体而感染

7. 下列方法可以查出该病的病原体的是(多选题)　(　　)

A. 用消毒针头挑破局部皮肤，镜检　B. 用解剖镜直接检查皮损部位

C. 将消毒的矿物油滴于皮损处，用刀片刮取皮损镜检

D. 免疫学试验　E. 厚血膜与薄血膜涂片

(四) B 型题(每组试题有 5 个备选答案，每题只有 1 个正确答案，每个答案可选择一次或多次，或一次也不选)

(1—5 题共用备选答案)

A. 颚体在躯体前端，身体背面有盾板　B. 颚体小，在躯体背面不可见，身体背面无盾板

C. 只有幼虫期寄生于宿主和传播疾病　D. 成虫的前两对足末端具有吸垫

E. 是一种强烈的过敏原

1. 疥螨　(　　)
2. 软蜱　(　　)
3. 硬蜱　(　　)
4. 恙螨　(　　)
5. 尘螨　(　　)

(6—9 题共用备选答案)

A. 传播森林脑炎　B. 传播流行性出血热　C. 传播蜱媒回归热

D. 传播克里木—刚果出血热　E. 丛林斑疹伤寒

6. 亚东璃眼蜱传播的疾病是　(　　)
7. 全沟硬蜱传播的疾病是　(　　)
8. 地里纤恙螨传播的疾病是　(　　)
9. 乳突钝缘蜱传播的疾病是　(　　)

(五) C 型题(每组试题共用 4 个备选答案，备选答案可重复被选，但每题只有 1 个正确答案)

(1—4 题共用备选答案)

A. 森林脑炎　B. 肾综合征出血热　C. 两者均有关　D. 两者均无关

1. 硬蜱可传播　(　　)
2. 软蜱可传播　(　　)

3. 恙螨可传播 （　）
4. 革螨可传播 （　）

（六）X型题（在5个备选答案中，至少有2个正确答案，多选或少选均不得分）

1. 可永久寄生于人体并引起疾病的螨是 （　）
A. 尘螨 B. 恙螨 C. 疥螨 D. 蠕形螨 E. 革螨
2. 病原体能经卵传递的虫媒病有 （　）
A. 森林脑炎 B. 新疆出血热 C. 流行性出血热
D. 恙虫病 E. 蜱媒回归热
3. 硬蜱能传播 （　）
A. 莱姆病 B. 新疆出血热 C. 蜱媒回归热
D. Q热 E. 森林脑炎
4. 尘螨对人体的危害有 （　）
A. 过敏性鼻炎 B. 寄生于面部皮肤引起酒渣鼻
C. 引起肠螨症 D. 过敏性哮喘 E. 过敏性湿疹
5. 下列关于蠕形螨的形态描述正确的有 （　）
A. 虫体乳白色，半透明状
B. 躯体分为足体和末体两部分
C. 毛囊蠕形螨较狭长，末体钝圆，通常占虫体长度的2/3以上
D. 皮脂蠕形螨较粗短，末体末端略尖细呈锥状，长占虫体的1/2
E. 体表无横纹

五、问答题

1. 比较硬蜱与软蜱生活史和生态习性的异同。
2. 如何进行疥疮的病原诊断与防治？
3. 我国常见的蜱螨种类有哪些？请描述其主要的传播疾病或所致疾病、病原体及传播方式。
4. 比较寄生于人体内常见螨类的寄生部位、所致疾病、致病机制和症状。
5. 毛囊蠕形螨与皮脂蠕形螨有何区别？

六、病例分析

患者，男，27岁，某假日到野外游玩，约10天后患者突然出现发热（体温39.5℃）、头痛、全身酸痛、食欲缺乏、嗜睡等症状，经医院检查，发现患者双侧腹股沟淋巴结肿大并有压痛，于右侧腹股沟皮肤上见大小为0.8cm的黑色、椭圆形的焦痂。结合患者的病史、临床症状和体征、皮肤焦痂等特点，初步诊断为何疾病？如何预防此病？

参考答案

一、名词解释

1. 蜱瘫痪：某些硬蜱在叮刺吸血过程中，其唾液中的神经毒素可导致宿主运动性神经纤维传导障碍，引起上行性肌肉麻痹现象，重者可导致呼吸衰竭而死亡，称为蜱瘫痪。

2. 三宿主蜱：幼虫、若虫、成虫分别在3个宿主体上寄生的蜱。

3. 革螨性皮炎：患者被革螨叮咬后局部皮肤出现红色小丘疹或风团样损害，中央有针尖大的“咬痕”，奇痒，这种皮肤的炎症性损害称为革螨性皮炎。

4. 森林脑炎：是一种由森林脑炎病毒引起的神经系统急性传染病，为森林区的自然疫源性疾病。传染源主要为野生脊椎动物，病毒通过硬蜱叮刺吸血传播给人。

5. 茎口：恙螨幼虫在宿主皮肤叮刺吸吮时，其螯肢爪刺入皮肤，分泌含多种溶组织酶的唾液，溶解皮下组织，使宿主组织出现凝固性坏死，并形成一条小吸管通到幼虫口中称为茎口。

6. 疥疮：是由疥螨引起的皮肤病，疥螨寄生于人和哺乳动物的皮肤表皮角质层内，引起一种有剧烈瘙痒的顽固性皮肤病，称为疥疮。

二、填空题

1. 盾板　颚体
2. 病毒　螺旋体　立克次体　细菌
3. 毛囊蠕形螨　皮脂蠕形螨
4. 地理纤恙螨
5. 肾综合征出血热
6. 过敏性哮喘　过敏性鼻炎
7. 蜱媒回归热　Q热
8. 恙螨皮炎　恙虫病
9. 宿主体表　体内
10. 后若虫　皮肤表面

三、是非题

1. 是　2. 是　3. 是　4. 是　5. 是　6. 否　7. 是　8. 否　9. 是　10. 否　11. 是　12. 否

四、选择题

(一) A1 型题

1. E　2. D　3. C　4. C　5. B　6. D　7. A　8. E　9. A　10. D

(二) A2 型题

1. E　2. D

(三) A3 型题

1. A　2. B　3. A　4. ABC　5. C　6. A　7. ABC

(四) B 型题

1. D　2. B　3. A　4. C　5. E　6. D　7. A　8. E　9. C

(五) C 型题

1. A　2. D　3. B　4. B

(六) X 型题

1. CD　2. ABCDE　3. ABDE　4. ADE　5. ABCD

五、问答题

1. 相同处：两者的生活史均经历卵、幼虫、若虫和成虫4个时期。

不同处：

（1）硬蜱若虫只有1期，软蜱可有1～6期不等。

（2）硬蜱多生活在森林、草原、灌木等处，软蜱多栖息于家畜的圈舍、鸟巢、野生动物的洞穴及人房的缝隙中。

（3）硬蜱一生只产卵一次，数量几百至数千个，因种而异。软蜱一生可产卵多次，一次产卵50～200个。

（4）硬蜱多选择在白天侵袭宿主，吸血时间长，一般需要数天；而软蜱多在夜间侵袭宿主，吸血时间较短，一般数分钟到1小时。

（5）硬蜱分为单宿主蜱、二宿主蜱和三宿主蜱，而软蜱多为多宿主蜱。

2.（1）诊断：疥疮的病原诊断，可用消毒针尖挑破皮内隧道盲端，取出虫体，在显微镜下鉴定；或将矿物油滴于患处，用消毒刀片轻刮皮肤，把刮取物置于载玻片上镜检虫体；用解剖镜直接检查皮损部位，发现有隧道和其盲端的疥螨轮廓，用手术刀尖端挑出疥螨，即可确诊。

（2）防治：疥螨的传播主要为人群间直接或间接接触引起。应避免与患者直接接触，患者的衣物应经煮沸和蒸汽处理。注意个人卫生，勤洗衣被。患者可涂用硫黄软膏等药物作杀虫治疗。患者的房间应用杀螨剂处理，可阻断传播。

3. 见下表。

蜱螨种类	所传播或所致病	病原体	传播或致病方式
全沟硬蜱	森林脑炎 莱姆病	森林脑炎病毒 包氏螺旋体	生物性传播
草原革蜱	北亚蜱传立克次体病	西伯利亚立克次体	生物性传播
亚东璃眼蜱	新疆出血热	新疆出血热病毒	生物性传播
乳突钝缘蜱	蜱媒回归热	螺旋体	生物性传播
柏氏禽刺螨 格氏血厉螨	肾综合征出血热	汉坦病毒	生物性传播
地里纤恙螨	恙虫病	恙虫病立克次体	生物性传播
人疥螨	疥疮	疥螨	寄生
毛囊蠕形螨 皮脂蠕形螨	蠕形螨病	蠕形螨	寄生
屋尘螨 粉尘螨	过敏性湿疹、鼻炎和哮喘	尘螨分泌物、排泄物、蜕下的皮壳及死亡的虫体等过敏源	过敏

4. 寄生于人体内的常见螨类有恙螨幼虫、人疥螨和蠕形螨，比较如下表。

	寄生部位	所致疾病	致病机制和症状
恙螨幼虫	颈部、腋窝、腰部、腹股沟、阴部等	恙螨皮炎	恙螨幼虫叮刺皮肤时，其唾液能够溶解宿主皮下组织，造成凝固性坏死，产生炎症性损害。受叮咬处出现丘疹，奇痒，有时可引起继发感染
人疥螨	人体的皮肤表皮层内，多见于薄嫩皮肤，如指间、肘窝、腹股沟、胸部等	疥疮	主要症状是剧烈瘙痒。原因是雌螨挖掘隧道时的机械性刺激及虫体的排泄物和分泌物引起过敏反应
蠕形螨	寄生于人体的蠕形螨有两种：毛囊蠕形螨主要寄生于毛囊，常多个群居；皮脂蠕形螨寄生于皮脂腺和毛囊内，常单个寄居	皮肤蠕形螨病	两种蠕形螨致病性相同，可引起毛囊扩张，皮脂腺分泌阻塞，虫体代谢产物引起变态反应。临床上有酒渣鼻、痤疮、毛囊炎、脂溢性皮炎及眼睑炎等

5. 两者的区别有：

(1) 形态：毛囊蠕形螨较狭长，末体钝圆，通常占虫体长度的 2/3 以上；皮脂蠕形螨较粗短，末体末端略尖细呈锥状，长占虫体的 1/2。

(2) 生态习性：毛囊蠕形螨寄生于毛囊内，常 3～6 个甚至更多虫体群居；皮脂蠕形螨常单个寄生于皮脂腺和毛囊内。

六、病例分析

因患者有野外游玩史，出现了上述一系列的症状和体征，并发现患者有典型的皮肤焦痂，可初步诊断为患者得了恙虫病。本病病原体为恙虫病立克次体，鼠类是主要的传染源和贮存宿主。

要预防此病应搞好环境卫生，定期清除杂草、堵塞鼠洞及灭鼠，消灭恙螨的孳生场所。其次在人经常活动的地方及鼠洞附近孳生地喷洒化学杀虫剂，如氯氰菊酯、溴氰菊酯等。而个人旅游及野外作业者应做好防护，不在草地上坐卧休息，使用驱避剂(如邻苯二甲酸二甲酯)涂在衣领、袖口和裤脚上，并扎紧以防幼螨上身。外露皮肤也可涂驱避剂。

（于晶峰　木　兰）

第五篇
人体寄生虫学实验诊断技术及常用抗寄生虫药物

第二十六章　病原学检查技术

(1) 掌握生理盐水直接涂片法、碘液染色涂片法、定量透明厚涂片法及浓聚法等粪便检查方法的原理与操作步骤。

(2) 掌握体液、排泄物、分泌物及活组织等检查方法。

(3) 熟悉特定虫种(血吸虫、绦虫、蛲虫、钩虫等)的特殊检查方法。

(4) 熟悉临床常用的原虫染色方法。

(5) 了解粪便检查的注意事项。

(6) 了解寄生虫的体外培养与动物接种方法。

第二十七章　免疫学与分子生物学检验技术

(1) 掌握皮内试验、血吸虫环卵沉淀试验、旋毛虫环蚴沉淀试验及弓形虫染色试验的原理与操作过程。

(2) 熟悉其他常用免疫学检验方法的原理、特点和用途。

(3) 了解分子生物学检验技术在寄生虫病诊断中的应用。

测试习题

一、名词解释

1. 浮聚法
2. 环沉率
3. 免疫扩散
4. 免疫印迹法
5. DNA 探针

二、填空

1. 检查患者的尿液可诊断________、________，检查患者肌肉组织可诊断______________，十二指肠引流液检查可诊断________、________。

2. 蠕形住肠线虫雌虫主要在________产卵，常用的病原学检查方法是________。

3. 粪便检查常可查见的蠕虫卵有________、________、________、________和________。

4. 肥胖带绦虫的孕节易从人体________逸出，因此用________或________可查到虫卵。

5. 诊断钩虫病常用的实验室方法有________、________和________。其中________是最理想的方法。

三、是非题（请在认为正确的题后括号内填“是”，错误的题后括号内填“否”）

1. 阿米巴患者排出的脓血便中利用碘液染色法可查见包囊。（　　）
2. 感染猪带绦虫的患者通常用透明胶带粘贴法可确诊。（　　）
3. 日本血吸虫寄生于人体肠系膜静脉中，但却可在粪便中检查到该虫虫卵。（　　）
4. 所有蠕虫卵都可以用沉淀法浓集以提高检出率。（　　）
5. 分子生物学诊断技术灵敏度高、特异性强，所以是确诊寄生虫病的金标准。（　　）

四、选择题

（一）A1 型题（从 5 个备选答案中选择 1 个最佳答案）

1. 淋巴结穿刺物镜检可查出的原虫有（　　）
A. 溶组织内阿米巴　B. 蓝氏贾第鞭毛虫　C. 阴道毛滴虫
D. 杜氏利什曼原虫　E. 间日疟原虫

2. 虫体不寄生在肠道，但诊断时可用粪便检查病原体的寄生虫是（　　）
A. 猪肉绦虫　B. 钩虫　C. 肝吸虫
D. 蛲虫　E. 蛔虫

3. 丝虫病的常用实验诊断方法是（　　）
A. 厚血膜涂片法　B. 薄血膜涂片法　C. 淋巴结穿刺法
D. 活组织检查法　E. 生理盐水涂片法

4. 通常在夜间检查可诊断的寄生虫病是（　　）
A. 蛔虫病　B. 疟疾　C. 丝虫病
D. 蓝氏贾第鞭毛虫病　E. 溶组织内阿米巴病

5. 检查十二指肠引流液可诊断（　　）
A. 肝吸虫病　B. 丝虫病　C. 猪带绦虫病
D. 牛带绦虫病　E. 蛔虫病

6. 透明胶纸粘贴法可用于诊断（　　）
A. 钩虫病　B. 蛔虫病　C. 蛲虫病
D. 鞭虫病　E. 丝虫病

7. 粪便检查中，碘液涂片法适宜检查的原虫是（　　）
A. 阴道毛滴虫滋养体　B. 阿米巴活滋养体　C. 各种肠道原虫包囊
D. 蓝氏贾第鞭毛虫滋养体　E. 隐孢子虫卵囊

8. 猪带绦虫病的确诊依据是（　　）
A. 粪便中检查出虫卵　B. 粪便中发现猪带绦虫孕节　C. 皮下触摸到结节
D. 血清中查出绦虫抗体　E. 消瘦

9. 最可能检出溶组织内阿米巴滋养体的标本是（　　）
A. 成形粪便　B. 黏液脓血便　C. 血液
D. 尿液　E. 前列腺液

10. 诊断间日疟原虫感染者，采血时间应在 （ ）

A. 发作后数小时至 10 小时
B. 发作开始时
C. 第二次发作后 10 小时
D. 潜伏期
E. 发作后 24 小时

（二）X 型题（在 5 个备选答案中，至少有 2 个正确答案，多选或少选均不得分）

1. 外周血液涂片检查可能查到的寄生虫有 （ ）

A. 钩虫
B. 阴道毛滴虫
C. 丝虫
D. 疟原虫
E. 并殖吸虫

2. 弓形虫可寄生于任何有核细胞中，实验诊断方法有 （ ）

A. 体液涂片，吉姆萨染色
B. 组织切片，荧光染色
C. 动物接种分离法
D. 细胞培养法
E. 血清学试验

3. 幼虫孵化法可诊断 （ ）

A. 日本血吸虫病
B. 肝吸虫病
C. 钩虫病
D. 棘球蚴病
E. 囊虫病

4. 血吸虫病可采用的免疫学诊断方法有 （ ）

A. 环卵沉淀试验
B. 酶联免疫吸附试验
C. 染色试验
D. 间接红细胞凝集试验
E. 皮内试验

5. 常用肛门拭子法进行诊断的寄生虫病有 （ ）

A. 蛲虫病
B. 血吸虫病
C. 蛔虫病
D. 牛带绦虫病
E. 猪囊虫病

五、问答题

1. 用血涂片法主要可诊断哪些寄生虫感染？各能查见什么阶段？
2. 消化道寄生虫主要有哪些？各采取何种检测方法检出率较高？

参考答案

一、名词解释

1. 浮聚法：是利用比重较大的液体，使蠕虫卵或者原虫包囊上浮，集中于液体表面以便于检出的浓集方法。

2. 环沉率：在环卵沉淀试验中，血吸虫毛蚴分泌的抗原物质与待测血清中特异性抗体结合，可在虫卵周围形成可见的免疫复合物沉淀，即为阳性反应。产生阳性反应的虫卵占全部虫卵的百分率称为环沉率。

3. 免疫扩散：于一定条件下，抗原与抗体在琼脂凝胶中相遇，在两者含量比例合适时形成肉眼可见的白色沉淀，包括单相免疫扩散和双相免疫扩散。

4. 免疫印迹法：又称为免疫印渍，是一种由高分辨率的十二烷基硫酸钠-聚丙烯酸胺凝胶电泳（SDS－PAGE）和转移电泳、固相酶免疫试验相结合的分析检测技术。

5. DNA 探针：又称为基因探针或核酸探针，是指用生物素、同位素、酶或其他半抗原标记的已知序列的 DNA 片段。

二、填空

1. 滴虫性阴道炎　丝虫病　旋毛虫病　肝吸虫病　蓝氏贾第鞭毛虫病
2. 肛周　肛门拭子法
3. 蛔虫卵　鞭虫卵　钩虫卵　肝吸虫卵　血吸虫卵
4. 肛门　棉签拭子法　透明胶纸法
5. 直接涂片法　饱和盐水浮聚法　钩蚴培养法　饱和盐水浮聚法

三、是非题

1. 否　2. 否　3. 是　4. 否　5. 否

四、选择题

(一) A1 型题

1. D　2. C　3. A　4. C　5. A　6. C　7. C　8. B　9. B　10. A

(二) X 型题

1. CD　2. ABCDE　3. AC　4. ABDE　5. AD

五、问答题

1. 用血涂片法主要可诊断丝虫和疟原虫感染。

(1) 丝虫感染：可查见微丝蚴。

(2) 疟原虫感染：间日疟原虫感染可查见环状体、大滋养体、裂殖体和配子体；恶性疟原虫感染可查见环状体和配子体。

2. 消化道寄生虫主要有：蛔虫、鞭虫、钩虫、姜片虫、猪带绦虫、牛带绦虫、结肠小袋纤毛虫、蛲虫、溶组织内阿米巴、隐孢子虫、蓝氏贾第鞭毛虫。可分别采取如下方法检出：

(1) 蛔虫、鞭虫、钩虫、姜片虫、猪带绦虫、牛带绦虫、结肠小袋纤毛虫：粪检直接涂片法。

(2) 蛲虫、猪带绦虫、牛带绦虫：棉签拭子法或透明胶纸法。

(3) 溶组织内阿米巴：多采用生理盐水直接涂片法查滋养体，涂片碘液染色法查包囊。

(4) 隐孢子虫：粪检直接涂片金胺-酚改良抗酸染色法。

(5) 蓝氏贾第鞭毛虫：生理盐水直接涂片铁苏木素染色法。

（王　燕）

第二十八章　常用抗寄生虫药物

(1) 掌握抗线虫药阿苯达唑、芬苯达唑、噻苯达唑、噻嘧啶、甲苯达唑、左旋咪唑、哌嗪的常用别名、基本药理作用和用途、使用注意事项。

(2) 熟悉抗线虫药阿苯达唑、芬苯达唑、噻苯达唑、噻嘧啶、甲苯达唑、左旋咪唑、哌嗪的用法与剂量。

(3) 了解抗线虫药阿苯达唑、芬苯达唑、噻苯达唑、噻嘧啶、甲苯达唑、左旋咪唑、哌嗪的剂型与规格。

(4) 了解乙胺嗪的作用与用途。

(5) 掌握抗吸虫和抗绦虫药吡喹酮、呋喃丙胺、硫双二氯酚、硝硫氰胺、氯硝柳胺、鹤草酚的常用别名、基本药理作用和用途、使用注意事项。

(6) 掌握槟榔、南瓜子的作用、用途和用法。

(7) 熟悉抗吸虫和抗绦虫药吡喹酮、呋喃丙胺、硫双二氯酚、硝硫氰胺、氯硝柳胺、鹤草酚的用法与剂量。

(8) 了解抗吸虫和抗绦虫药吡喹酮、呋喃丙胺、硫双二氯酚、硝硫氰胺、氯硝柳胺、鹤草酚的剂型与规格。

(9) 掌握抗阿米巴、贾第虫和滴虫药甲硝唑、替硝唑、奥硝唑、塞克硝唑、硝唑尼特、二氯尼特、双碘喹啉、哌硝噻唑的常用别名、基本药理作用和用途、使用注意事项。

(10) 熟悉抗阿米巴、贾第虫和滴虫药甲硝唑、替硝唑、奥硝唑、塞克硝唑、硝唑尼特、二氯尼特、双碘喹啉、哌硝噻唑的用法与剂量。

(11) 了解抗阿米巴、贾第虫和滴虫药甲硝唑、替硝唑、奥硝唑、塞克硝唑、硝唑尼特、二氯尼特、双碘喹啉、哌硝噻唑的剂型与规格。

(12) 掌握抗利什曼原虫及锥虫药葡萄糖酸锑钠、锑酸葡胺、依西酸喷他脒的常用别名、基本药理作用和用途、使用注意事项。

(13) 熟悉抗利什曼原虫及锥虫药葡萄糖酸锑钠、锑酸葡胺、依西酸喷他脒的用法与剂量。

(14) 了解抗利什曼原虫及锥虫药葡萄糖酸锑钠、锑酸葡胺、依西酸喷他脒的剂型与规格。

(15) 了解苄硝唑的作用与用途。

(16) 掌握抗疟药氯喹、硝喹、甲氟喹、(无味)奎宁、磷酸哌喹、咯萘啶、青蒿素、蒿甲醚、双氢青蒿素、青蒿琥酯、本芴醇、伯氨喹、乙胺嘧啶、磺胺多辛的常用别名、基本药理作用和用途、使用注意事项。

(17) 熟悉氯喹、硝喹、甲氟喹、(无味)奎宁、磷酸哌喹、咯萘啶、青蒿素、蒿甲醚、双氢青蒿素、青蒿琥酯、本芴醇、伯氨喹、乙胺嘧啶、磺胺多辛的用法与剂量。

(18) 了解氯喹、硝喹、甲氟喹、(无味)奎宁、磷酸哌喹、咯萘啶、青蒿素、蒿甲醚、双氢青蒿素、青蒿琥酯、本芴醇、伯氨喹、乙胺嘧啶、磺胺多辛的剂型与规格。

(19) 了解吡啶、盐酸卤泛群、阿莫地喹的作用与用途。

测试习题

一、名词解释

1. 耐药性
2. 抗复发
3. 不良反应

二、填空题

1. 肠外阿米巴病首选的治疗药物是________。
2. 史克肠虫清的正式药名是________。
3. 治疗黑热病的特效药物为________。
4. 抢救脑型疟疾患者的常用药物有________、________、________、________等。
5. 呋喃丙胺是治疗________的药物。

三、是非题(请在认为正确的题后括号内填“是”,错误的题后括号内填“否”)

1. 噻苯达唑为治疗粪类圆线虫病最有效的药物。( )
2. 阿苯达唑为广谱驱虫药,对肠道寄生蠕虫均有杀灭作用。( )
3. 硝硫氰胺用于治疗绦虫病时须注意总疗程剂量不能超 350 mg。( )
4. 氯喹在肝中的浓度可达到同期血浆中浓度的 200～700 倍,可用于治疗阿米巴性肝脓肿。( )
5. 咯萘啶与伯氨喹合用为根治间日疟的常用方案。( )

四、选择题

(一) A1 型题(从 5 个备选答案中选择 1 个最佳答案)

1. 下列药物可用于杀灭利什曼原虫的是 ( )
   A. 替硝唑　B. 奥硝唑　C. 乙胺嗪
   D. 葡萄糖酸锑钠　E. 噻克硝唑
2. 能控制急性阿米巴痢疾症状,但不能防止其传播的药物是 ( )
   A. 阿苯达唑　B. 双碘喹啉　C. 甲硝唑
   D. 二氯尼特　E. 伯氨喹
3. 下列药物既能杀灭血吸虫成虫,又能杀灭肠绦虫成虫的是 ( )
   A. 氯硝柳胺　B. 吡喹酮　C. 呋喃丙胺
   D. 硫双二氯酚　E. 硝硫氰酯
4. 下列药物既能驱肠道线虫,又能治疗囊虫病的是 ( )
   A. 阿苯达唑　B. 芬苯达唑　C. 噻苯达唑
   D. 甲苯达唑　E. 左旋咪唑
5. 下列药物对疟原虫红细胞内期、红细胞外期以及孢子增殖期均有强大作用的是 ( )
   A. 哌喹　B. 甲氟喹　C. 硝喹
   D. 氯喹　E. 伯氨喹

(二) X 型题(在 5 个备选答案中,至少有 2 个正确答案,多选或少选均不得分)

1. 下列药物对吸虫感染和绦虫感染均有疗效的有 ( )
   A. 鹤草酚　B. 呋喃丙胺　C. 吡喹酮
   D. 硝硫氰胺　E. 硫双二氯酚
2. 驱肠道线虫,常用的药物有 ( )
   A. 阿苯达唑　B. 噻苯达唑　C. 甲苯达唑
   D. 左旋咪唑　E. 噻嘧啶
3. 对急性阿米巴痢疾的治疗和防止其传播,可用的药物有 ( )
   A. 甲硝唑　B. 替硝唑　C. 碘喹仿
   D. 二氯尼特　E. 伯氨喹
4. 对抗氯喹的恶性疟株,可考虑使用的抗疟药物有 ( )
   A. 咯萘啶　B. 奎宁　C. 蒿甲醚
   D. 双氢青蒿素　E. 青蒿琥酯
5. 甲硝唑可用于治疗的疾病有 ( )
   A. 阿米巴病脓肿　B. 滴虫性阴道炎　C. 旅游者腹泻
   D. 皮肤利什曼病　E. 麦地那龙线虫病

五、问答题

1. 请简述阿苯达唑的作用、用途和用药的注意事项。
2. 结合疟原虫的生活史过程,阐述疟疾的治疗和预防用药。

参考答案

一、名词解释

1. 耐药性:又称抗药性(drug resistance),系指微生物、寄生虫以及肿瘤细胞对于化疗药物作用的敏感性降低,导致药物的化疗作用明显下降,甚至消失。但抗药性多指由病原体引起的疾病,而耐药性则亦指因长期服药,造成相同剂量却不如当初有效的情况。

2. 抗复发:用药物等杀灭间日疟和卵形疟感染者肝细胞内的休眠体,以防止复发的发生。

3. 不良反应:凡用药后产生与用药目的不相符的并给患者带来不适或痛苦的反应统称为不良反应。药物的不良反应包括副作用、毒性反应、变态反应、后遗效应、继发效应、特异质反应及“三致”(致癌、致畸、致突变)作用。一般是可预知的,但有的是不可避免的,有的则是难以恢复的。

二、填空题

1. 甲硝唑
2. 阿苯达唑
3. 葡萄糖酸锑钠
4. 咯萘啶 青蒿素 蒿甲醚 青蒿琥酯
5. 血吸虫病

三、是非题

1. 是 2. 否 3. 否 4. 是 5. 是

四、选择题

(一) A1 型题

1. D 2. C 3. B 4. A 5. C

(二) X 型题

1. CE 2. ABCDE 3. ABCD 4. ABCDE 5. ABCDE

五、问答题

1. 阿苯达唑的作用、用途和用药的注意事项如下:

(1) 作用与用途:本品系苯并咪唑类药物,能阻断虫体对各种营养和葡萄糖的摄取并能阻碍其ATP的生成从而杀死虫体。驱虫谱较广,是目前杀虫作用最强的一种药物,对蛔虫、钩虫、蛲虫、鞭虫、粪类圆线虫以及旋毛虫等线虫感染有非常显著的疗效,对其虫卵也有显著的杀伤活性。此外,本品能透过囊尾蚴和细粒棘球蚴的囊壁,对囊虫病和包虫病也有明显疗效。本品口服吸收缓慢,原药在肝脏转化为亚砜和砜,前者为杀虫成分。无蓄积性。

(2) 不良反应与注意事项：① 少数患者有轻微口干、乏力、头晕、恶心等。② 对药物过敏者、有癫痫病史及妊娠、哺乳期女性均忌用；有严重肝、肾、心脏病及活动性溃疡患者慎用，不能长期大剂量使用。③ 治疗囊虫病时，易发生颅内高压、视力障碍及癫痫发作等，系虫体崩解释放异体蛋白造成，应注意预防。④ 驱蛲虫应在 2 周后重复 1 次。

2. 疟原虫的生活史可分为蚊体内发育和人体内发育两大发育阶段，而蚊体内又可进一步分为配子生殖阶段和孢子增殖阶段，人体内也可进一步分为红细胞外期和红细胞内期，即“两大阶段，四小阶段”。其中间日疟和卵形疟的红细胞外期又可分为速发型和迟发型(体眠体)两种发育过程，而红细胞内期裂体增殖期为引发临床发作的发育阶段。根据抗疟药物对疟原虫各发育期的不同作用，可安排不同的用药方案以达到不同的治疗或预防效果。

(1) 作用于红细胞外期速发型：如伯氨喹、硝喹、乙胺嘧啶等，可用于临床发作的预防控制。

(2) 作用于红细胞外期休眠体：如伯氨喹、硝喹、乙胺嘧啶等，主要用于根治疟疾，防止复发，休止期治疗等。

(3) 作用于蚊体内发育阶段(配子生殖阶段或孢子增殖阶段)：如乙胺嘧啶、硝喹等，主要用于防止疟疾传播。

(4) 作用于红细胞内期裂体增殖期：氯喹、哌喹、咯萘啶、青蒿素类等，主要用于疟疾发作症状的控制和预防。控制症状药物的使用特别要注意抗药性，尤其抗氯喹的恶性疟株等，首选咯萘啶、青蒿素类等。其次是注意联合用药，尤其重症疟疾，需联合用药方能收到良好的效果。

(王　燕)

综合测试题一

一、名词解释

1. 寄生虫生活史(life cycle)
2. 世代交替(alternation generation)
3. 医学原虫(medical protozoa)
4. 机会性致病寄生虫(opportunistic parasite)
5. 带虫免疫(premunition)

二、填空题

1. 寄生虫病的实验诊断可分为________和________两部分。

2. 联合国开发计划署、世界银行和世界卫生组织倡议要求加强防治的10种热带病中,有7种为寄生虫病,它们分别是________、________、________、________、________、________、________。

3. 华支睾吸虫、姜片虫、日本血吸虫、卫氏并殖吸虫、钩虫、蛲虫的虫卵内含物分别是________、________、________、________、________、________。它们的感染阶段分别为________、________、________、________、________、________。

4. 日本血吸虫的主要保虫宿主是________、________等哺乳动物,而华支睾吸虫的保虫宿主主要是________、________等。

5. 猪带绦虫头节的特点是________、________、________,而牛带绦虫的头节的特点是________、________、________。

6. 肠道阿米巴病时病变最常见的主要部位是________、________,其次是________、________。

7. "旅游者腹泻"的寄生虫病原体是________,其生活史有________和________两个时期。

8. 与间日疟原虫比较,恶性疟原虫红细胞内期早期滋养体在形态上具有________、________、________、________等4种常见特点。

9. 疟原虫寄生于人体的________和________内,进行________增殖。

10. 丝虫的成虫寄生于人体的________,而幼虫则可在________中出现,病原检查取血时间以________为宜。

11. 溶组织内阿米巴、阴道毛滴虫、杜氏利什曼原虫、疟原虫的感染阶段分别是________、________、________、________。

12. 疟原虫在按蚊体内进行有性生殖和孢子增殖,经过________、________、________、________发育阶段,最后发育为________。

13. 可依据________、________、________和________等形态特点,来鉴别按蚊、伊蚊和库蚊的成蚊。

14. 疥螨寄生于人体内的________内,可引起________,主要通过________而传播。

15. 钩虫、丝虫和粪类圆线虫对人体的感染阶段是________,蛔虫对人体的感染阶段是________,而绦虫对人体的感染阶段可以是________,有的绦虫也可以是________。

三、是非题(请在认为正确的题后括号内填"是",错误的题后括号内填"否")

1. 布氏姜片吸虫的第一中间宿主是淡水螺,第二中间宿主是蝲蛄、溪蟹。 ( )
2. 人生食或半生食含活囊尾蚴的"米猪肉"和"米牛肉"均可引起囊虫病。 ( )

3. 蛔虫卵的突出特征之一是其表面有一层凹凸不平的蛋白质膜。（　　）
4. AIDS病患者易并发机会性致病寄生原虫病，并可致死。（　　）
5. 厚血膜涂片法和薄血膜涂片法均可用于疟疾的病原学检查。（　　）
6. 钳取旋毛虫病患者的腓肠肌、肱二头肌和肱三头肌做活体组织检查，查到旋毛虫的成虫即可确诊。（　　）
7. 日本血吸虫成虫生活和产卵均是在人体的静脉血管内，病原学检查通常用外周血查其虫卵。（　　）
8. 凡寄生于肠道的蠕虫均为经口感染。（　　）
9. 利什曼原虫可引起人体贫血及继发性免疫缺陷。（　　）
10. 在患者的黏液脓血便中查到多核滋养体是溶组织内阿米巴病的确诊依据。（　　）

四、选择题

(一) A1型题(单句型最佳选择题，从5个备选答案中选择1个最佳答案)

1. 下列虫种中免疫特点为伴随免疫的寄生虫是（　　）
   A. 日本血吸虫　B. 间日疟原虫　C. 丝虫
   D. 杜氏利什曼原虫　E. 痢疾阿米巴原虫
2. 下列对旋毛虫生活史的描述错误的是（　　）
   A. 多种动物可作为旋毛虫的宿主
   B. 成虫和幼虫同时寄生在一个宿主体内
   C. 雌虫产出的虫卵经淋巴管或小静脉达骨骼肌发育为幼虫并成囊
   D. 约半年后囊包钙化，囊内幼虫死亡
   E. 雌虫寿命约1个月，一生产幼虫500～2000条
3. 下列绦虫可致囊虫病的是（　　）
   A. 曼氏迭宫绦虫　B. 牛带绦虫　C. 细粒棘球绦虫
   D. 猪带绦虫　E. 微小膜壳绦虫
4. 寄生于肠道内的吸虫是（　　）
   A. 日本血吸虫　B. 布氏姜片吸虫　C. 华支睾吸虫
   D. 卫氏并殖吸虫　E. 斯氏狸殖吸虫
5. 下列疟原虫期与引起疟疾复发有关的是（　　）
   A. 配子体　B. 红外期裂殖体　C. 红内期裂殖体
   D. 速发型子孢子　E. 迟发型子孢子
6. 下列对经铁苏木素染色的溶组织内阿米巴包囊的描述，不正确的是（　　）
   A. 具有单核及棒状拟染色体　B. 具有双核及棒状拟染色体
   C. 具有四核　D. 具有四核及许多拟染色体
   E. 具有单核及糖原泡
7. 阴道毛滴虫主要寄生于女性的（　　）
   A. 阴道壁　B. 尿道壁　C. 尿道
   D. 子宫颈　E. 阴道后穹隆
8. 人体弓形虫的首位传染源来自（　　）
   A. 患者　B. 病畜　C. 隐性感染者
   D. 患者、病畜的排泄物　E. 以上都不是

9. 华支睾吸虫病的主要防治原则是 ( )
A. 不生食或半生食淡水蟹、蝲蛄
B. 不生食或半生食淡水鱼虾
C. 不生食水生植物
D. 不生食猪肉
E. 注意个人卫生

10. 人体感染日本血吸虫后,从粪便查到虫卵最早的时间是 ( )
A. 24 天 B. 30 天 C. 35 天 D. 42 天 E. 60 天

11. 肛门拭子法查获带绦虫卵的机会比粪检多的原因是 ( )
A. 成虫夜间在肛门外产卵
B. 成节从肛门脱落
C. 孕节逸出肛门时,虫卵散布在肛门周围
D. 肛门拭子易黏附虫卵
E. 以上都不是

12. 蛔虫病伴胆道蛔虫症时,应如何处理 ( )
A. 立即驱虫
B. 立即外科手术
C. 先安蛔,待病情缓解后再驱虫
D. 先驱虫,同时对症处理
E. 立即驱虫,并防止发生肠梗阻

13. 治疗严重贫血的钩虫病患者应 ( )
A. 立即驱虫,再纠正贫血
B. 先纠正贫血,再驱虫
C. 只需驱虫,不必治疗贫血
D. 驱虫与治疗贫血同时进行
E. 只需治疗贫血,不必驱虫

14. 蛲虫病患儿造成自身重复感染的主要原因是 ( )
A. 患儿用手搔抓肛周皮肤,虫卵污染手指
B. 患儿免疫力较低
C. 虫卵污染食物
D. 感染性虫卵可经吸入感染
E. 蛲虫病较难治愈

15. 下列有关马来丝虫的描述错误的是 ( )
A. 微丝蚴头间隙较长,长宽之比为 2∶1
B. 微丝蚴在外周血液中出现的时间为晚 8 时至次晨 4 时
C. 成虫主要寄生于深部淋巴系统
D. 主要传播媒介是中华按蚊
E. 我国山东、海南、台湾地区无马来丝虫流行

16. 构成寄生虫病流行必须具备的 3 个环节是 ( )
A. 传染源、传播途径、易感人群
B. 病原体、社会因素、自然因素
C. 寄生虫的数量、致病力、毒力
D. 寄生虫、人体、所处环境
E. 温度、湿度、雨量

17. 疟疾主要传染源是指 ( )
A. 现症患者
B. 带虫者
C. 血液中查到疟原虫的人
D. 复发患者
E. 末梢血中含疟原虫成熟雌雄配子体的人

18. 在主要放牧区细粒棘球绦虫的终宿主和中间宿主是 ( )
A. 羊和狗 B. 人和羊 C. 羊和骆驼

D. 人和狗　　E. 狗和羊

19. 防治蛲虫病的关键是　（　）

A. 治疗患者　　B. 搞好环境卫生　　C. 注意个人卫生

D. 防止再感染　　E. 消灭保虫宿主

20. 虫媒病是指　（　）

A. 由医学昆虫作媒介传播的疾病　　B. 由吸血昆虫叮人后传播的疾病

C. 由医学节肢动物作媒介传播的疾病　　D. 由蜱、螨传播的疾病

E. 由医学节肢动物作媒介传播的动物源性疾病

(二) A2 型题(病例摘要型最佳选择题,从 5 个备选答案中选择 1 个最佳答案)

1. 某苗族青年在背部皮下发现直径为 1～1.5 cm 大小结节,2 个月后又发生持续性癫痫,该青年可能患　（　）

A. 牛带虫病　　B. 棘球蚴病　　C. 囊尾蚴病

D. 微小膜壳绦虫病　　E. 猪带绦虫病

2. 患儿,男,6 岁 8 个月,家住城市,据其父讲述,患儿半年来常用手指挠肛门,夜间睡眠常有夜惊和磨牙现象,晚上检查其肛门周围可见白线头状小虫爬动。查体:患儿消瘦,痛苦病容,肛周皮肤有红肿和陈旧性抓痕。根据该患儿临床表现和体检,确诊应采取的实验室方法是　（　）

A. 生理盐水直接涂片法　　B. 定量透明厚涂片法(改良加藤法)

C. 水洗沉淀法　　D. 饱和盐水漂浮法

E. 透明胶纸法

3. 一四川籍男性,腹壁、腰背部发现多发性游走性皮下结节,活检见结节内有隧道样窟穴及夏科-雷登晶体,有弥漫性嗜酸性粒细胞浸润,但未见虫卵及虫体,应考虑是　（　）

A. 肝吸虫病　　B. 并殖吸虫病　　C. 血吸虫病

D. 肠吸虫病　　E. 阿米巴病

4. 一患儿突然腹痛,以剑突下偏右侧阵发性绞痛为特点,有钻顶样感,坐卧不安,伴有呕吐,体检发现剑突右下侧有压痛,无反跳痛及肌紧张。询问病史后得知,以前曾有两次类似症状,但较轻,后自行缓解,该患儿可能患有　（　）

A. 胆道蛔虫症　　B. 蛔虫性肠梗阻　　C. 蛔虫性肠穿孔

D. 华支睾吸虫病　　E. 布氏姜片吸虫病

5. 一患儿因生食含活旋毛虫幼虫囊包的猪肉而感染旋毛虫病,出现腹痛、腹泻、恶心、呕吐、厌食等,试分析以上症状出现在旋毛虫对人体危害的　（　）

A. 幼虫侵入期　　B. 囊包形成期

C. 幼虫移行期及囊包形成期　　D. 肌肉受累期及囊包形成期

E. 以上各期均可出现

(三) A3 型题(病例组型选择题,每个病例下设若干道试题,从每一道试题下面的 5 个备选答案中选择 1 个或多个答案)

(1—3 题共用题干)患者,51 岁,男,黑龙江双城人,渔民。1995 年 3 月初出现上腹胀痛、厌油腻和食欲减退,对症处理无效。10 月中旬,开始出现皮肤黄染,消瘦。于 10 月 26 日入院。有经常生食鱼肉史。体格检查:一般情况尚可,皮肤、巩膜黄染,肝肋下未触及,无叩击痛。实验室检查:嗜酸性粒细胞 18%,总胆红素 127 μmol/L,丙氨酸氨基转移酶 1048 U/L。B 超检查:“肝脏大小、形态正常,光点分布均匀,肝右前叶肝胆管内有多处大小不等之强回声,成串排列,后伴声影,血管走行清晰,门静脉内径正常,胆总管内径 9 mm。”入院后做十二指肠液引流,在 300 mL 的引流液中,发现 5 条葵花籽样虫体,淡红色,大小为(10～25)mm×(3～5)mm。又将引流液离心,取沉渣镜检,发现大量芝麻粒

样虫卵，黄褐色，大小为(30～35)μm×(12～20)μm，卵壳较厚，卵前端有一明显的小盖，卵后端钝圆，有一逗点状突起，卵内含毛蚴。

1. 该病例应诊断为哪种寄生虫感染？(单选题)　(　　)
   A. *Clonorchis sinensis*　B. *Faciolopsis buski*
   C. *Paragonimus westermani*　D. *Schistosoma japonicum*
   E. *Pagumogonimus skrjabini*
2. 诊断依据有(多选题)　(　　)
   A. 有经常生食鱼肉史　B. 十二指肠液引流发现成虫、虫卵
   C. 实验室检查依据　D. 黄疸性肝炎症状
   E. 有腹痛、腹泻
3. 治疗时应首选的药物是(单选题)　(　　)
   A. 吡喹酮　B. 阿苯达唑　C. 甲苯达唑
   D. 甲硝唑　E. 米帕林

(4—8 题共用题干)患者，47 岁，女，四川人，因医师诊断为流行性感冒，经治疗无效，以间歇发热 5 天住院。主诉 5 天前出现发热症状，多于下午出现，体温在 38.5℃左右，伴寒战，晚间发热症状可自行缓解。在不发热期间，感觉良好。住院前 2 天再次发作，症状同前，两次发作之间体温正常。入院当天左侧胸痛伴轻度咳嗽，体温升至 40.5℃、寒战。查体：血压 19.42/11.97 kPa(146/90 mmHg)，心率 120 次/分，呼吸 20 次/分，体温 40.3℃，急性病容，左肺可闻少量啰音，脾可触及、质软。实验室检查：血红蛋白 140 g/L，血沉 14 mm/h，白细胞总数 6.65×10^9/L，其中中性粒细胞 0.80，淋巴细胞 0.20，尿糖及蛋白(—)。病程：入院后 4 小时虽没服药却退热，血涂片检查显示一个油镜视野中有 4 个红细胞内有原虫寄生，虫体均有一个细胞核和大量细胞质，细胞质形态不规则，有空泡和伪足，其上有棕黄色小点，被寄生的红细胞胀大、变浅，其上有红色小点。入院后检查脾可触及、质软。

4. 此患者患的疾病是(单选题)　(　　)
   A. 弓形虫病　B. 黑热病　C. 恶性疟疟疾
   D. 间日疟疟疾　E. 三日疟疟疾
5. 血涂片所见的病原体是(单选题)　(　　)
   A. 刚地弓形虫包囊　B. 恶性疟原虫环状体
   C. 间日疟原虫滋养体　D. 三日疟原虫配子体
   E. 杜氏利什曼原虫无鞭毛体
6. 做血涂片检查最好的取血时间为(单选题)　(　　)
   A. 夜晚　B. 寒战前　C. 发热前
   D. 寒战后即刻　E. 发热数小时
7. 杀血内原虫应选择的药物有(多选题)　(　　)
   A. 氯喹　B. 甲硝唑　C. 伯氨喹
   D. 青蒿素　E. 乙胺嘧啶
8. 此患者要达到彻底治疗的目的还应服用(单选题)　(　　)
   A. 奎宁　B. 伯氨喹　C. 咯萘啶
   D. 乙胺嘧啶　E. 枸橼酸乙胺嗪

(四) B 型题(每组试题有 5 个备选答案，每题只有 1 个正确答案，每个答案可选择一次或多次，或一次也不选)

(1—4 题共用备选答案)

为下列各题配上合适的外文：

A. *Ascaris lumbricoides*　B. cestode　C. ecdysis/molting
D. *Pagumogonimus skrjabini*　E. *Clonorchis sinensis*
1. 人体最大的肠道线虫(　　)
2. 虫体分节的寄生虫(　　)
3. 能引起蠕虫幼虫移行症(　　)
4. 线虫发育特征(　　)

(5—8 题共用备选答案)
下列原虫的主要致病作用
A. 对宿主组织的溶解性破坏作用　B. 慢性坏死性肉芽肿病变
C. 虫体繁殖吸附覆盖肠上皮阻碍营养吸收　D. 侵袭并破坏红细胞
E. 使巨噬细胞大量破坏和增生
5. 疟原虫(　　)
6. 利什曼原虫(　　)
7. 痢疾阿米巴(　　)
8. 蓝氏贾第鞭毛虫(　　)

(9—11 题共用备选答案)
两种生物共同生活在一起,其生活方式可表现为:
A. 一方受益,另一方受害　B. 一方受益,另一方无害　C. 双方都有利
D. 双方都不利　E. 双方都无利也无害
9. 共栖(　　)
10. 寄生(　　)
11. 互利共生(　　)

(五) C 型题(每组试题共用 4 个备选答案,备选答案可重复被选,但每题只有 1 个正确答案。)

(1—4 题共用备选答案)
A. 细胞内　B. 组织内
C. 两者都是　D. 两者都不是
1. 人疟原虫寄生(　　)
2. 弓形虫寄生(　　)
3. 溶组织内阿米巴寄生(　　)
4. 结肠内阿米巴寄生(　　)

(5—6 题共用备选答案)
寄生于人体内的虫期:
A. 成虫期　B. 幼虫期
C. 两者均可　D. 两者均不可
5. 旋毛虫(　　)
6. 钩虫(　　)

(7—8 题共用备选答案)
昆虫传播疾病的方式:
A. 经受染昆虫粪便污染伤口　B. 含病原体的昆虫体液污染伤口
C. 两者均可　D. 两者均不可
7. 虱传流行性回归热(　　)
8. 蚤传地方性斑疹伤寒(　　)

(9—10 题共用备选答案)
可有严重临床表现:
A. 肝硬化、腹水　B. 侏儒症
C. 两者均可　D. 两者均不可
9. 华支睾吸虫(　　)
10. 日本血吸虫(　　)

(六) X 型题(在 5 个备选答案中,至少有 2 个正确答案,多选或少选均不得分)

1. 原虫的有性生殖包括　(　　)
A. 裂体增殖　B. 接合生殖　C. 配子生殖
D. 出芽生殖　E. 孢子增殖

2. 下列形态或生态特点为按蚊属蚊所共有的是 ( )
A. 卵具浮囊
B. 雌虫的触须短于喙之半
C. 幼虫平浮于水面
D. 幼虫腹节上具掌状毛
E. 成蚊的翅多具黑白斑

3. 能引起肝脾肿大的寄生虫有 ( )
A. 疟原虫
B. 隐孢子虫
C. 蓝氏贾第鞭毛虫
D. 布氏姜片吸虫
E. 血吸虫

4. 透明胶纸法查肛周虫卵可用于哪些寄生虫感染的诊断 ( )
A. 牛带绦虫
B. 杜氏利什曼原虫
C. 蛲虫
D. 华支睾吸虫
E. 旋毛虫

5. 生活史必须经中间宿主才能发育的寄生虫有 ( )
A. 阴道毛滴虫
B. 猪带绦虫
C. 卫氏并殖吸虫
D. 溶组织内阿米巴
E. 丝虫

6. 下列属于机会性致病寄生虫的是 ( )
A. *Toxoplasma gondii*
B. *Giardia lamblia*
C. *Ascaris lumbricoides*
D. *Plasmodium falciparum*
E. *Taenia solium*

7. 可引起人出现皮下包块或结节的寄生虫有 ( )
A. 曼氏迭宫绦虫
B. 卫氏并殖吸虫
C. 细粒棘球绦虫
D. 猪囊虫
E. 华支睾吸虫

8. 节肢动物的主要特征是 ( )
A. 虫体左右对称而且分节，有成对分节的附肢
B. 具开放的循环系统
C. 具几丁质的外骨骼
D. 无体腔
E. 消化道不完整

9. 寄生虫病的流行具有季节性特点是由于 ( )
A. 温度影响媒介宿主体内的寄生虫的发育繁殖
B. 自由生活时期的寄生虫受季节性影响
C. 人群的生产方式会造成季节性感染
D. 媒介宿主的季节性分布
E. 人们的生活活动也有一定影响

10. 蛲虫病流行的特点为 ( )
A. 女性感染率高于男性
B. 肛门—手—口是主要感染方式
C. 集体机构的儿童感染率高
D. 人是唯一传染源
E. 无地方性流行特点

五、问答题

1. 寄生虫对人体有哪些致病作用？请各举例说明。

2. 我国湖北省素有千湖之省的美誉，某校学生暑期结伴前往湖北某湖区旅游并计划下湖游泳等水上活动。结合你所学的寄生虫学知识，你认为应重点预防哪种寄生虫病，为什么？该寄生虫的致病

阶段有哪些？阐述其致病机制。

3. 杜氏利什曼原虫是如何感染人体的？请阐述黑热病导致贫血的机制和病原学诊断方法。

六、病例分析

在某城市以某饺子城为中心附近约 5 km 范围内的居民中，连续出现 230 例患者(男 126 例，女 104 例，年龄 4～60 岁)，均为在该饺子城食入饺子后 1～2 周开始发热，体温在 37.5～40℃，严重者呈弛张热，也有呈稽留热，持续 2～4 周。患者均有不同程度的全身肌肉疼痛、压痛，尤以腓肠肌及肱二头肌、肱三头肌为甚。其中咀嚼疼痛、张口困难 5 例(2.1%)、全身水肿 56 例(28.8%)、眼睑水肿 78 例(33.9%)、结膜充血 24 例(10.4%)、支气管炎症状者 18 例(7.8%)、血尿 3 例(1.3%)、心肌炎表现 12 例(5.2%)、脑炎表现 1 例(0.4%)、胃肠症状 54 例(24.3%)、皮疹 12 例(5.2%)。

血常规检查如下。① 白细胞总数[正常值(4.0～10.0)$\times 10^9$/L]：230 例患者中 85.22%(196/230)超过正常值，其中在(11.0～24.0)$\times 10^9$/L 范围内的患者占 84.35%(194/230)；② 嗜酸性粒细胞绝对值[正常值(0.02～0.52)$\times 10^9$/L]：嗜酸性粒细胞增多在(5.0～12.0)$\times 10^9$/L 范围内的患者占 85.22%(196/230)；③ 嗜酸性粒细胞百分比[正常值 0.4%～8.0%]：排除在做血常规前使用过糖皮质激素类药物的患者，检查值均在 9%～67%，取其中大于 60%的病例(11 例)进行骨髓检测分析，排除血液病的可能。

1. 运用所学的人体寄生虫学知识判断，上述患者可能感染何种寄生虫病？应进一步做什么检查？试述其诊断标准。

2. 阐述该寄生虫生活史特点、致病过程及主要症状。

3. 如何预防和治疗该寄生虫病？

参考答案

一、名词解释

1. 寄生虫生活史(life cycle)：是指寄生虫完成一代的生长、发育与繁殖的整个过程及其所需的外界环境条件，包括寄生虫侵入宿主的途径、虫体在宿主体内移行、定居及离开宿主的方式，以及发育过程中所需的宿主(包括传播媒介)种类和内外环境条件等。

2. 世代交替(alternation generation)：即有性生殖和无性生殖两种方式交替进行。

3. 医学原虫(medical protozoa)：能寄生在人体与医学有关的、个体微小、结构简单，但具有能独立完成全部生命活动的一套完整的生理功能的单细胞真核动物。

4. 机会性致病寄生虫(opportunistic parasite)：某些寄生虫寄生于人体，在宿主免疫功能正常的情况下处于隐性感染的状态，既无临床表现，又不被常规的检测方法检出；当宿主免疫功能低下时，出现异常增殖，侵袭力、致病力大为增强，导致人体发病甚至死亡。此类寄生虫称为机会性致病寄生虫。

5. 带虫免疫(premunition)：某些原虫(如疟原虫、弓形虫、锥虫)感染诱导的免疫应答，可使宿主体内寄生虫数量减少，增殖变慢，维持低水平虫荷，导致临床痊愈，并产生一定的抗特异性攻击的能力，这种免疫现象称为带虫免疫。

二、填空题

1. 病原学检查　免疫学和分子生物学检验

2. 疟疾 血吸虫病 利什曼病 淋巴丝虫病 盘尾丝虫病 非洲锥虫病 美洲锥虫病

3. 毛蚴 1个卵细胞和20～40个卵黄细胞 毛蚴 1个卵细胞和10余个卵黄细胞 4～8个卵细胞 一折叠幼虫 囊蚴 囊蚴 尾蚴 囊蚴 丝状蚴 感染性虫卵

4. 牛 羊 狗 猫

5. 圆球形 有顶突 有两圈小钩 略呈方形 无顶突 无小钩

6. 盲肠 升结肠 乙状结肠 直肠

7. 蓝氏贾第鞭毛虫 滋养体 包囊

8. 环小纤细 双核型 多虫寄生 边缘型

9. 肝细胞 红细胞 裂体

10. 淋巴系统 血液 晚上10时至次晨2时

11. 四核包囊 滋养体 前鞭毛体 子孢子

12. 配子 合子 动合子 囊合子 子孢子

13. 触须 翅 体色 静态

14. 皮肤表皮 疥疮 直接和间接接触

15. 丝状蚴 感染性虫卵 囊尾蚴 虫卵

三、是非题

1. 否 2. 否 3. 是 4. 是 5. 是 6. 否 7. 否 8. 否 9. 是 10. 否

四、选择题

(一) A1 型题

1. A 2. C 3. D 4. B 5. E 6. D 7. E 8. B 9. B 10. C 11. C 12. C 13. B 14. A 15. C 16. A 17. E 18. E 19. D 20. C

(二) A2 型题

1. C 2. E 3. B 4. A 5. A

(三) A3 型题

1. A 2. ABC 3. A 4. D 5. C 6. E 7. AD 8. B

(四) B 型题

1. A 2. B 3. D 4. C 5. D 6. E 7. A 8. C 9. B 10. A 11. C

(五) C 型题

1. A 2. C 3. B 4. D 5. C 6. A 7. B 8. A 9. C 10. C

(六) X 型题

1. BC 2. ACDE 3. AE 4. AC 5. BCE 6. AB 7. ABCD 8. ABCD 9. ABCDE 10. BCDE

五、问答题

1. 寄生虫对人体的致病作用主要有下列4个方面。

(1) 夺取营养：如寄生于肠内的蛔虫、猪带绦虫和牛带绦虫等，通过大量消耗宿主摄入的营养物质，并妨碍宿主对营养的吸收而致营养不良。

(2) 机械损伤：如胆道蛔虫症造成胆管破裂大出血，以及棘球蚴、猪囊尾蚴在脑等各组织、器官的占位性病灶等。

(3) 毒性作用：如溶组织内阿米巴释放的阿米巴穿孔素和其他化学酶类物质破坏溶解宿主组织

造成液化坏死等。

(4) 免疫作用：主要以异体抗原的形式作用于宿主的免疫系统引发超敏反应，如日本血吸虫形成的虫卵肉芽肿、棘球蚴破裂所致的过敏性休克，以及疟原虫引起的免疫病理性溶血等。

2. (1)应重点预防日本血吸虫病，因为该病的感染阶段尾蚴，即在水中侵入人体皮肤，下湖游泳极易造成该病感染。

(2) 血吸虫对人体可有多个致病阶段，包括尾蚴、幼虫、成虫、虫卵。其中虫卵危害最严重。

1) 尾蚴：钻入皮肤后可引起局部丘疹和瘙痒，称为尾蚴性皮炎，是一种速发型和迟发型变态反应。病理变化为毛细血管扩张充血，伴有出血、水肿，周围有中性粒细胞和单核细胞浸润。

2) 幼虫：在宿主体内移行时，所经过的器官(特别是肺)出现血管炎，毛细血管栓塞、破裂，产生局部细胞浸润和点状出血。患者可出现发热、咳嗽、痰中带血、嗜酸性粒细胞增多，这可能是幼虫对血管的直接损伤及虫体所释放的抗原性物质引起的变态反应。

3) 成虫：以其口、腹吸盘吸着于血管壁，可引起血管内膜损伤，导致静脉内膜炎或静脉周围炎。其代谢产物、虫体分泌物、排泄物、表膜脱落物等与相应抗体结合，形成免疫复合物，亦对宿主造成损害。

4) 虫卵：寄生于肠系膜下静脉的雌虫产出的虫卵主要沉积于宿主的肝内门静脉分支及结肠肠壁静脉内，尤以直肠、乙状结肠、降结肠肠壁沉积为最多。虫卵所引起的肉芽肿和纤维化是慢性血吸虫病的主要病因。当虫卵内毛蚴成熟后，其不断分泌出可溶性虫卵抗原(SEA)，透过卵壳微孔缓慢释出。在 SEA 的刺激下，宿主的 T 细胞产生淋巴激活素吸引嗜酸性粒细胞、浆细胞等集聚于虫卵周围，形成虫卵肉芽肿。大量嗜酸性粒细胞集聚，并发生坏死，形成嗜酸性脓肿。当虫卵内毛蚴死亡，其毒素作用逐渐消失，坏死物质被吸收，虫卵发生破裂或钙化，其周围绕以类上皮细胞、异物巨细胞、淋巴细胞。最后，肉芽肿便发生纤维化，逐渐形成瘢痕组织，阻塞肝门静脉分支终端、窦前静脉，在肝门周围出现广泛的纤维化，称为干线型纤维化，最终导致门静脉高压、肝脾肿大和侧支循环，引起腹壁、食管及胃底静脉曲张，严重时可发生上消化道出血与腹水等症状。

3. (1)杜氏利什曼原虫感染人体的过程：杜氏利什曼原虫的传播媒介为白蛉，当感染有前鞭毛体的雌性白蛉叮健康人吸血时，前鞭毛体随白蛉的唾液注入人体内，一部分前鞭毛体被多形核白细胞吞噬破坏，一部分进入巨噬细胞内形成纳虫空泡。虫体在此形成无鞭毛体，以二分裂方式繁殖，数量大量增加，导致巨噬细胞破裂，释放出的无鞭毛体又可侵入附近新的巨噬细胞，并可随巨噬细胞到达全身，特别是在肝、脾、骨髓和淋巴结等富含巨噬细胞的组织、器官。杜氏利什曼原虫造成人体全血细胞减少和肝、脾、淋巴结肿大。

(2) 黑热病患者贫血的机制如下：

1) 脾大可引起脾功能亢进，血细胞在脾内大量被破坏，血液内红细胞、白细胞及血小板都减少。

2) 骨髓有巨噬细胞浸润，影响骨髓的造血功能。

3) 免疫溶血：① 患者的红细胞表面附有杜氏利什曼原虫的抗原。② 虫体代谢产物中有 1～2 种抗原与人的红细胞抗原相同。杜氏利什曼原虫诱导人体产生的抗体可与红细胞结合，在补体参与下溶解红细胞。

(3) 黑热病病原学诊断方法如下：

1) 穿刺检查：包括骨髓穿刺和淋巴结穿刺。将穿刺物涂片、染色、镜检。临床上常用骨髓穿刺，其中髂骨穿刺简便、安全，检出率较高，为 80%～90%。淋巴结穿刺的检出率略低。脾穿刺涂片检出率最高，可达 90%以上，但风险较大，少用。

2) 动物接种和体外培养法：如果虫体数量少，涂片不易发现时，可将穿刺物接种于动物(如地鼠等)腹腔，1～2 个月后取动物肝、脾作印片、切片或涂片查无鞭毛体；或将穿刺物接种于 NNN 培养基，在 25℃温箱培养 1 周后查前鞭毛体。这些方法可提高检出率。

3）皮肤活组织检查：对疑似皮肤型黑热病的患者可从结节处刮取少许组织液，涂片、染色，检查无鞭毛体。

六、病例分析

1. 综合上述资料判断，此案例为发生旋毛虫病暴发流行的可能性最大。应进一步进行相关免疫学检查，如环蚴沉淀实验（CLPT）、间接荧光抗体实验（IFAT）、酶联免疫吸附试验（ELISA）等，也可同时进行肌肉活组织压片法检查（自患者腓肠肌或肱二头肌取样），经压片或切片镜检有无幼虫及囊包，但轻度感染或病程早期（感染后 10 日内）均不易检获虫体。如果尚有吃剩的肉，也可用同法检查，以资佐证。为提高检出率，也可采用人工胃液消化分离法将肌肉消化后，取沉渣或经过离心后检查有无幼虫。

诊断标准：① 临床病史，有食入过生肉或未熟肉的病史，症状、体征符合旋毛虫病表现（发热、肌痛、颜面部及全身水肿、血中嗜酸性粒细胞增多等）；② 嗜酸性粒细胞绝对值或分类计数百分比高于正常；③ 酶联免疫吸附试验、间接荧光抗体及环蚴沉淀试验等免疫学试验阳性。满足以上第① 项及② 、③项之一者即可诊断为旋毛虫病。

2. 其生活史特点：在寄生人体的线虫中，旋毛虫的发育过程具有其特殊性。成虫和幼虫同寄生于一个宿主内，成虫寄生于小肠，主要在十二指肠和空肠上段；幼虫则寄生在骨骼肌细胞内。在旋毛虫发育过程中，无外界的自由生活阶段，但完成生活史则必须要更换宿主。宿主为人以及多种哺乳动物，如家猪、犬、鼠、猫及熊、野猪、狼、狐等，均同时可作为其终宿主和中间宿主，这些哺乳动物也可为其保虫宿主和传染源。

可将其对人的致病过程分为 3 期。

(1) 侵入期（肠型期，1 周）：脱囊的幼虫和成虫侵入肠黏膜，引起炎症、充血、水肿甚至溃疡。

(2) 幼虫移行期（急性期，2～6 周），幼虫经血液循环移行至全身各器官及侵入骨骼肌，而导致严重的危害：① 幼虫在血管内移行引起血管炎，这是由于幼虫的机械刺激及分泌物毒性作用引起所经过之处组织的炎症反应，患者可出现全身中毒症状、高热、眼睑及面部水肿，血中嗜酸性粒细胞升高。② 幼虫移行至全身肌肉，引起肌炎和肌纤维肿胀、排列紊乱、横纹消失，甚至肌细胞坏死崩解。③ 幼虫移行到肺，损伤肺毛细血管，产生局灶或广泛性肺出血、肺水肿。④ 幼虫侵犯心肌引起心肌炎，可导致心力衰竭，为旋毛虫病死亡的主要原因之一。

(3) 囊包形成期（恢复期，4～16 周）：虫体周围形成梭形囊包，由于幼虫的刺激，导致宿主肌组织由损伤到修复形成玻璃样变的结果。轻症患者全身症状日渐减轻消退，但肌痛可持续数月之久。严重患者出现恶病质、水肿、虚脱、毒血症和心肌炎等，甚至死亡。

3. 预防：不吃生的或未熟透的猪肉及野生动物肉是预防本病的关键。加强卫生宣传教育，改变不良的食肉习惯；认真执行肉类检疫制度，未经宰后检疫的猪肉不准上市；遵守食品卫生管理法规，发现感染有旋毛虫病的肉要坚决焚毁；扑杀鼠类、野犬等保虫宿主等，是防止人群感染的重要措施。

治疗患者：阿苯达唑是目前治疗旋毛虫病的首选药物，不仅有驱除肠内早期幼虫及抑制雌虫产蚴的作用，而且能杀死肌肉中的幼虫，并兼有镇痛、消炎的作用。如在感染后第 1 周内即用药，尚有防止或减轻症状的作用，治愈率可达 100%。此外，甲苯达唑也有较好的治疗效果。病情严重者，除给予支持治疗外，同时可使用肾上腺皮质激素做辅助治疗。

（王 燕）

综合测试题二

一、名词解释

1. 寄生(parasitism)
2. 夜现周期性(nocturnal periodicity)
3. 何博礼现象(hoeppli phenomenon)
4. 转续宿主(paratenic host 或 transport host)
5. 中绦期(metacestode)

二、填空题

1. 可在脑部查出的寄生虫有________、________、________等。
2. 弓形虫感染阶段为________、________、________、________。
3. 免疫力低下或缺陷者易感染的医学原虫有________、________和________等。
4. 人食入生猪肉可感染的寄生虫有________、________、________、________。
5. 寄生虫完成一代________、________、________的整个过程及所需的外界环境条件称为寄生虫的________。
6. 溶组织内阿米巴的传播阶段是________,感染阶段是________,致病时期是________。
7. 半变态的昆虫的发育阶段有________、________、________。
8. 晚期血吸虫病按临床表现通常分为________型、________型、________型和________型。
9. 疟疾贫血的因素为________、________、________、________。
10. 患者出现喜食生米、生豆,甚至泥土、煤渣等________称为________。该病多见于________。
11. 全变态的昆虫有________、________、________、________等。
12. 华支睾吸虫在第一中间宿主体内的发育过程为________、________、________、________。
13. 间日疟原虫可使血液中的________细胞受损,其引起的临床发作表现为周期性________、________、________。
14. 原虫的运动细胞器有________、________、________。
15. 对肝脏有损伤的蠕虫有________、________、________等。

三、是非题(请在认为正确的题后括号内填“是”,错误的题后括号内填“否”)

1. 阿米巴痢疾患者为溶组织内阿米巴的重要传染源。 (　　)
2. 阴道毛滴虫的感染时期是包囊。 (　　)
3. 姜片虫的中间宿主是川卷螺和荸荠。 (　　)
4. 蛔蚴和钩蚴在人体移行过程完全一致。 (　　)
5. 蚊是黑热病的传播媒介。 (　　)
6. 鞭虫感染不能引起肠梗阻。 (　　)
7. 蠕形螨属于蛛形纲。 (　　)
8. 鼠疟原虫可以传播给人。 (　　)
9. 蛲虫病的分布特点是农村感染率高于城市。 (　　)
10. 人是结肠小袋纤毛虫的适宜宿主。 (　　)

四、选择题

(一) A1 型题(单句型最佳选择题,从 5 个备选答案中选择 1 个最佳答案)

1. 通过查血可确诊的寄生虫病为 ( )
   A. 间日疟原虫 B. 溶组织内阿米巴 C. 钩虫
   D. 血吸虫 E. 肝吸虫
2. 引起全血性贫血的原虫是 ( )
   A. 溶组织内阿米巴 B. 杜氏利什曼原虫
   C. 间日疟原虫 D. 蓝氏贾第鞭毛虫
   E. 结肠小袋纤毛虫
3. 线虫体壁的组成部分是 ( )
   A. 皮下层 B. 角皮层 C. 纵肌层
   D. 角皮层+皮下层+纵肌层 E. 皮下层+纵肌层
4. 以含蚴卵为感染期的寄生虫是 ( )
   A. 肝吸虫、钩虫 B. 蛔虫、蛲虫 C. 蛲虫、血吸虫
   D. 蛲虫、钩虫 E. 丝虫、旋毛虫
5. 虫体不寄生在肠道,但诊断时需用粪便检查病原体的寄生虫是 ( )
   A. 猪肉绦虫 B. 钩虫 C. 肝吸虫
   D. 蛲虫 E. 丝虫
6. 日本血吸虫卵的产卵部位是 ( )
   A. 肠腔 B. 肝内小血管 C. 肠壁组织
   D. 肠系膜静脉末梢 E. 肛周
7. 虫卵和幼虫都能感染人体的是 ( )
   A. 猪肉绦虫 B. 鞭虫 C. 牛肉绦虫
   D. 蛔虫 E. 蛲虫
8. 最可能检出溶组织内阿米巴滋养体的标本是 ( )
   A. 成形粪便 B. 黏液脓血便 C. 脓血痰液
   D. 尿液 E. 淋巴液
9. 丝虫病的常用实验诊断方法是 ( )
   A. 厚血片法 B. 薄血片法 C. 淋巴结穿刺
   D. 活组织检查 E. 粪检涂片
10. 棘球蚴砂是指囊液内含有的 ( )
    A. 原头蚴、生发囊、子囊、虫卵 B. 石灰小体
    C. 只有生发囊 D. 只有子囊
    E. 原头蚴、生发囊、子囊
11. 血检间日疟患者的适宜采血时间是 ( )
    A. 发作后 48 小时 B. 发作后 72 小时 C. 发作期间
    D. 发作后数小时至十余小时 E. 发作后 36 小时
12. 鞭虫与钩虫在生活史中的相似之处是 ( )
    A. 感染期均为虫卵 B. 均经口感染 C. 均经皮肤感染
    D. 不需要中间宿主 E. 需要中间宿主

13. 与其他病原体相比，寄生虫的抗原较为复杂，这是因为其 ( )
A. 结构和生活史较复杂
B. 属于低等动物
C. 种类复杂
D. 虫体比微生物大
E. 以上都不对

14. 与饮食习惯密切相关的人体寄生虫病除华支睾吸虫病、并殖吸虫病外，还有 ( )
A. 黑热病和贾第虫病
B. 弓形虫病和阴道毛滴虫病
C. 弓形虫病和带绦虫病
D. 黑热病和阿米巴病
E. 蛲虫病和钩虫病

15. 十二指肠钩虫口囊的结构特征之一是 ( )
A. 钩齿 1 对
B. 钩齿 2 对
C. 板齿 1 对
D. 板齿 2 对
E. 方形

16. 对宿主选择最不严格的原虫是 ( )
A. *malaria parasite*
B. *toxoplasma gondii*
C. *leishmania donovani*
D. *giardia lamblia*
E. *trichomonas vaginalis*

17. 下列寄生虫的感染时期是幼虫囊包的是 ( )
A. 血吸虫 B. 钩虫 C. 旋毛虫 D. 蛔虫 E. 丝虫

18. 我国长江以北地区没有血吸虫病的流行主要是因为 ( )
A. 河流少
B. 无传染源
C. 人群抵抗力强
D. 无钉螺
E. 粪便管理好

19. 肺吸虫的主要致病阶段是 ( )
A. 尾蚴
B. 囊蚴
C. 虫卵
D. 成虫和幼虫
E. 胞蚴

20. 下列描述是关于体虱成虫特征的是 ( )
A. 两侧扁平、口器为刺吸式
B. 背腹扁平、雌虱腹末端为 W 形
C. 头部菱形、口器为咀嚼式
D. 有触角一对、口器为舐吸式
E. 雄虱尾端呈 W 形、雌虱尾端呈钝圆状

(二) A2 型题(病例摘要型最佳选择题，从 5 个备选答案中选择 1 个最佳答案)

1. 患者，男，28 岁，吉林省朝鲜族人，因“发热、黄疸”于 1997 年 11 月 23 日急诊入院。入院后行剖腹探查，见胆道梗阻，放 T 形管引流，引流液中见到虫体。虫体大小为 1～2 cm，背腹扁平，略透明，前端尖后端钝圆。首先应考虑是哪种寄生虫病感染的可能性 ( )
A. 钩虫
B. 姜片吸虫
C. 肝片吸虫
D. 华支睾吸虫
E. 肝毛细线虫

2. 一绦虫病患者，药物驱出一数米长虫体后症状消失，虫卵检查阴性，被认为已治愈。此后该患者非常注意饮食卫生。但 2 个多月后又发现有节片随粪便排出。分析此病例，主要原因可能是 ( )
A. 自体体内重复感染
B. 食入绦虫卵污染的食物，引起新的感染
C. 前次治疗时，头节未被排出
D. 有囊尾蚴寄生，又有囊尾蚴在体内发育为成虫
E. 以上都不是

3. 患儿，女，5 岁，因外阴瘙痒、疼痛一周来院就诊，一周来患儿睡眠不安，常用手搔抓外阴部。局部检查：外阴红肿，于右方大阴唇内侧见两个高粱米粒大小的溃疡，阴道口黏膜充血，有脓性分泌物自阴道流出。阴道分泌物涂片镜检未查到滴虫和霉菌，淋菌 PCR 和沙眼衣原体

PCR 检查均为阴性。其母补述病史：在患儿大便中曾见到白色线头状小虫。重新取阴道分泌物，检查结果：发现可疑虫卵，大小为(50～60)μm×(20～30)μm，无色透明，虫卵一侧较平，一侧凸出，似 D 形。根据病史、体征及检查结果，首先应考虑是哪种寄生虫病感染 ( )

A. 华支睾吸虫　B. 蛲虫　C. 钩虫
D. 并殖吸虫　E. 蛔虫

4. 患者，女，19 岁，北京市某农场挤奶工人。主诉近半年来常出现腹痛、腹泻、水样便、量大、恶臭、无脓血，并伴有发热、头痛，经服抗生素后缓解。近来又出现腹痛、腹泻症状 1 周，实验室检查发现粪便中有梨形虫体，背面隆起，腹面扁平，借助鞭毛运动活泼。根据病史和实验室检查可考虑的寄生虫病诊断为 ( )

A. 人毛滴虫病　B. 蓝氏贾第鞭毛虫病
C. 阿米巴痢疾　D. 结肠小袋纤毛虫病
E. 隐孢子虫病

5. 患者，男性，21 岁，某部队战士。1998 年 7 月，参加湖北抗洪抢险工作时，下肢经常出现红色小丘疹，有痒感。但任务紧急，未及时诊治。9 月份后常出现腹痛、腹泻、粪便时有黏液、脓血，伴发热、食欲缺乏而来就诊。体格检查：一般情况尚可，心肺无异常，肝肋下一横指，有轻压痛。实验室检查：白细胞总数超过 10×10^9/L，嗜酸性粒细胞 8%。粪便查见侧面有小棘的虫卵。该病例应诊断为 ( )

A. 慢性血吸虫病　B. 尾蚴性皮炎　C. 急性阿米巴痢疾
D. 急性血吸虫病　E. 急性布氏姜片吸虫病

(三) A3 型题(病例组型选择题，每个病例下设若干道试题，从每一道试题下面的 5 个备选答案中选择 1 个或多个答案)

(1—3 题共用题干)患者，46 岁，男，浙江某市居民。主诉近 1 个月来发热，咳嗽，咳痰，痰中带血，伴胸痛、乏力、皮疹、消瘦，曾在当地医院对症治疗无效。因发现右上腹部包块，前来就诊。询问病史，曾多次食用过集贸市场的醉石蟹。体格检查：一般情况尚可，心肺无异常，肝脾不大。右上腹部包块，大小约 2.5 cm×3 cm，质中等硬度，无压痛，时有移行。实验室检查：白细胞计数超过 10×10^9/L，嗜酸性粒细胞百分比 21%，嗜酸性粒细胞直接计数高达 2.84×10^9/L。痰抗酸杆菌(—)。胸片中，肺纹理增粗，有小囊样及隧道样改变。肺吸虫皮内试验阳性(1∶8000)。右上腹部包块活检，为嗜酸性肉芽肿，痰、粪便检查虫卵均阳性，诊断为肺吸虫病，采用吡喹酮(总剂量 150 mg/kg)治疗，痊愈。

1. 肺吸虫病的诊断依据是(多选题) ( )

A. 进食醉石蟹病史　B. 肺吸虫皮内试验阳性、X 线胸片阳性
C. 血嗜酸性粒细胞增高　D. 痰、粪检查虫卵均阳性
E. 有发热、咳嗽、咳痰

2. 肺吸虫病的感染方式为(单选题) ( )

A. 进食生的、未熟的蟹或醉蟹　B. 进食生的、未熟的鱼肉
C. 进食生的、新鲜的水生植物　D. 进食生的、未熟的猪肉
E. 进食生的、未熟的蛇肉

3. 预防该病应(多选题) ( )

A. 不食生的、未熟的蟹或醉蟹　B. 加强卫生宣传
C. 积极治疗患者　D. 消灭或治疗保虫宿主
E. 不接触疫水

(4—7 题共用题干)患儿，男，8 岁。因“发音不清、吞咽困难、下肢瘫痪”而入院。患儿平素体健，发病前一天随家长到林区游玩。发病初，患儿易激怒，下肢疼痛，步态蹒跚，随后出现发音不清、吞咽

困难及下肢瘫痪。查体：患儿发育、营养良好，神志尚清楚。在颈后发际处发现硬蜱1只，细心摘除后，经鉴定为安氏革蜱，雌性。常规化验检查均正常。经明确诊断后，及时治疗2日，全部症状消失，患儿痊愈出院。

4. 对于上述病例应首先考虑的诊断是(单选题) ( )
A. 脊髓灰质炎 B. 森林脑炎 C. 蜱媒回归热
D. 蜱瘫痪 E. 流行性乙型脑炎

5. 如果未能及时明确诊断，患儿最可能出现的情况是(单选题) ( )
A. 脑水肿引起昏迷 B. 肾功能衰竭 C. 肝性脑病
D. 呼吸衰竭 E. 心搏骤停

6. 引起患儿的症状是由蜱涎液内的(单选题) ( )
A. 包柔螺旋体 B. 森林脑炎病毒 C. 神经毒素
D. 贝氏立克次体 E. 克里米亚-刚果出血热病毒

7. 发现蜱叮刺人体时，为将蜱摘除应采用的方法有(多选题) ( )
A. 滴乙醚或三氯甲烷将蜱麻醉后拔除 B. 涂甘油或凡士林将蜱窒息后拔除
C. 先将蜱轻轻摇动，再果断拔除 D. 涂抹敌敌畏将蜱杀死后拔除
E. 捏住蜱躯体迅速拔除

(四) B型题(每组试题有5个备选答案，每题只有1个正确答案，每个答案可选择一次或多次，或一次也不选)

(1—5题共用备选答案)
A. 二分裂增殖 B. 多分裂增殖 C. 出芽生殖
D. 接合生殖 E. 配子生殖

1. 间日疟原虫裂殖体生殖方式为( )
2. 阴道毛滴虫滋养体生殖方式为( )
3. 结肠小袋纤毛虫滋养体生殖方式为( )
4. 间日疟原虫孢子增殖式为( )
5. 溶组织内阿米巴滋养体生殖方式为( )

(6—10题共用备选答案)
A. 丝虫 B. 疟原虫 C. 蛔虫
D. 结肠小袋纤毛虫 E. 血吸虫

6. 成虫与虫卵均为离体阶段的是( )
7. 以微丝蚴作为离体阶段的是( )
8. 以配子体作为离体阶段的是( )
9. 只以虫卵作为离体阶段的是( )
10. 以包囊作为离体阶段的是( )

(五) C型题(每组试题共用4个备选答案，备选答案可重复被选，但每题只有1个正确答案。)

(1—4题共用备选答案)
A. 可引起贫血 B. 可致脑部病变
C. 两者都可 D. 两者都不可

1. 广州管圆线虫( ) 2. 十二指肠钩虫( )
3. 蛲虫( ) 4. 马来丝虫( )

(5—6题共用备选答案)
A. 湖汊、洲滩 B. 缸罐积水

C. 两者均是　　D. 两者均非

5. 适合于日本血吸虫病流行的水域环境是(　)

6. 适合于卫氏并殖吸虫病流行的水域环境是(　　)

(7—10 题共用备选答案)

A. 肝　　B. 肺

C. 两者均可以　　D. 两者均不可以

7. 日本血吸虫可寄生在(　　)

8. 华支睾吸虫可寄生在(　　)

9. 卫氏并殖虫可寄生在(　　)

10. 布氏姜片吸虫可寄生在(　　)

(六) X 型题(在 5 个备选答案中,至少有 2 个正确答案,多选或少选均不得分)

1. 蝇对人的危害有　　(　　)

A. 引发疟疾　　B. 机械性携带病原体

C. 传播睡眠病　　D. 叮咬吸血

E. 幼虫可寄生于人体而致病

2. 寄生虫能够在有免疫力的宿主体内生存,是因为寄生虫的特点有　　(　　)

A. 寄生虫的抵抗力强　　B. 抗原变异

C. 虫体体表可获得宿主抗原　　D. 解剖位置的隔离

E. 释放出可溶性抗原,抑制免疫反应

3. 鞭虫的寄生部位可是　　(　　)

A. 空肠　　B. 回肠下端　　C. 结肠

D. 盲肠　　E. 直肠

4. 下列关于肥胖带绦虫成虫的描述错误的是　　(　　)

A. 虫体长 4～8 m　　B. 头节无顶突而有吸盘和小钩

C. 卵巢分为左右两叶及中央小叶　　D. 孕节中子宫主干单侧分支为 7～13 支

E. 体内有许多椭圆形的石灰小体

5. 华支睾吸虫的实验诊断方法可用　　(　　)

A. 粪便直接涂片法　　B. 粪便水洗涂片法

C. 饱和盐水漂浮法　　D. 十二指肠引流法

E. 碘液染色法

6. 由于免疫反应引起贫血的寄生虫病有　　(　　)

A. 钩虫病　　B. 蛔虫病　　C. 疟疾

D. 猪带绦虫病　　E. 杜氏利什曼原虫病

7. 肺溶组织内阿米巴原虫的来源有　　(　　)

A. 经血　　B. 经呼吸道　　C. 经接触

D. 经肝阿米巴病　　E. 经胃阿米巴病

8. 可引起非游走性皮下包块(结节)的寄生虫有　　(　　)

A. 肺吸虫　　B. 猪囊虫　　C. 血吸虫虫卵结节

D. 旋毛虫囊包　　E. 棘球蚴

9. 恶性疟患者外周血涂片中可查到　　(　　)

A. 环状体　　B. 配子体　　C. 裂殖体

D. 滋养体　　E. 子孢子

10. 刚地弓形虫滋养体可寄生于 （ ）
A. 红细胞 B. 巨噬细胞 C. 肝细胞
D. 脑细胞 E. 单核细胞

五、问答题

1. 举出两种能引起贫血的寄生虫，并分别简述其引起贫血的主要原因。
2. 为什么蛲虫病多见于儿童集体生活机构？
3. 人们粪便处理不当可能会造成哪些寄生虫病的流行？分别说明流行原因是什么。

六、病例分析

患者，男，47 岁，蒙古族，牧民。5 个月前出现反复咳嗽，服用止咳药未见好转，并伴有白色粉皮样痰液咳出。因右上腹被马踢伤，突然倒地，呼吸浅促，口唇发绀，高热，四肢冰冷，送医途中死亡。

尸检结果：右肺下叶及肝右叶各有一囊腔，腹腔内可见大量乳黄色浑浊液体，其中可见多个囊肿和乳白色颗粒物，镜检可见原头蚴。肺囊腔和肝囊腔镜检结果同腹腔积液，囊壁双层，内层为生发细胞。

1. 根据临床症状和尸检结果，判断该患者所患何病？分析死亡原因。
2. 哪些方法可早期诊断该疾病？
3. 根据该虫生活史特点，试述如何预防该疾病。

参考答案

一、名词解释

1. 寄生(parasitism)：两种生物共同生活，其中一方受益，另一方受害，受害者提供营养物质和居住场所给受益者，称为寄生。

2. 夜现周期性(nocturnal periodicity)：丝虫微丝蚴白天一般不出现于外周血液，而集中于肺毛细血管中，晚上出现在外周血液中，这种微丝蚴在外周血液中昼少夜多的现象，称为夜现周期性。

3. 何博礼现象(hoeppli phenomenon)：血吸虫卵形成的肉芽肿，急性期易液化形成中心坏死，出现嗜酸性脓肿，在虫卵周围出现许多浆细胞伴以抗原抗体复合物沉着，称为何博礼现象。

4. 转续宿主(paratenic host 或 transport host)：某些蠕虫的幼虫侵入非适宜宿主后不能发育至成虫，但能存活并长期维持幼虫状态，只有当该幼虫有机会侵入其适宜宿主体内时，才能发育为成虫，此种非适宜宿主称为转续宿主。

5. 中绦期(metacestode)：绦虫在中间宿主体内发育的时期称为中绦期。

二、填空题

1. 细粒棘球蚴 溶组织内阿米巴 猪带绦虫 弓形虫 肺吸虫 蛔虫(答对其中任意 3 个即可)
2. 滋养体 成熟卵囊 假包囊 包囊
3. 弓形虫 隐孢子虫 蓝氏贾第鞭毛虫
4. 曼氏迭宫绦虫 链状带绦虫 卫氏并殖吸虫 旋毛形线虫
5. 生长 发育 繁殖 生活史
6. 包囊 四核包囊 滋养体

7. 卵 若虫 成虫
8. 巨脾 腹水 结肠增殖 侏儒
9. 红细胞内期细胞破坏 脾功能亢进 免疫性溶血 骨髓造血障碍
10. 异常表现 异嗜症 钩虫病
11. 白蛉 蝇 蚊 蚤
12. 毛蚴 胞蚴 雷蚴 尾蚴
13. 红 寒战 高热 出汗退热
14. 鞭毛 纤毛 伪足
15. 血吸虫 肝吸虫 包虫

三、是非题

1. 否 2. 否 3. 否 4. 否 5. 否 6. 否 7. 是 8. 否 9. 否 10. 否

四、选择题

(一) A1 型题

1. A 2. B 3. D 4. B 5. C 6. D 7. A 8. B 9. A 10. E 11. D 12. D 13. A 14. C 15. B 16. B 17. C 18. D 19. D 20. B

(二) A2 型题

1. D 2. C 3. B 4. B 5. D

(三) A3 型题

1. ABCD 2. A 3. ABCD 4. D 5. D 6. C 7. ABC

(四) B 型题

1. B 2. A 3. D 4. C 5. A 6. C 7. A 8. B 9. E 10. D

(五) C 型题

1. B 2. A 3. D 4. D 5. A 6. D 7. D 8. A 9. B 10. D

(六) X 型题

1. BCDE 2. BCDE 3. BCDE 4. BCD 5. ABD 6. CE 7. AD 8. BE 9. AB 10. BCDE

五、问答题

1. 能引起人体贫血的寄生虫主要有钩虫和疟原虫。

(1) 钩虫引起贫血的原因为：① 钩虫用口囊咬附肠黏膜吸血，吸血时头腺分泌抗凝素，使血液不易凝固，其渗血量与吸血量大致相当；② 钩虫一边吸血，一边迅速将血液自消化道排出；③ 钩虫常更换咬附部位吸血，除在新的寄生部位吸血外，原旧伤口可继续渗血；④ 偶而由于虫体活动造成组织、血管的损伤，可造成肠道大出血；⑤ 钩虫寄生造成肠黏膜损伤，导致营养吸收功能障碍，体内铁和蛋白质不断丢失，使造血原料不足。

(2) 疟疾引起贫血的主要原因：① 疟疾发作导致红细胞大量破坏，是直接因素；② 脾功能亢进，巨噬细胞大量吞噬被感染的和正常的红细胞，而且其红细胞内含铁血红素沉积于吞噬细胞，使铁不能重复利用于血红蛋白的合成；③ 自体免疫病理反应导致红细胞溶解；④ 骨髓中红细胞生成受抑制。

2. (1)蛲虫生活史简单，雌虫在肛门附近产卵，虫卵不离开宿主即可迅速发育至感染虫期。

(2) 感染性虫卵除可通过污染患者手指而造成自身反复感染外，散落在室内灰尘、物具或食物上的感染期虫卵也可经口吞食而使人受染。此外，蛲虫卵的比重较轻，可在空气中飘浮，若感染性虫卵随空气吸入也可使人受染。幼儿园为儿童聚集的地方，衣、被、食器、玩具等都可能被感染性卵污染，儿童极易通过相互接触而感染。

3. (1)粪便处理不当可造成如阿米巴痢疾、贾第虫病、隐孢子虫病、结肠小袋纤毛虫病、肝吸虫病、姜片虫病、肺吸虫病、血吸虫病、猪带绦虫病和猪囊虫病、牛带绦虫病、微小膜壳绦虫病、蛔虫病、鞭虫病、钩虫病等寄生虫病的流行。

(2) 流行原因如下：

1) 溶组织内阿米巴、蓝氏贾第鞭毛虫、结肠小袋纤毛虫感染者肠腔中包囊随粪便排出。隐孢子虫感染者肠腔中卵囊随粪便排出。包囊和卵囊对外界抵抗力均强，污染食物、水或手，经口感染。

2) 肝吸虫、姜片虫、血吸虫、肺吸虫虫卵可随粪便排出。入水后，感染中间宿主，发育至感染阶段(肝吸虫、姜片虫、肺吸虫可发育为囊蚴，血吸虫为尾蚴)，经口或经皮肤感染人。

3) 链状带绦虫孕节中虫卵和微小膜壳绦虫卵从粪便排出就具有感染性，污染食物、水或手，经口感染。而猪带绦虫和牛带绦虫孕节中的虫卵分别被猪和牛食入，可发育为囊尾蚴，经口感染人。猪带绦虫孕节中的虫卵还可直接感染人，导致患囊虫病。

4) 似蚓蛔线虫和毛首鞭形线虫卵随粪便排出后，在外界发育为感染性虫卵，污染食物、水或手，经口感染。

5) 钩虫卵随粪便排出，在土壤中发育为杆状蚴、丝状蚴，经皮肤感染人体。

六、病例分析

1. 根据临床症状和尸检结果，该患者患有包虫病(肝包虫病和肺包虫病)。肝包虫破裂，大量棘球蚴液进入腹腔，可致继发性腹膜炎及过敏性休克，导致死亡。

2. 早期诊断通常用X线、CT、B超等影像学检查检测出病理形态影像。以免疫学试验作为重要的辅助诊断方法。

(1) 检测抗体：可用皮内试验、酶联免疫吸附试验(ELISA)、间接血凝试验(IHA)。

(2) 检测抗原：对疑似患者可采用斑点酶免疫吸附试验法(Dot－ELISA)检测循环抗原。

确诊仍以病原学检查为依据。对患者痰液、尿液、腹水及手术取出的疑似棘球蚴直接镜检，如查到棘球蚴砂即可确诊。需要说明的是，诊断通常禁止穿刺。

3. 该病多发于牧区，我国多为"羊—犬"循环，人主要是由于接触动物皮毛而感染。预防该病主要措施为加强卫生宣传教育，培养良好的个人卫生习惯和饮食卫生习惯；加强卫生检疫，严格处理病畜；定期为家犬、牧犬驱虫。

(王　燕)

人体寄生虫学实验标本彩图

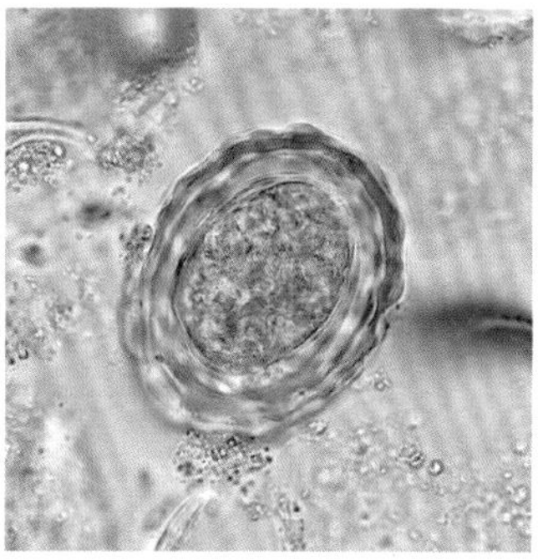
彩图 3－1　蛔虫受精卵

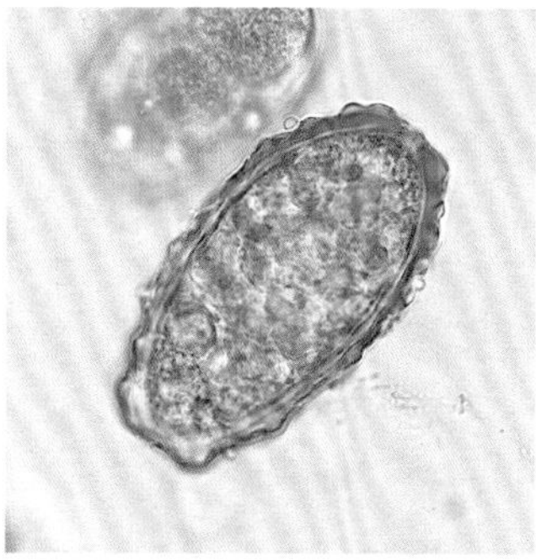
彩图 3－2　蛔虫未受精卵

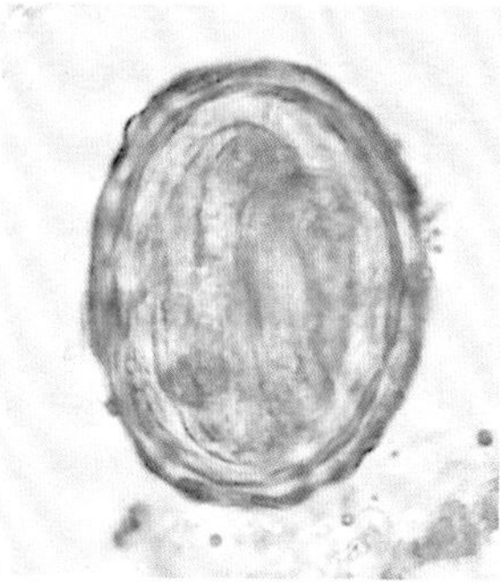
彩图 3－3　蛔虫感染期卵

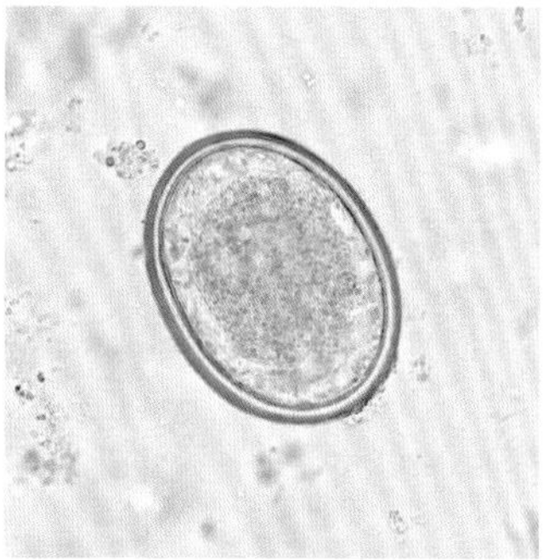
彩图 3－4　蛔虫脱蛋质膜受精卵

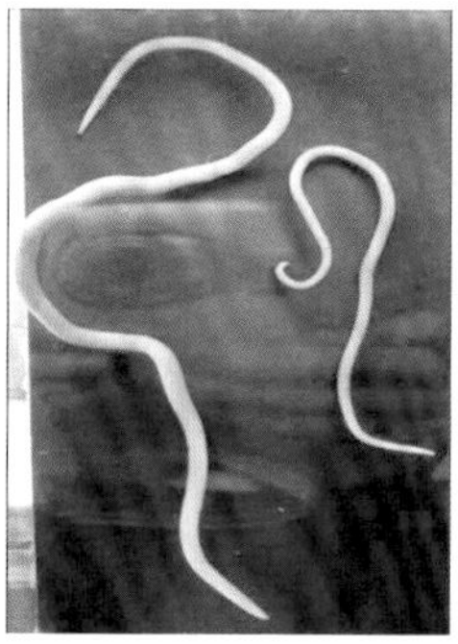
彩图 3－5　蛔虫成虫

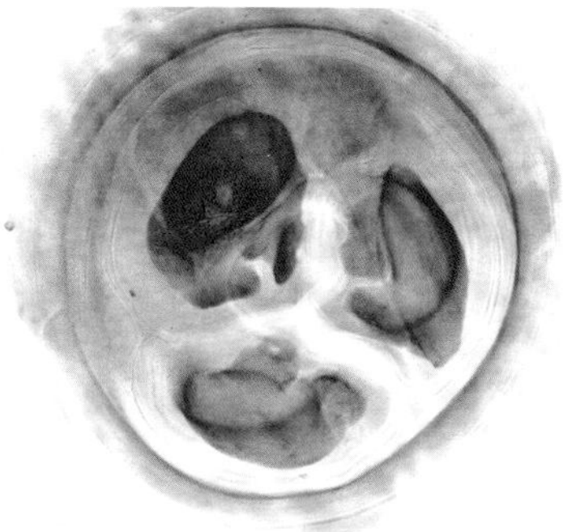
彩图 3－6　蛔虫唇瓣

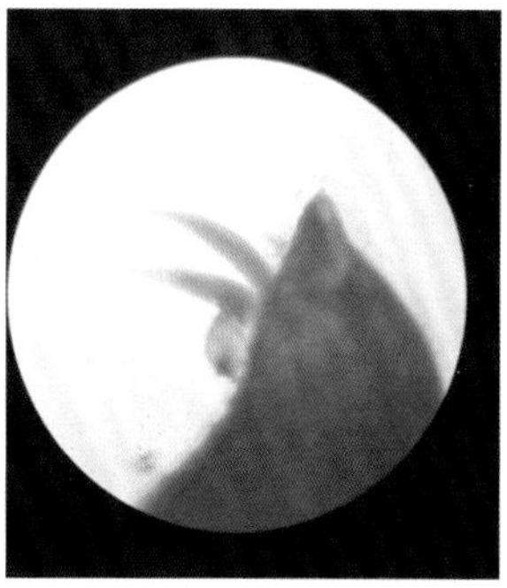
彩图 3－7　蛔虫交合刺

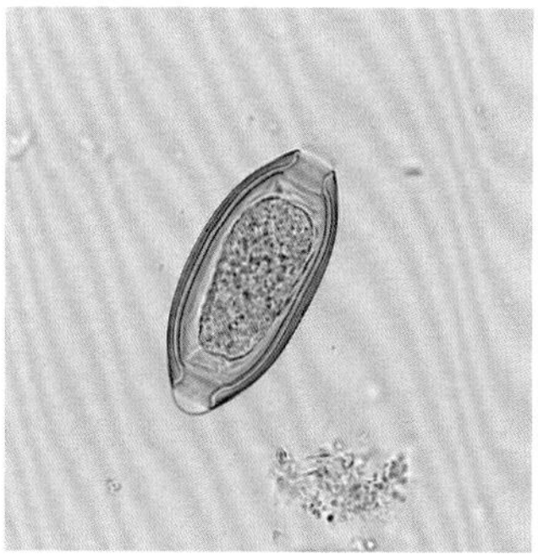
彩图 3－8　鞭虫卵

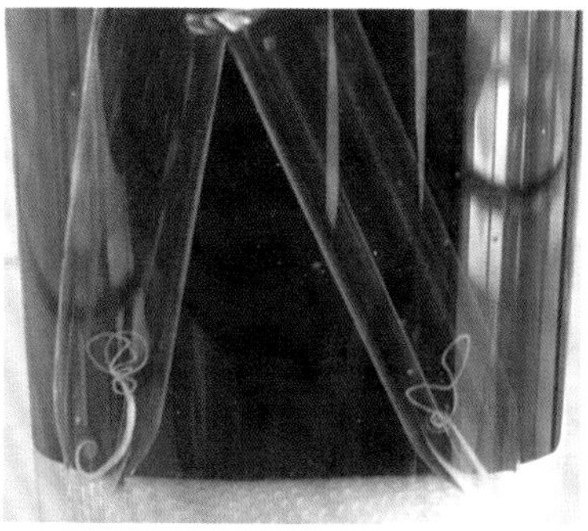
彩图 3－9　鞭虫成虫

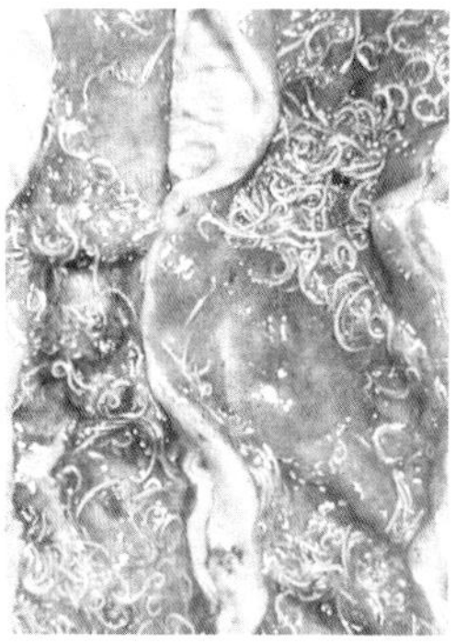
彩图 3－10　鞭虫寄生于结肠壁

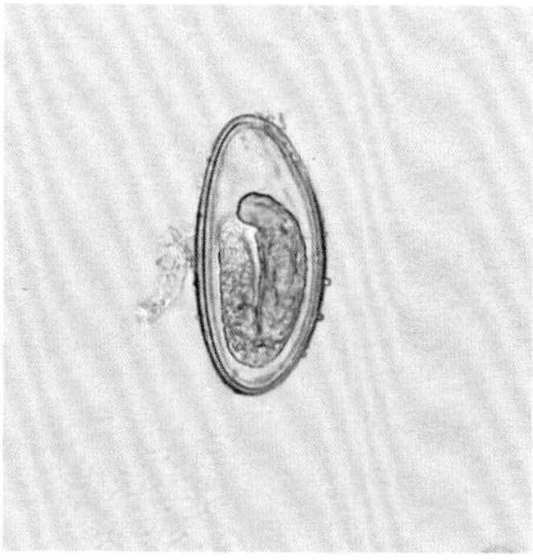
彩图 3－11　蛲虫卵

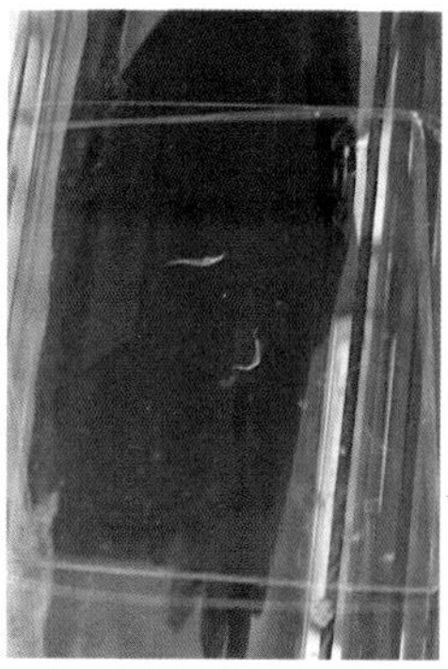
彩图 3－12　蛲虫成虫(♀)

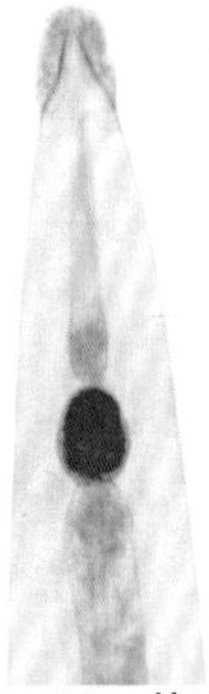

彩图 3 - 13　蛲虫头翼
食管球

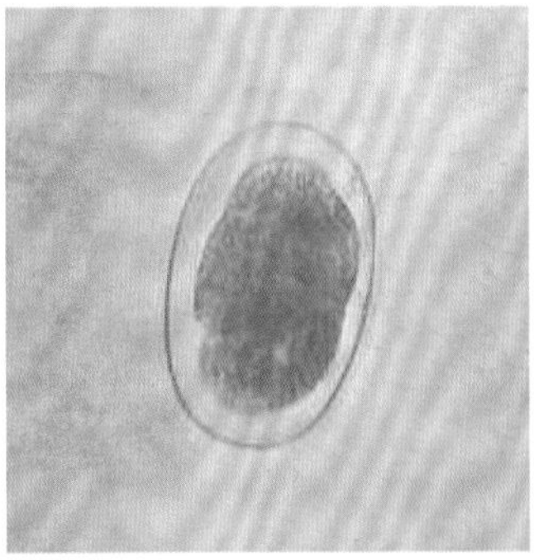

彩图 3 - 14　钩虫卵

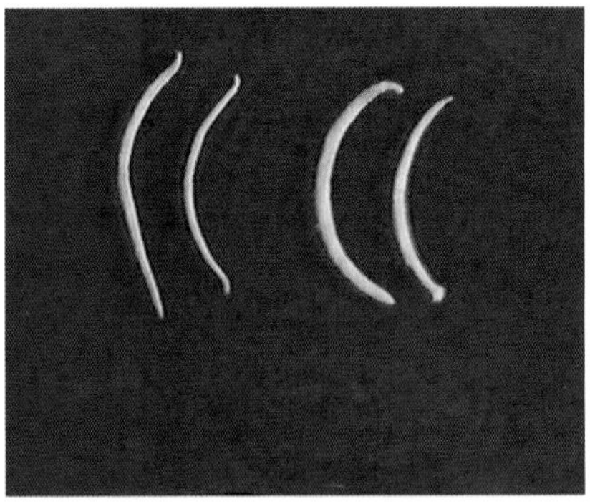

彩图 3 - 15　钩虫成虫

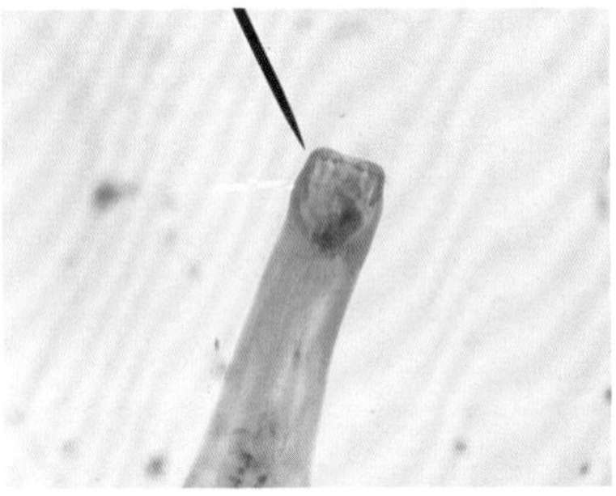

彩图 3 - 16　十二指肠钩虫口囊

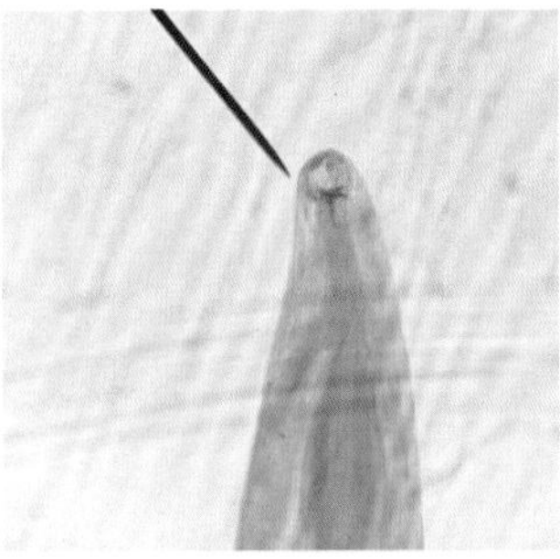

彩图 3 - 17　美洲钩虫口囊

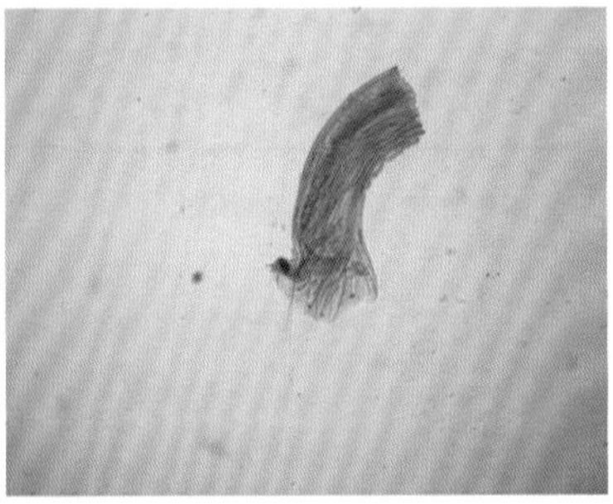

彩图 3 - 18　十二指肠钩虫交合伞

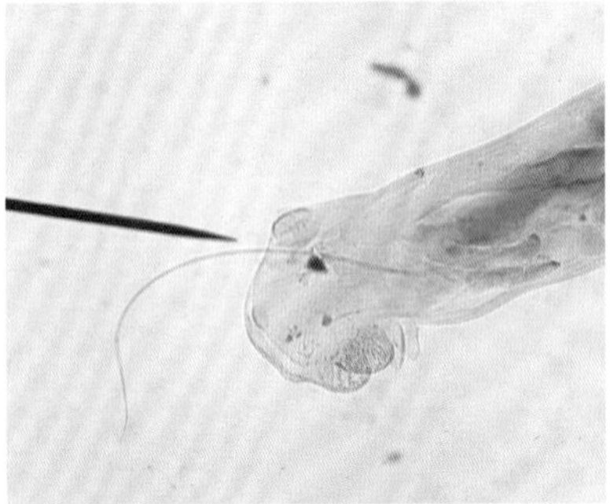

彩图 3 - 19　美洲钩虫交合伞

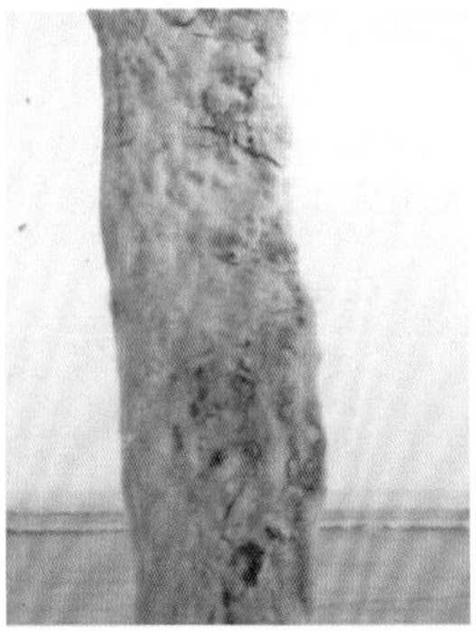

彩图 3 - 20　钩虫寄生肠壁

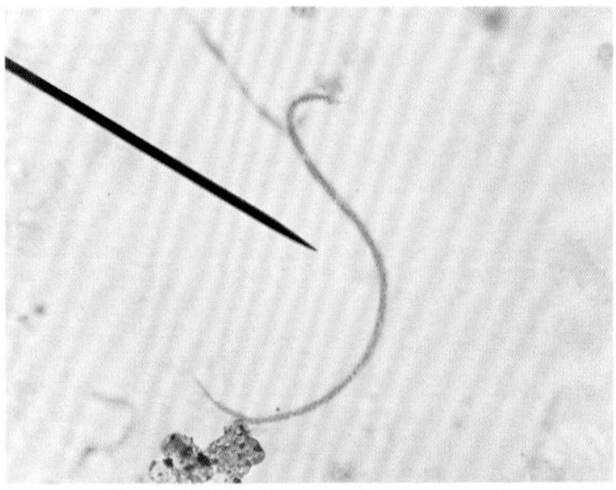

彩图 3 - 21　班氏微丝蚴

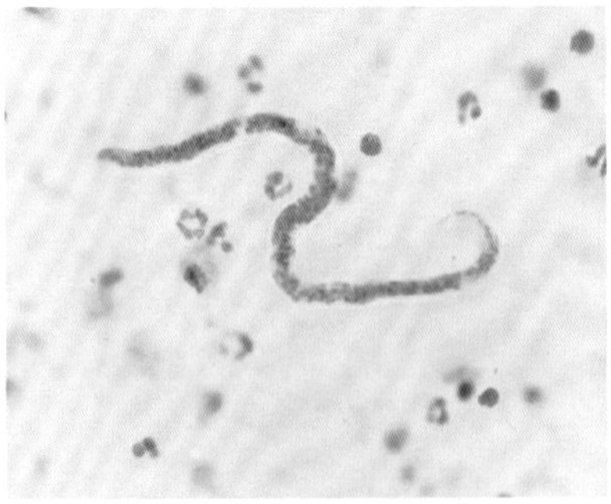

彩图 3 - 22　马来微丝蚴

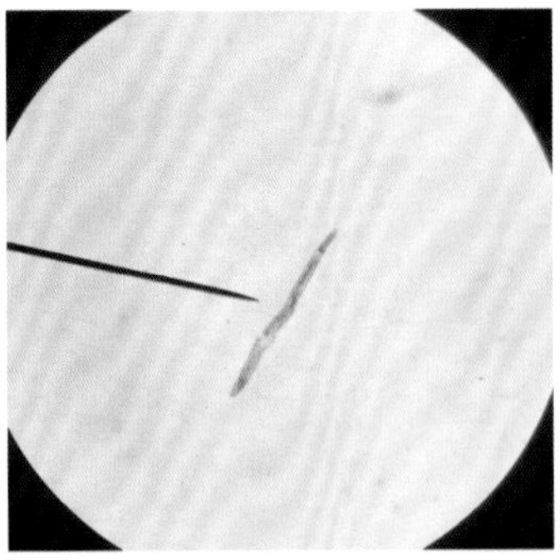

彩图 3 - 23　班氏丝虫腊肠蚴

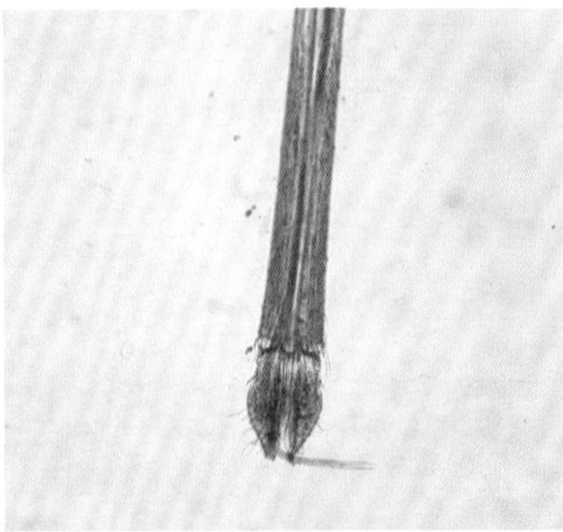

彩图 3 - 24　班氏丝虫丝状蚴在蚊喙

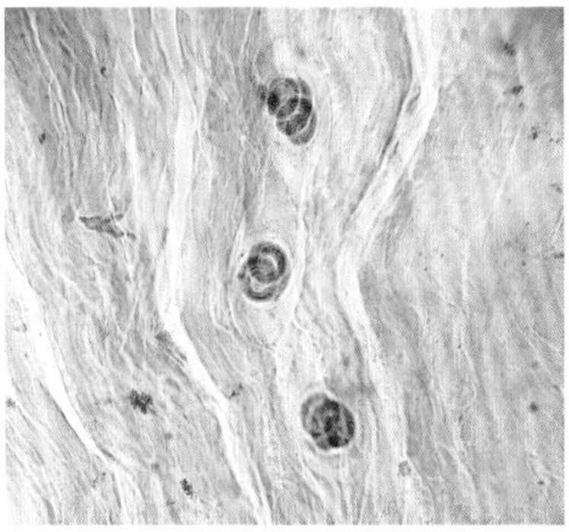
彩图 3－25　旋毛虫幼虫囊包

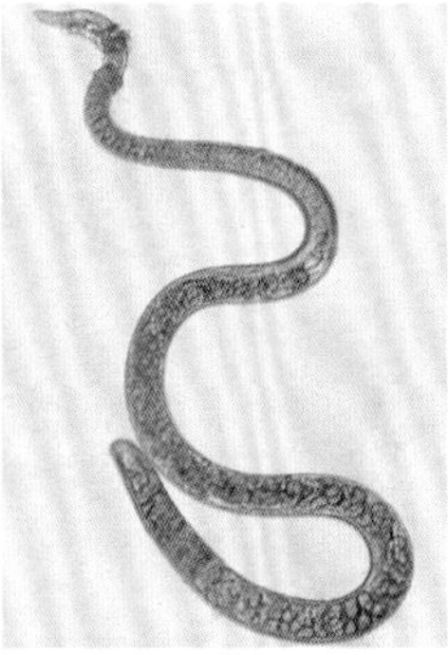
彩图 3－26　旋毛虫成虫(♀)

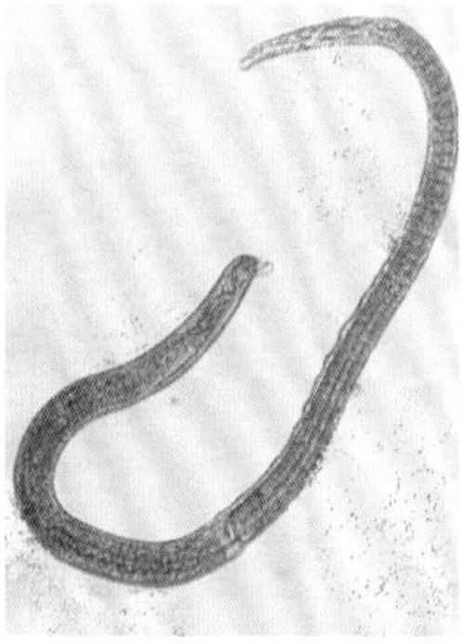
彩图 3－27　旋毛虫成虫(♂)

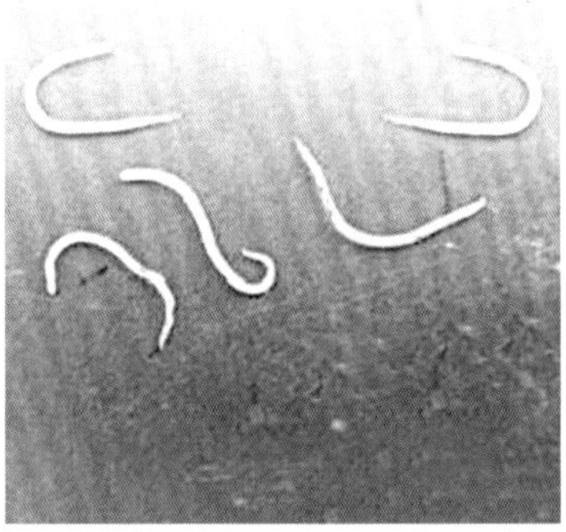
彩图 3－28　结膜吸吮线虫

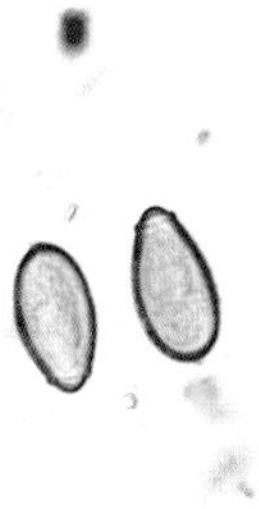
彩图 4－1　肝吸虫卵

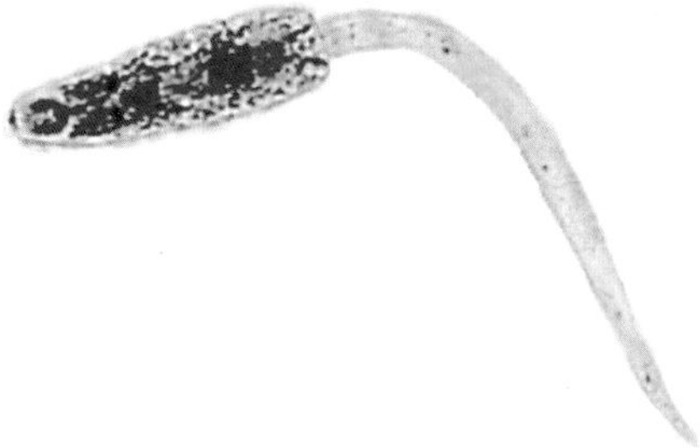
彩图 4－2　肝吸虫尾蚴

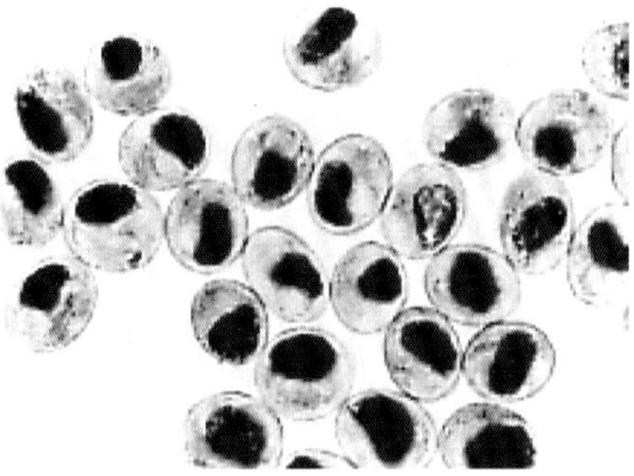
彩图 4－3　肝吸虫囊蚴

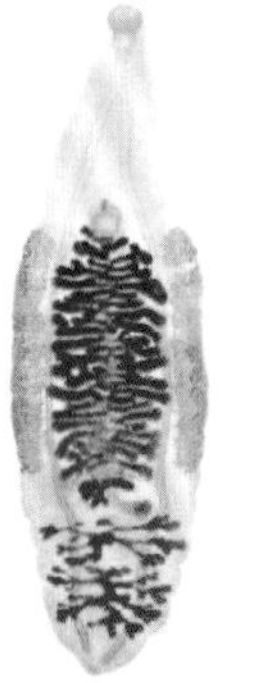
彩图 4－4　肝吸虫成虫

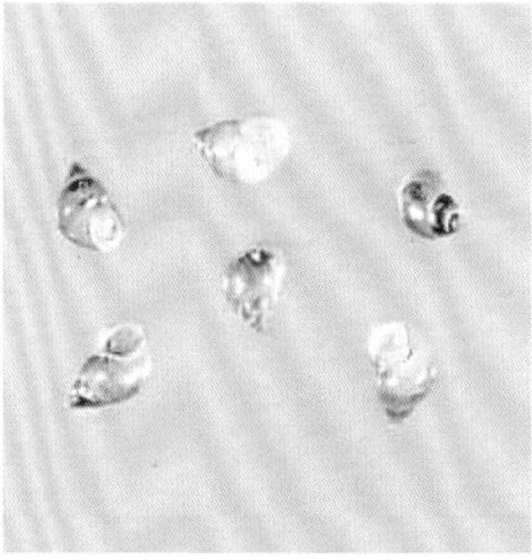
彩图 4－5　肝吸虫第一中间宿土豆螺

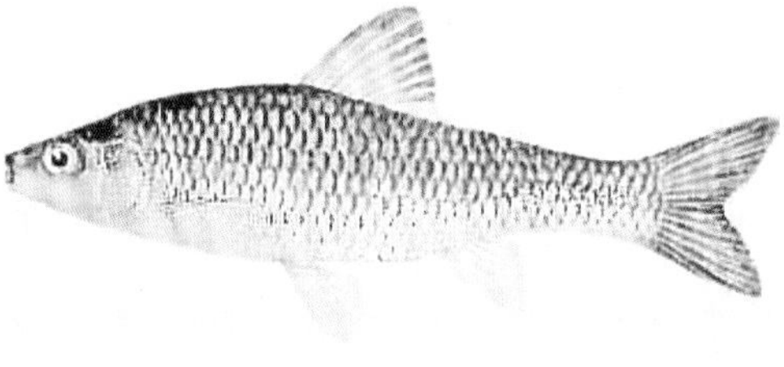
彩图 4－6　肝吸虫第二中间宿主麦穗鱼

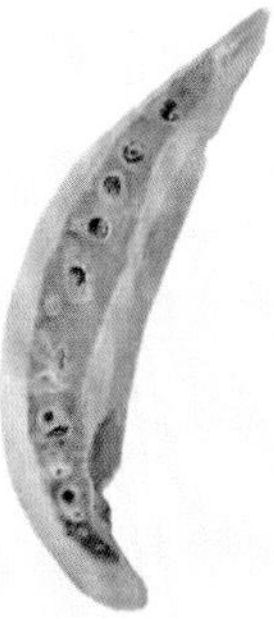
彩图 4－7　肝吸虫寄生于肝胆管

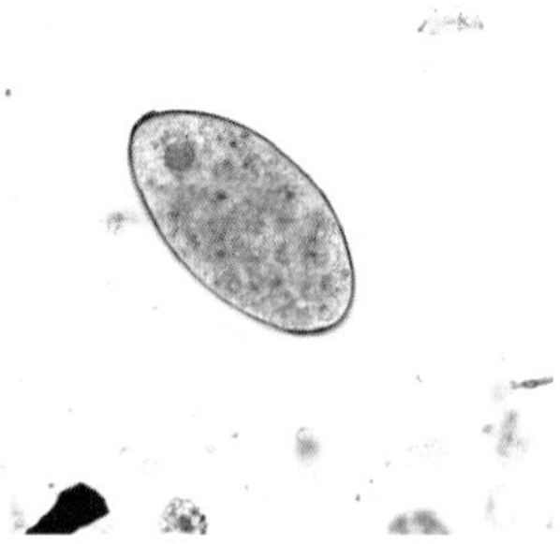
彩图 4－8　姜片虫卵

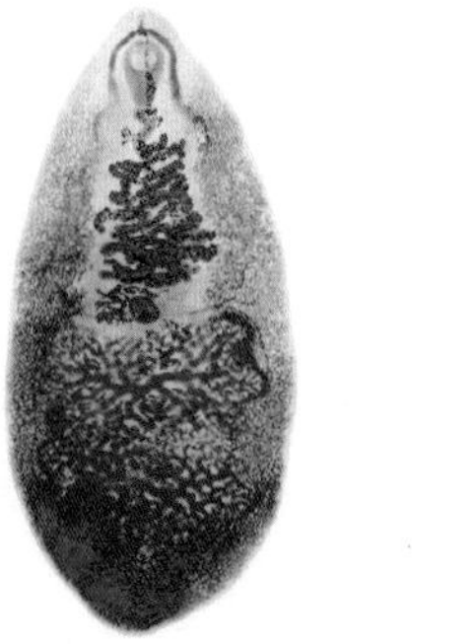

彩图 4 - 9　姜片虫成虫

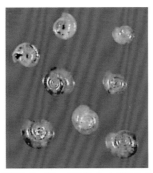

彩图 4 - 10　姜片虫中间宿主扁卷螺

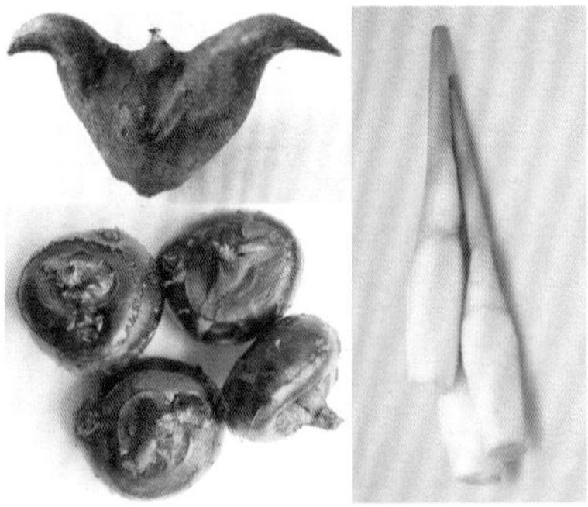

彩图 4 - 11　姜片虫媒介植物菱角、荸荠、茭白

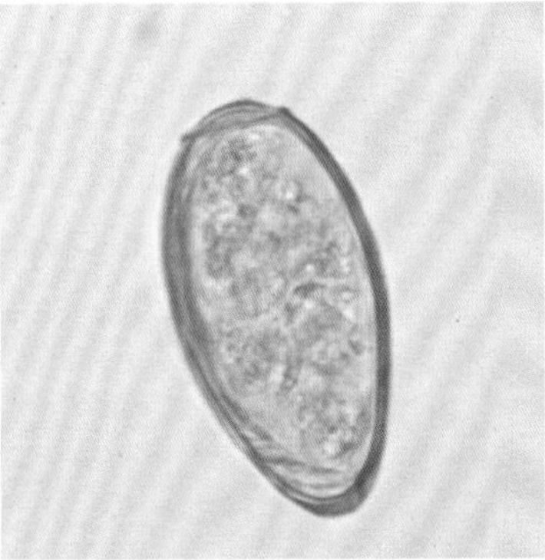

彩图 4 - 12　卫氏并殖吸虫卵

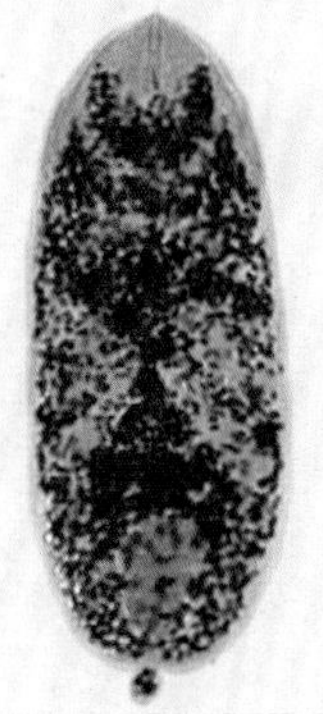

彩图 4 - 13　卫氏并殖吸虫尾蚴

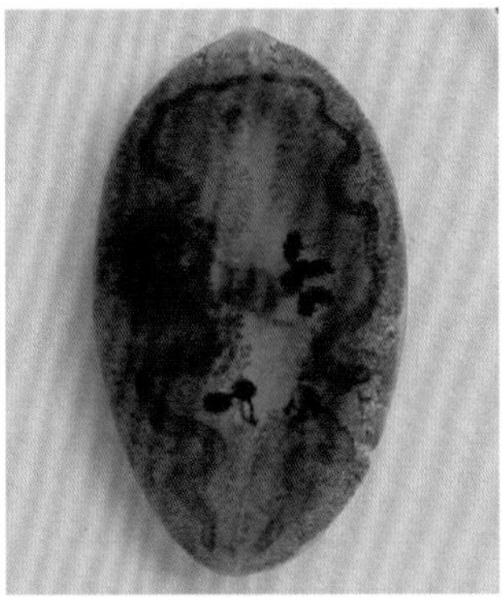

彩图 4 - 14　卫氏并殖吸虫成虫

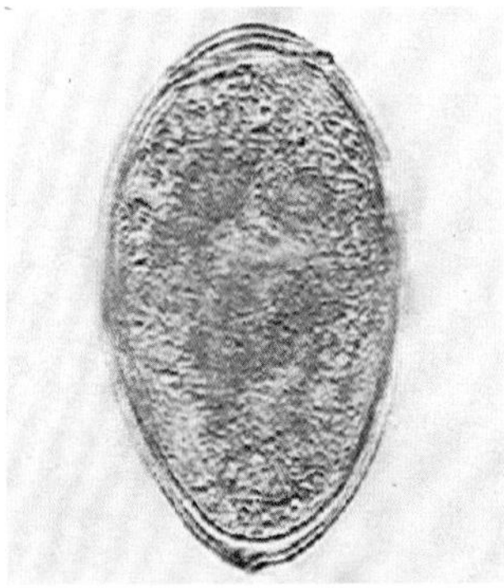

彩图 4 - 15　斯氏并殖吸虫卵

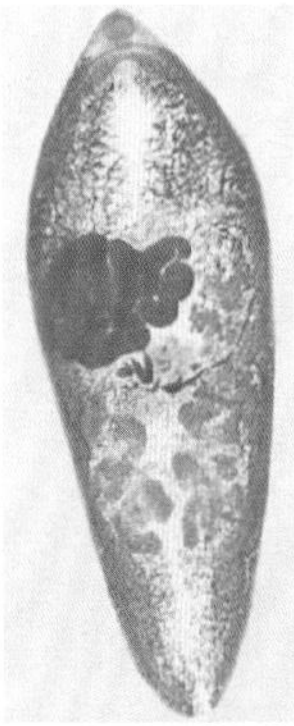

彩图 4 - 16　斯氏并殖吸虫成虫

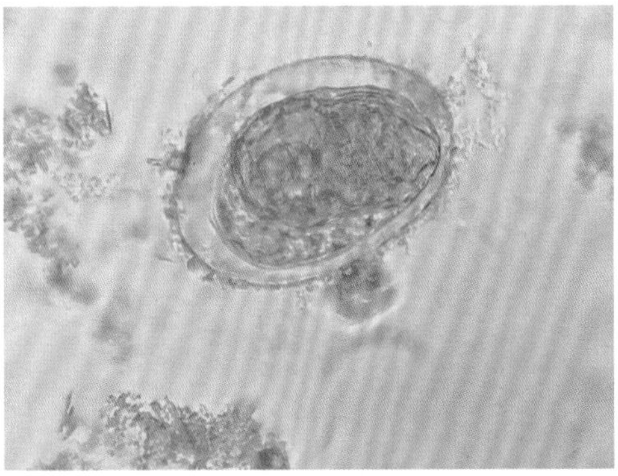

彩图 4 - 17　日本血吸虫卵

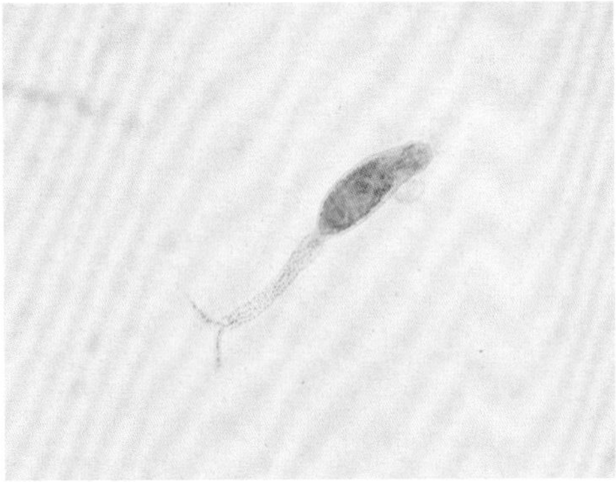

彩图 4 - 18　日本血吸虫尾蚴

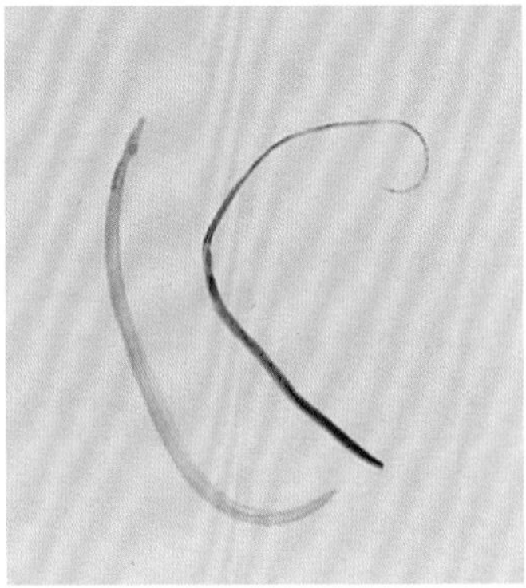

彩图 4 - 19　日本血吸虫成虫

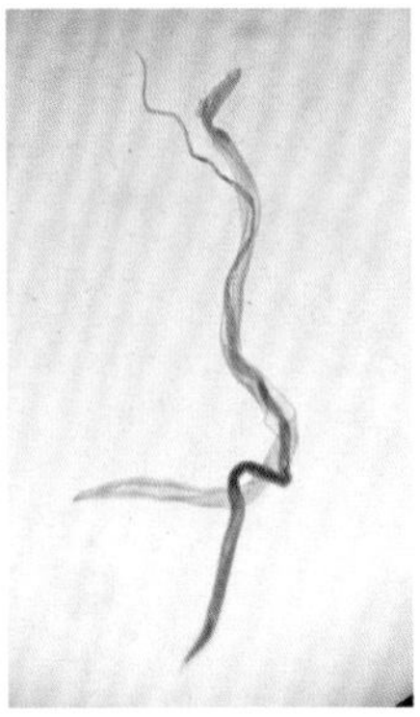

彩图 4 - 20　日本血吸虫雌雄合抱

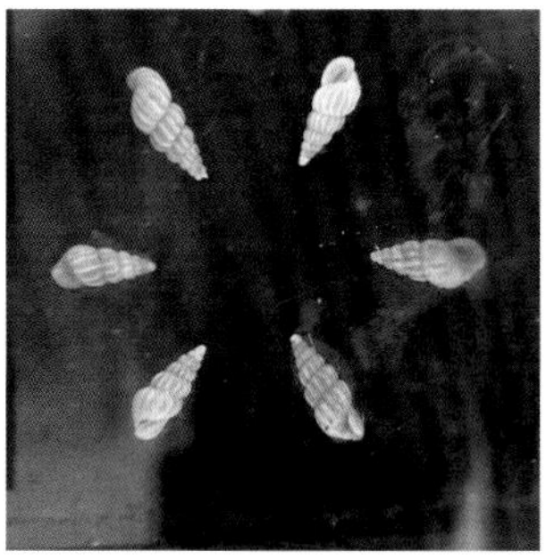

彩图 4－21　日本血吸虫中间宿主肋壳钉螺

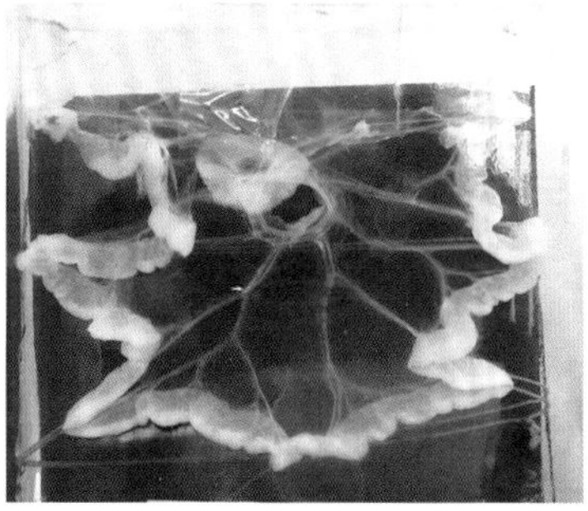

彩图 4－22　日本血吸虫寄生于肠系膜静脉

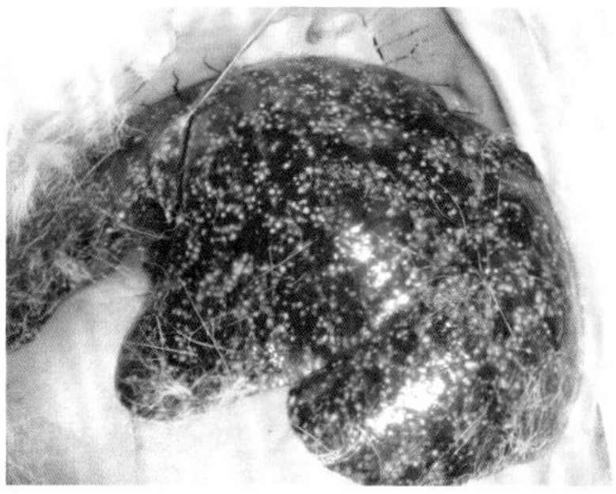

彩图 4－23　日本血吸虫病兔肝脏

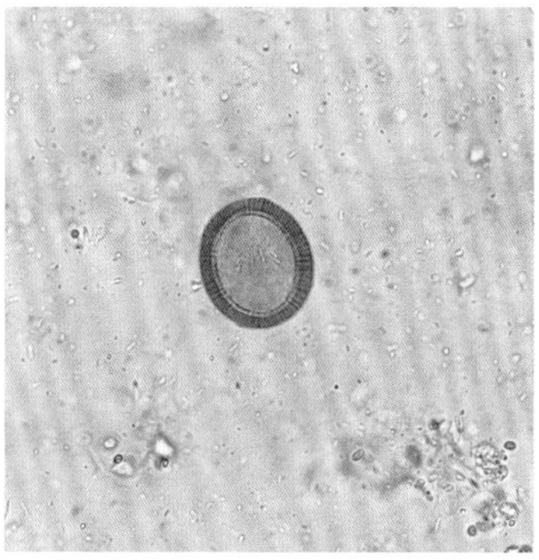

彩图 5－1　不完整带绦虫卵

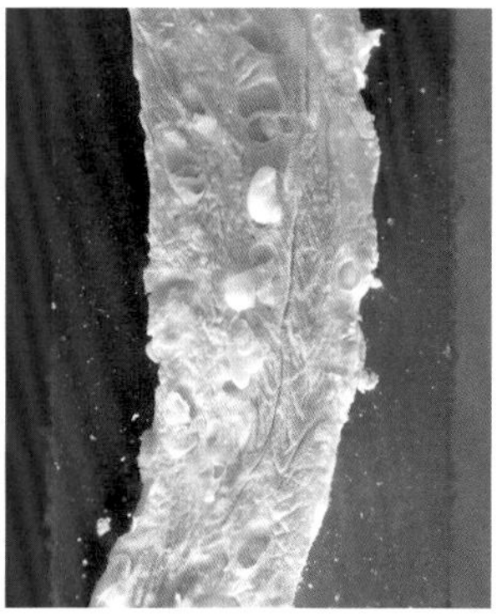

彩图 5－2　米猪肉

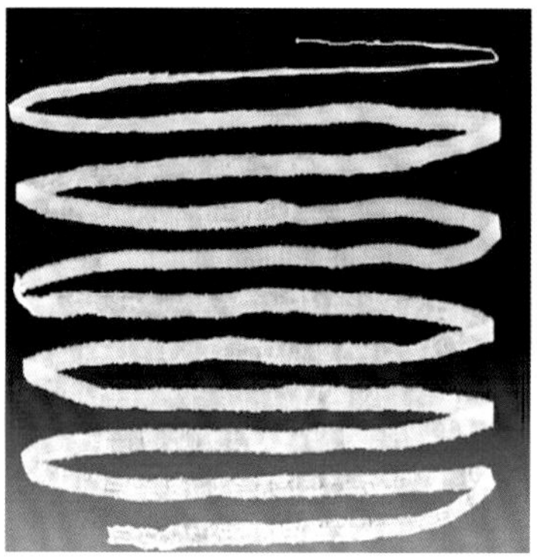

彩图 5－3　猪带绦虫成虫

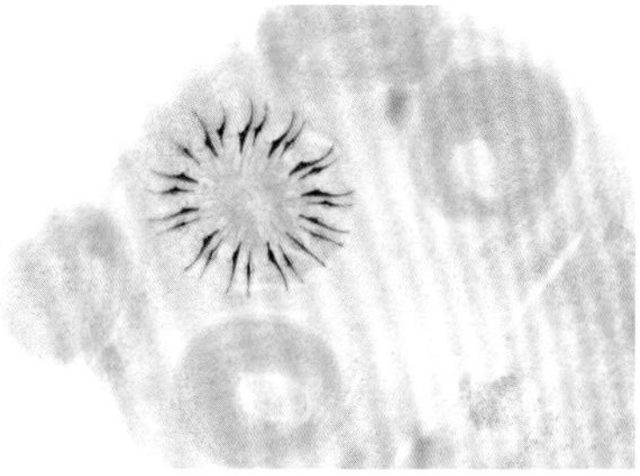

彩图 5－4　猪带绦虫头节

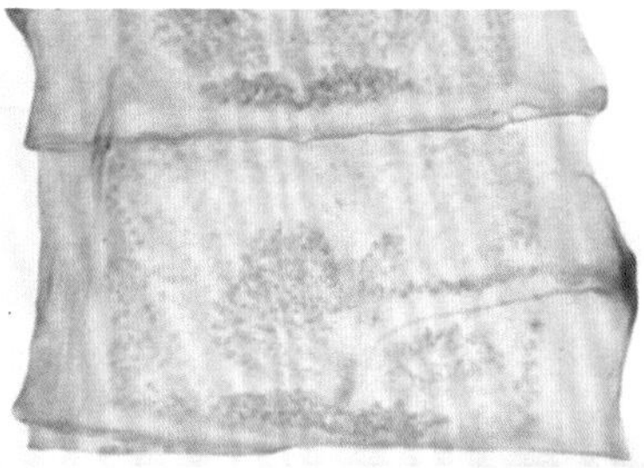

彩图 5－5　猪带绦虫成节

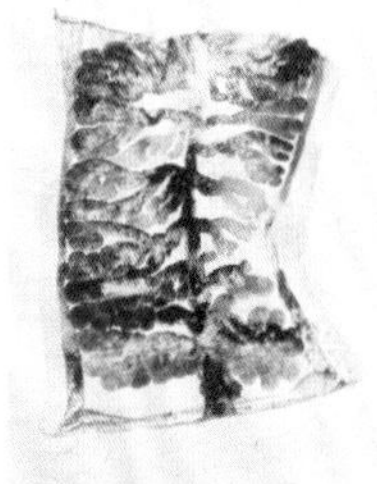

彩图 5－6　猪带绦虫孕节

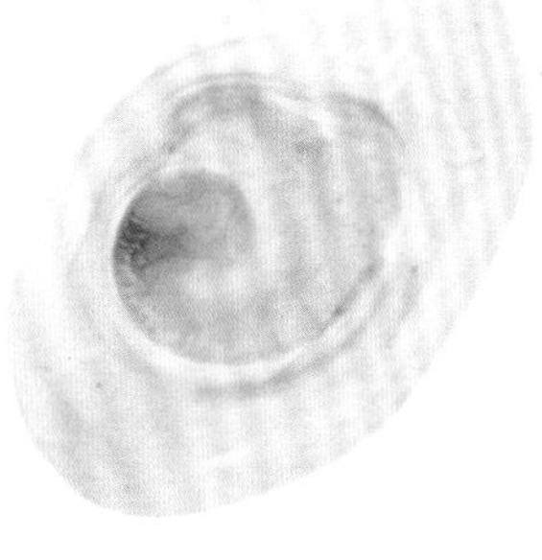

彩图 5－7　牛带绦虫囊尾蚴

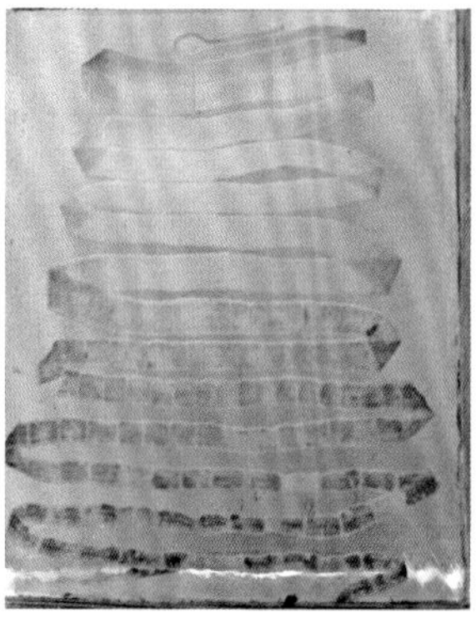

彩图 5－8　牛带绦虫成虫

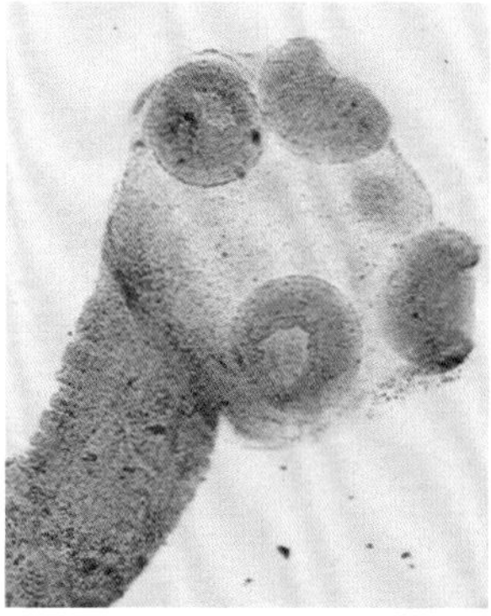

彩图 5－9　牛带绦虫头节

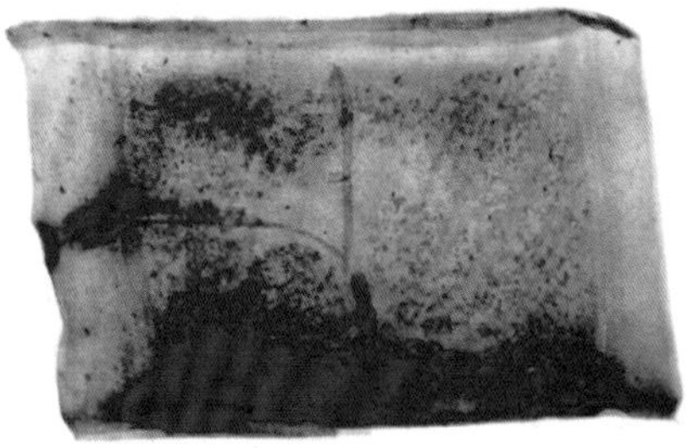

彩图 5 - 10　牛带绦虫成节

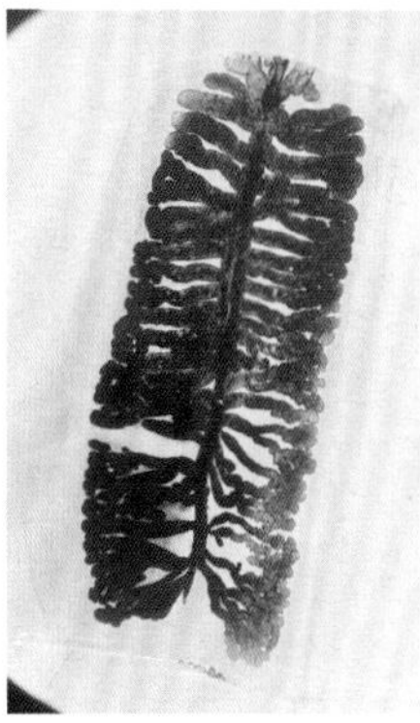

彩图 5 - 11　牛带绦虫孕节

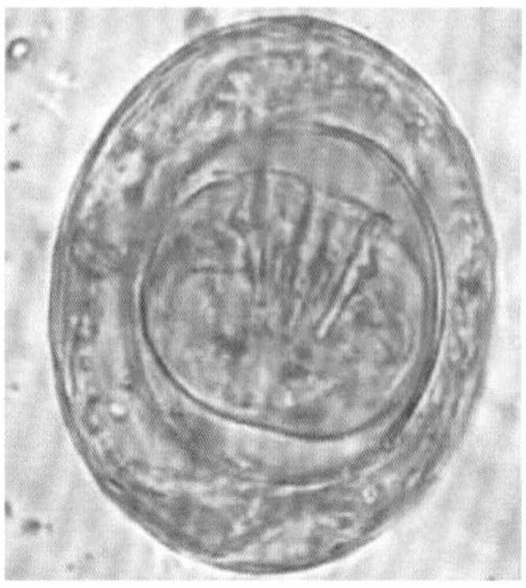

彩图 5 - 12　微小膜壳绦虫卵

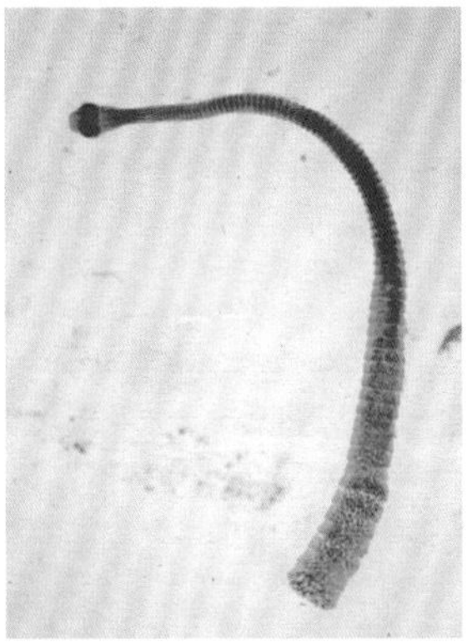

彩图 5 - 13　微小模壳绦虫成虫

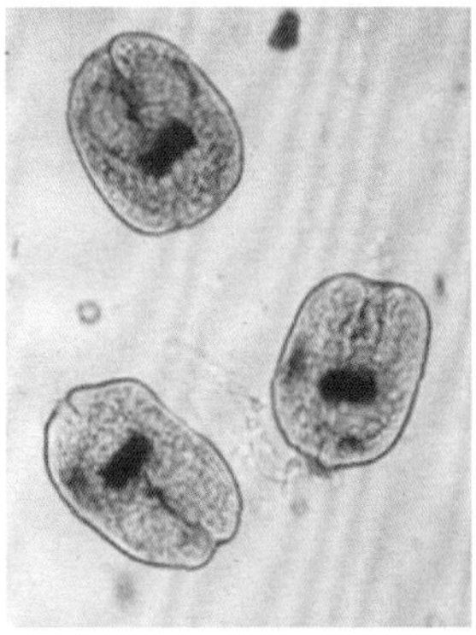

彩图 5 - 14　细粒棘球绦虫原头蚴

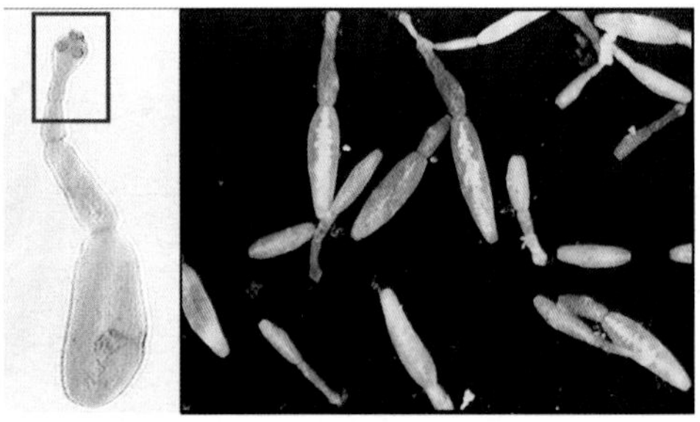

彩图 5 - 15　细粒棘球绦虫成虫

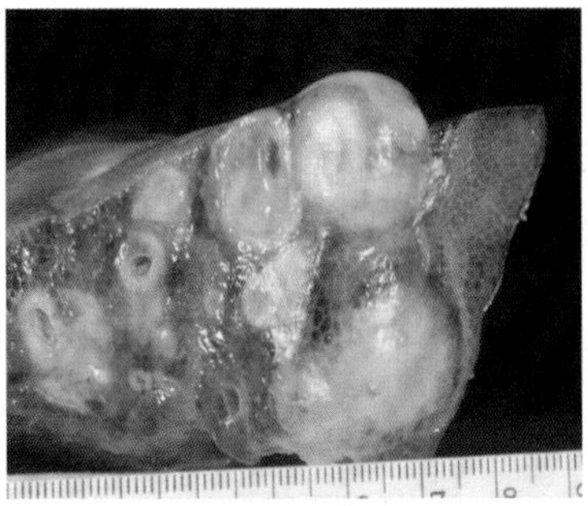

彩图 5 - 16　细粒棘球蚴寄生于羊肝脏

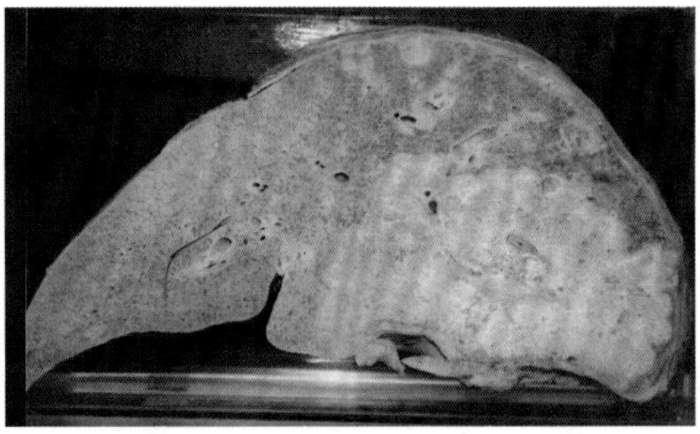

彩图 5 - 17　泡球蚴寄生于人肝脏

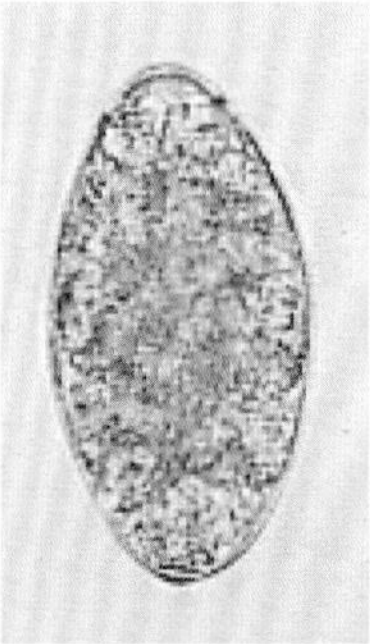

彩图 5 - 18　曼氏迭宫绦虫卵

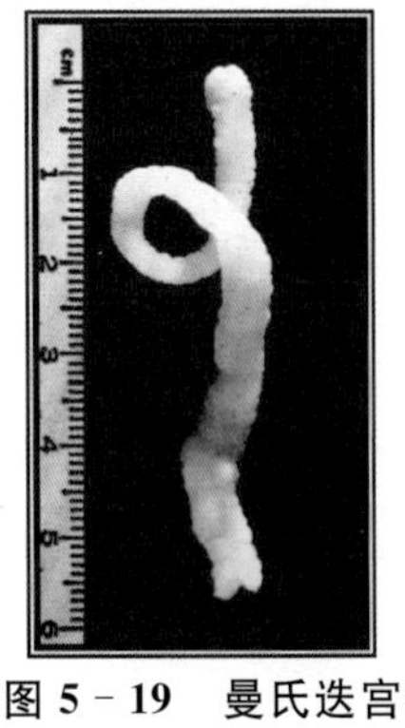

彩图 5 - 19　曼氏迭宫绦虫裂头蚴

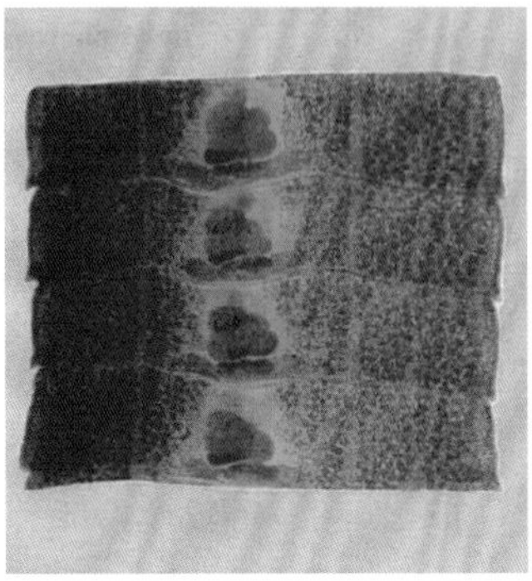

彩图 5 - 20　曼氏迭宫绦虫成节

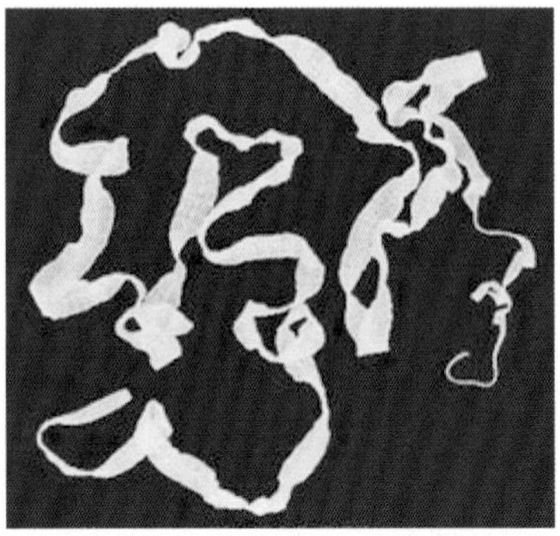

彩图 5 - 21　曼氏迭宫绦虫成虫

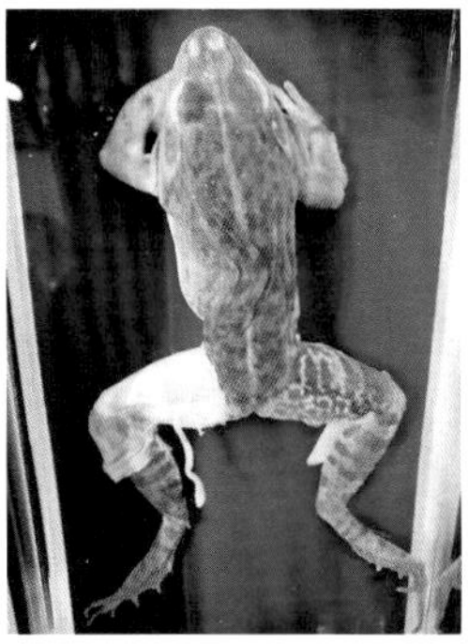

彩图 5－22 曼氏裂头蚴寄生于蛙肌肉

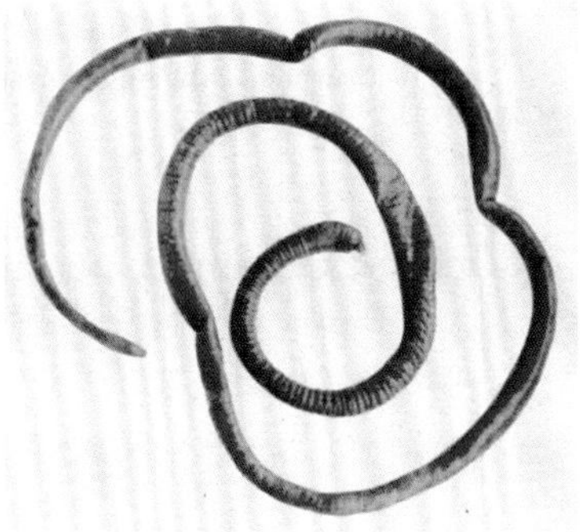

彩图 6－1 猪巨吻棘头虫成虫

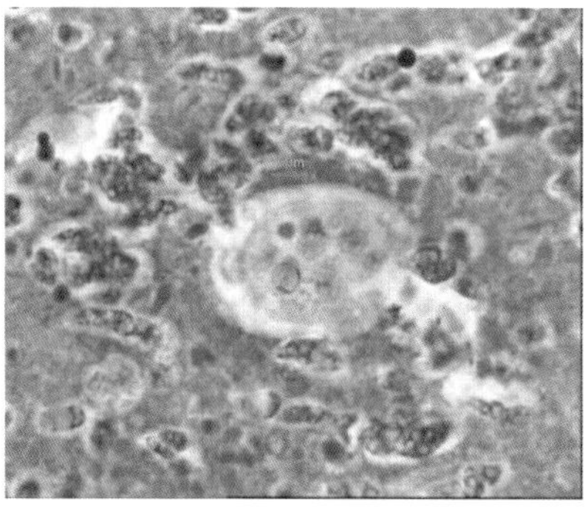

彩图 7－1 溶组织内阿米巴滋养体

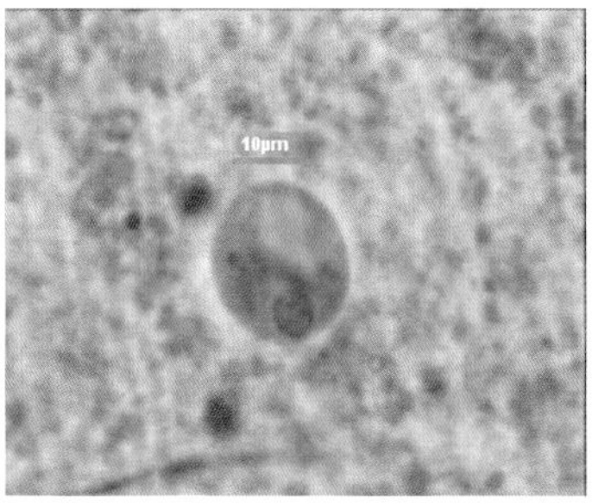

彩图 7－2 溶组织内阿米巴
1 核包囊

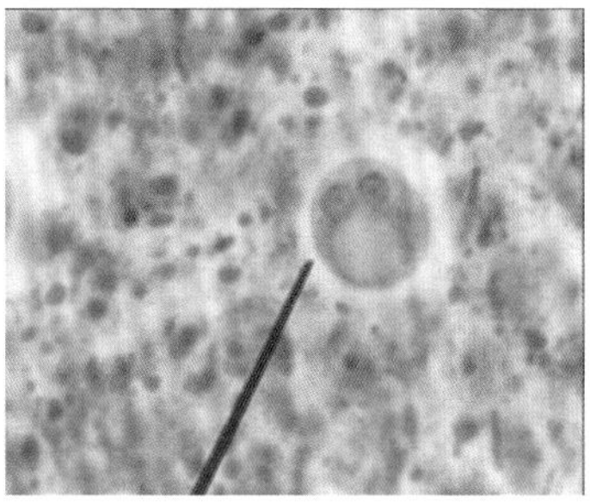

彩图 7－3 溶组织内阿米巴
2 核包囊

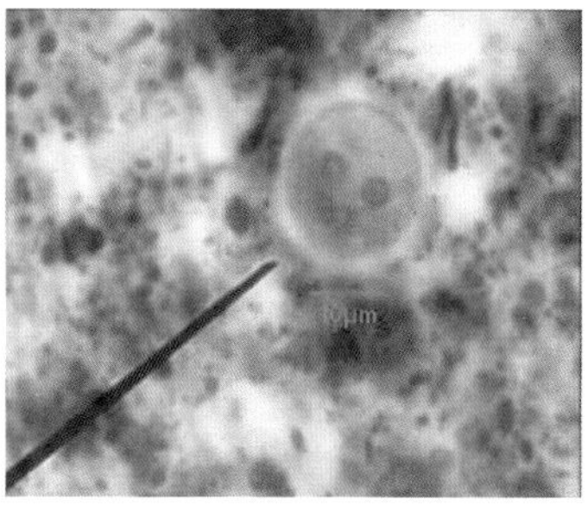

彩图 7－4 溶组织内阿米巴
4 核包囊

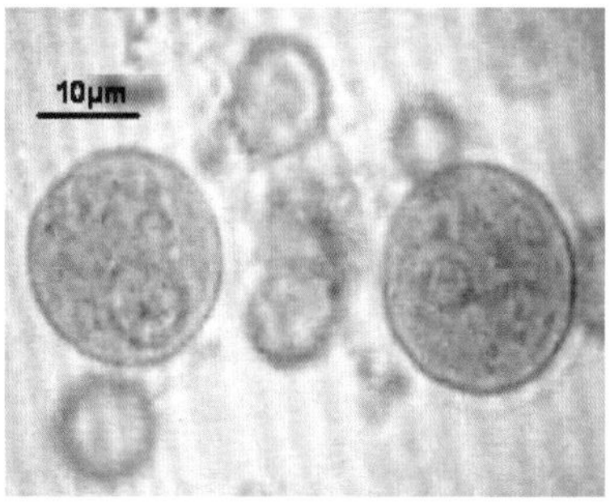

彩图 7－5 溶组织内阿米巴包囊

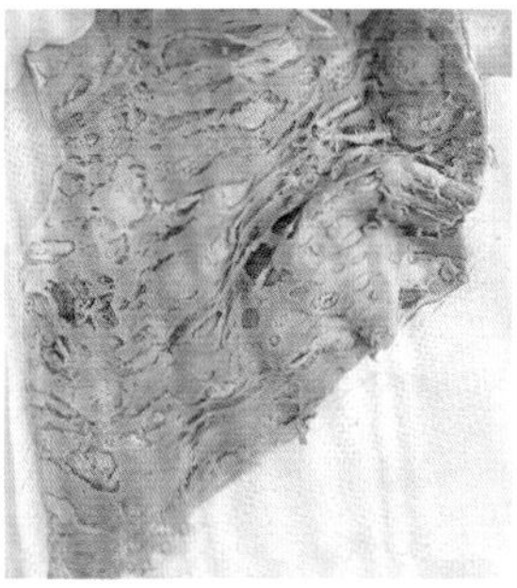

彩图 7－6 阿米巴痢疾结肠溃疡

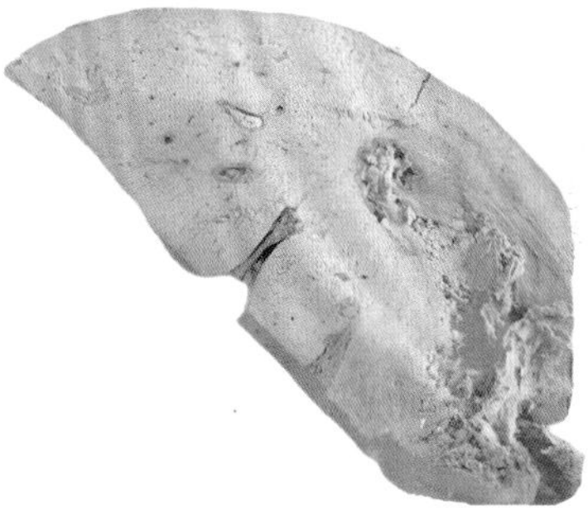

彩图 7－7 阿米巴肝脓肿

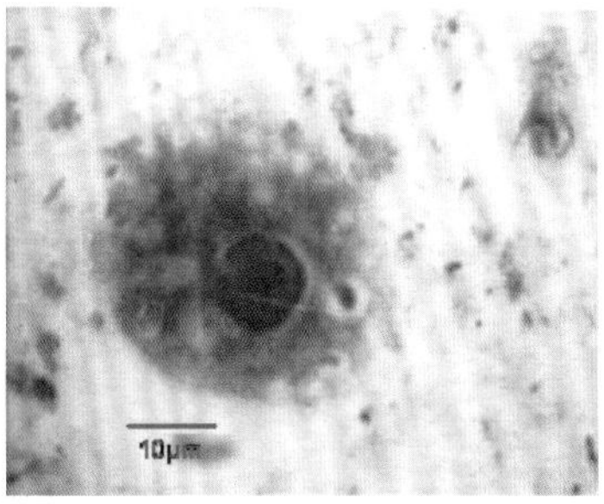

彩图 7－8 结肠内阿米巴滋养体

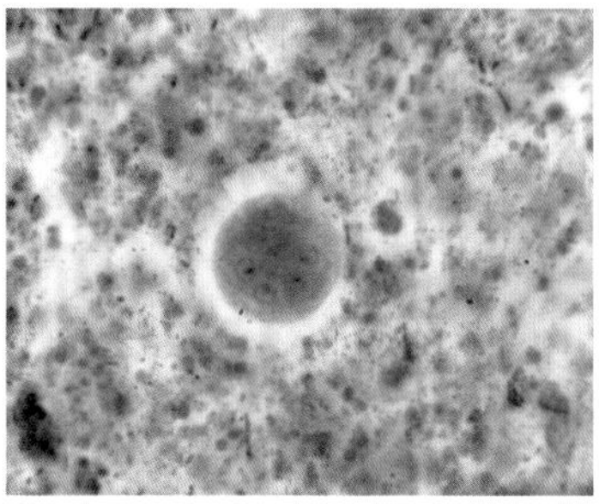

彩图 7－9 结肠内阿米巴包囊 1

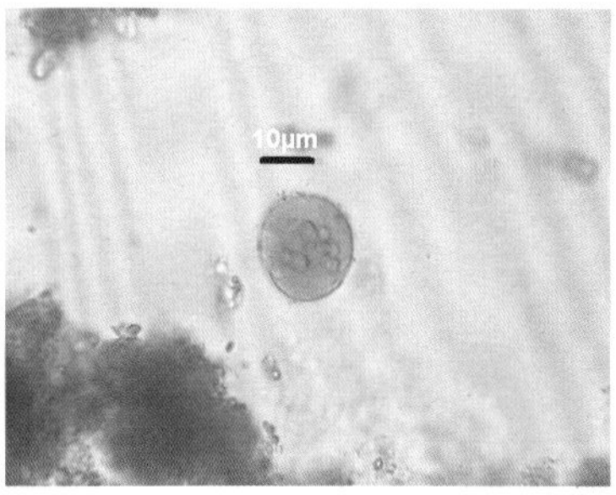

彩图 7－10 结肠内阿米巴包囊 2

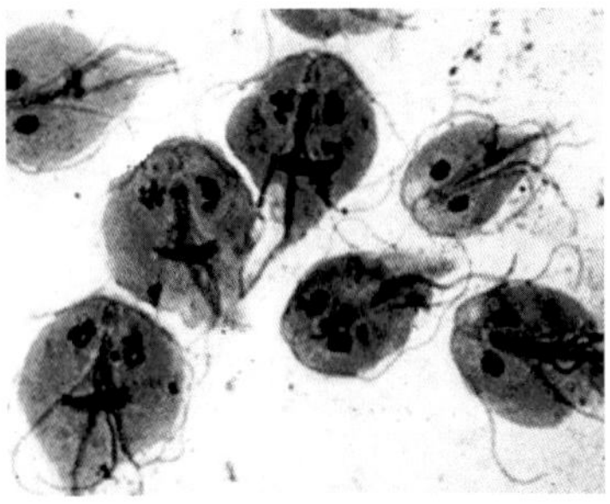

彩图 8-1　蓝氏贾第鞭毛虫滋养体

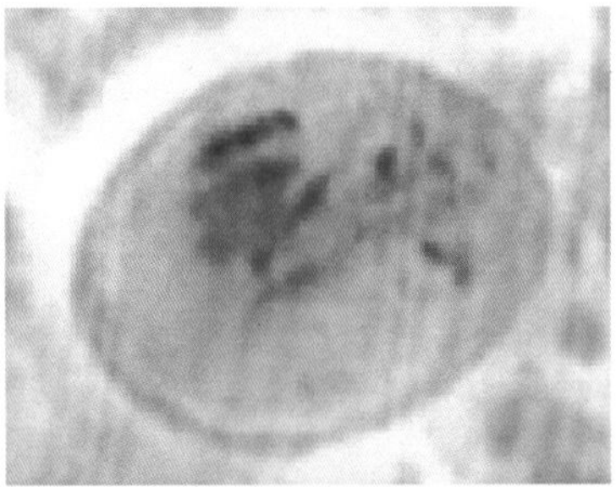

彩图 8-2　蓝氏贾第鞭毛虫包囊 1

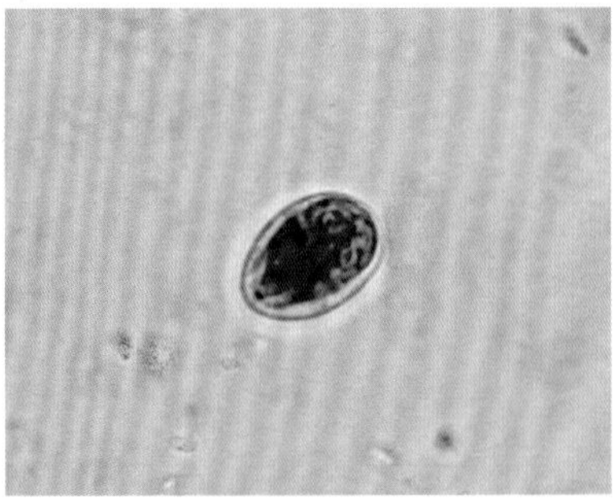

彩图 8-3　蓝氏贾第鞭毛虫包囊 2

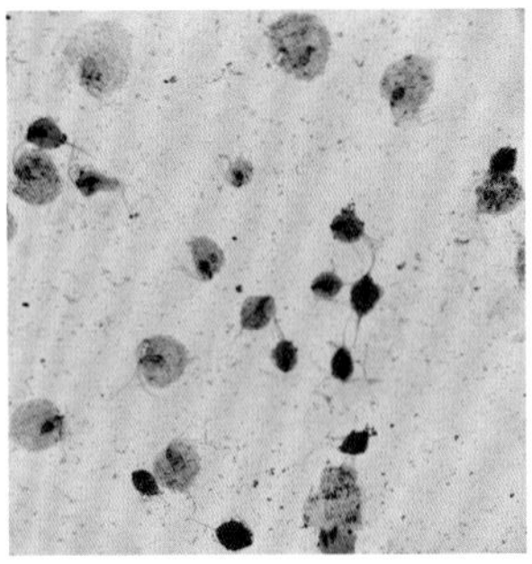

彩图 8-4　阴道毛滴虫

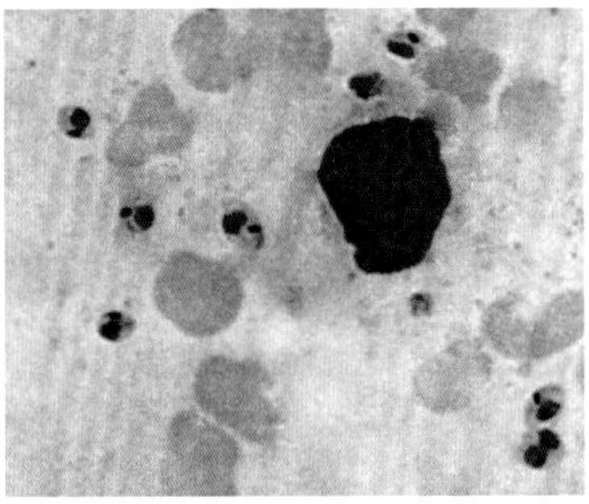

彩图 8-5　杜氏利什曼原虫无鞭毛体

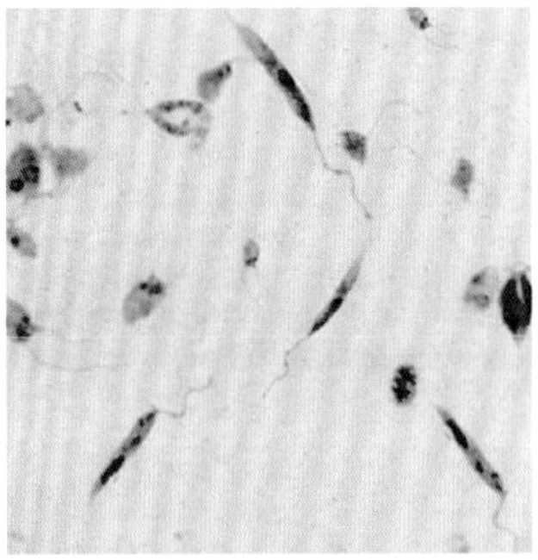

彩图 8-6　杜氏利什曼原虫前鞭毛体

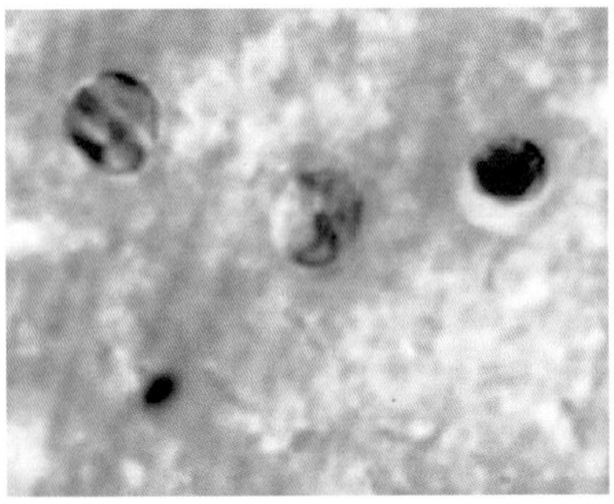

彩图 9-1　隐孢子虫卵囊

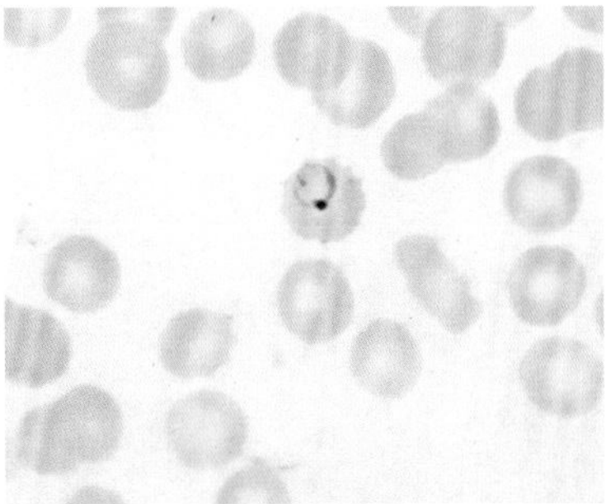

彩图 9-2　间日疟原虫环状体

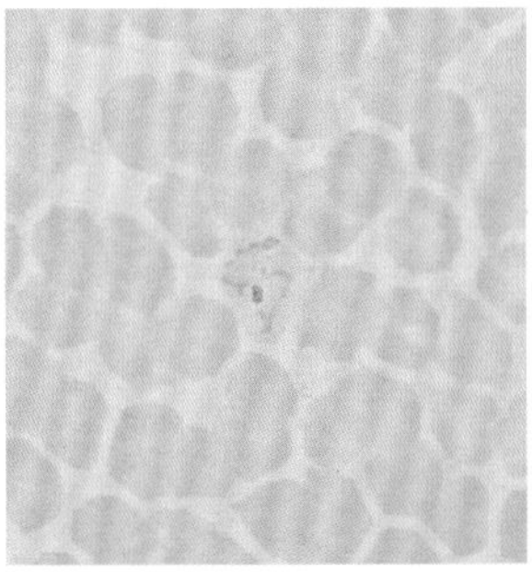

彩图 9-3　间日疟原虫大滋养体

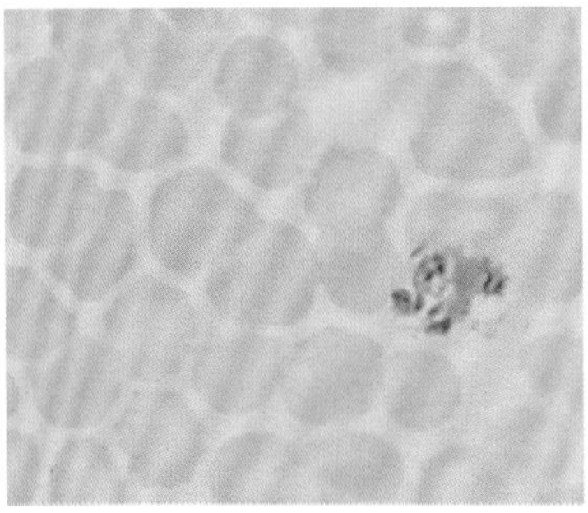

彩图 9-4　间日疟原虫未成熟裂殖体

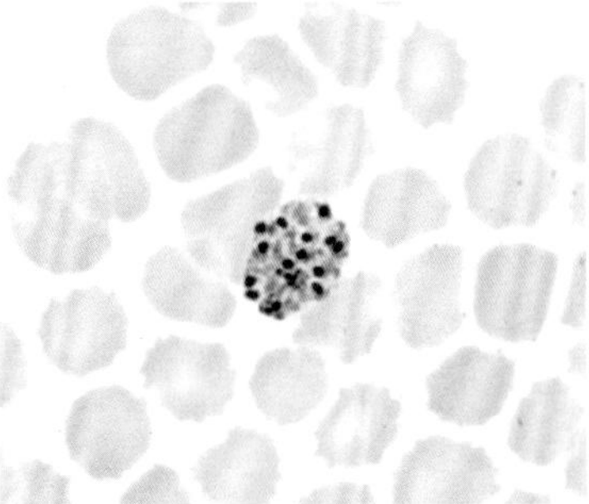

彩图 9-5　间日疟原虫成熟裂殖体

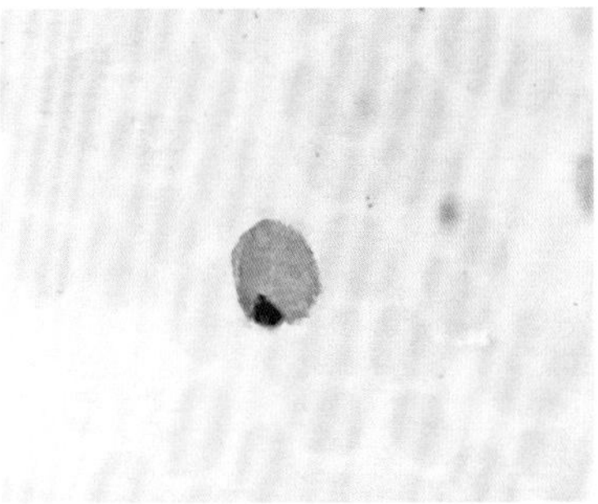

彩图 9-6　间日疟原虫雌配子体

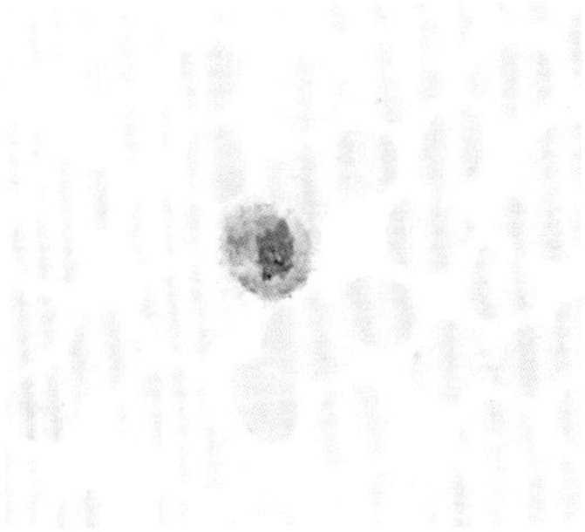
彩图 9－7 间日疟原虫雄配子体

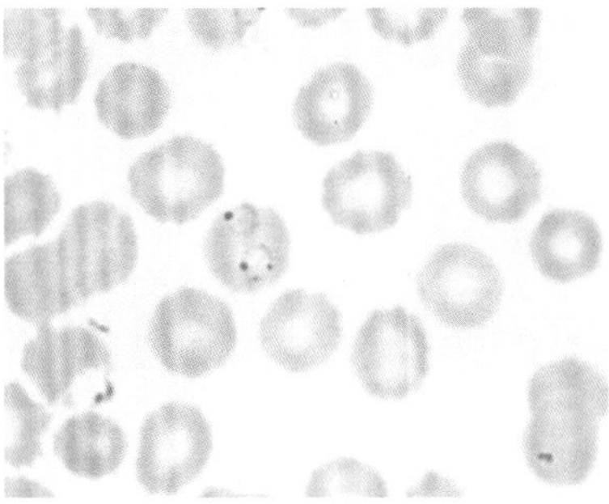
彩图 9－8 恶性疟原虫环状体

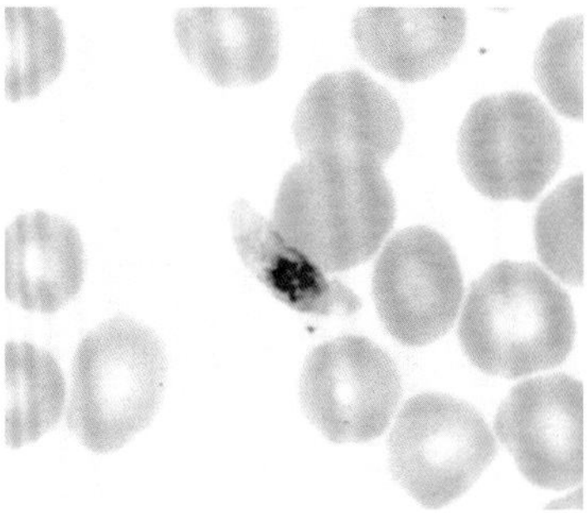
彩图 9－9 恶性疟原虫雌配子体

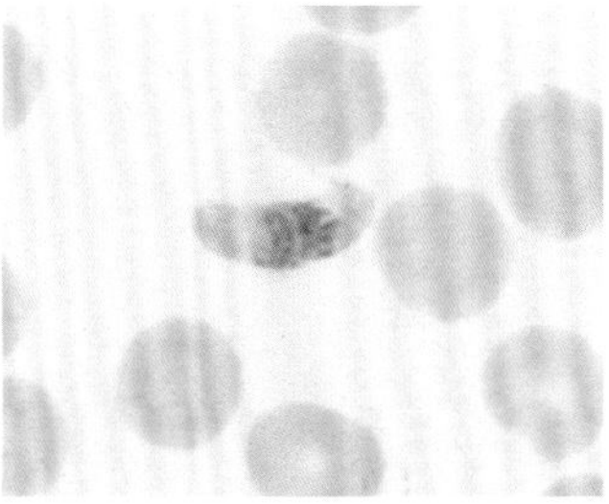
彩图 9－10 恶性疟原虫雄配子体

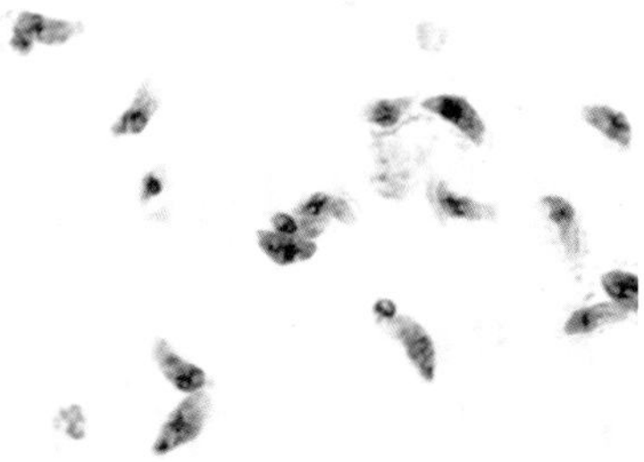
彩图 9－11 弓形虫滋养体

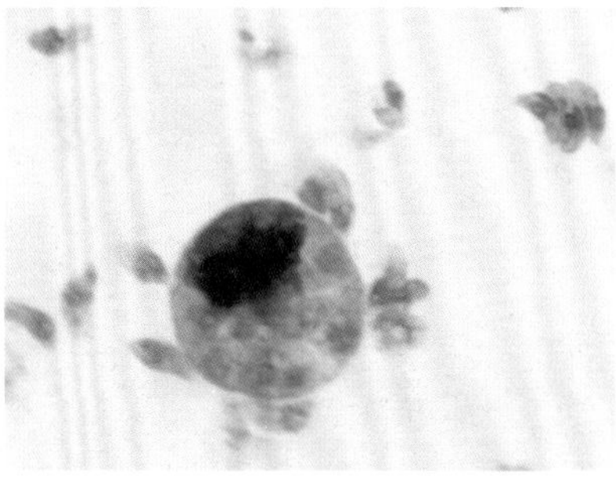
彩图 9－12 弓形虫假包囊和速殖子

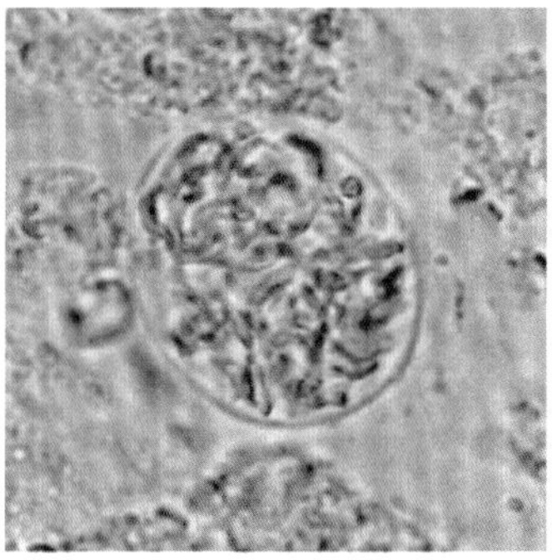
彩图 9－13 弓形虫包囊

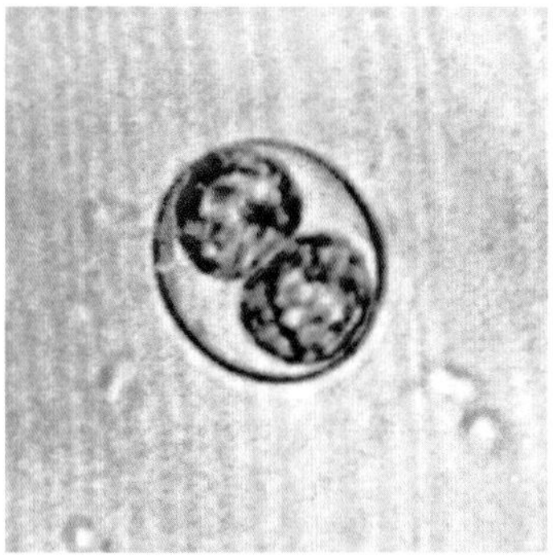
彩图 9－14 弓形虫卵囊

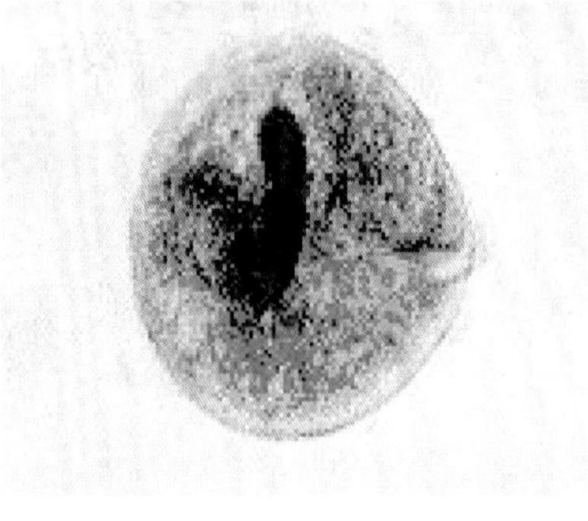
彩图 10－1 结肠小袋纤毛虫滋养体

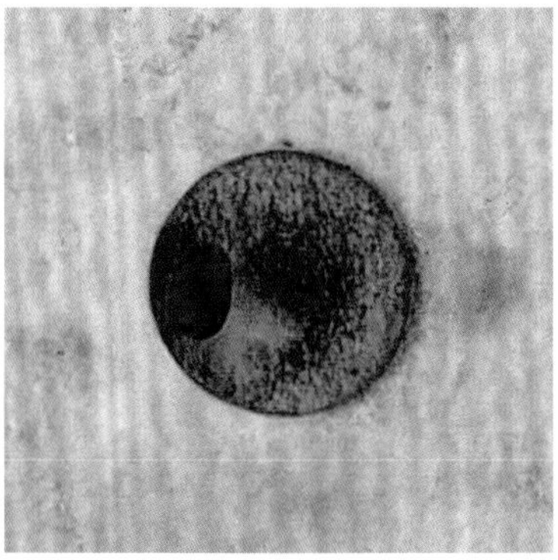
彩图 10－2 结肠小袋纤毛虫包囊

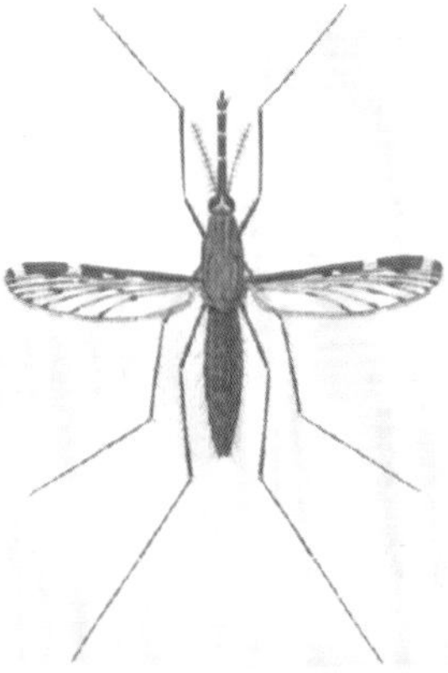
彩图 11－1 中华按蚊

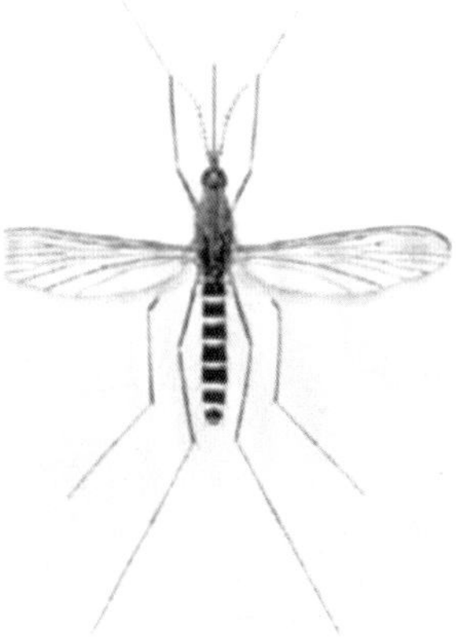
彩图 11－2 淡色库蚊

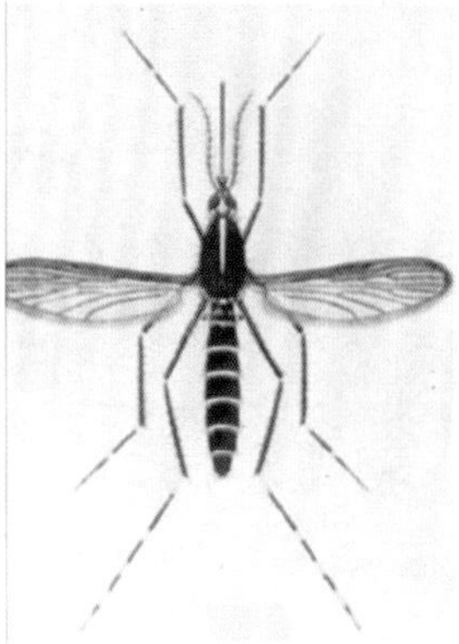
彩图 11 - 3　埃及伊蚊

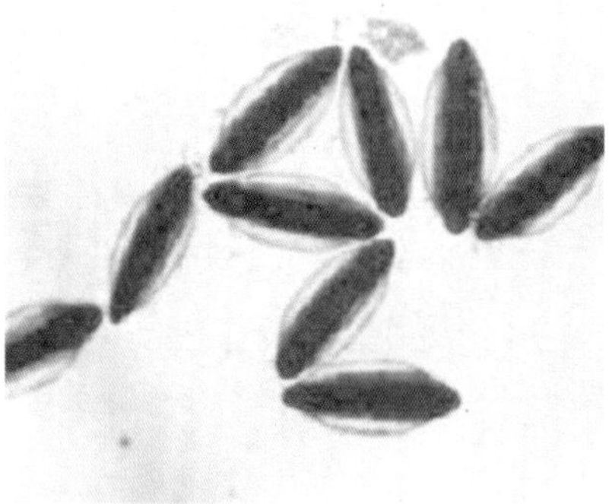
彩图 11 - 4　按蚊卵

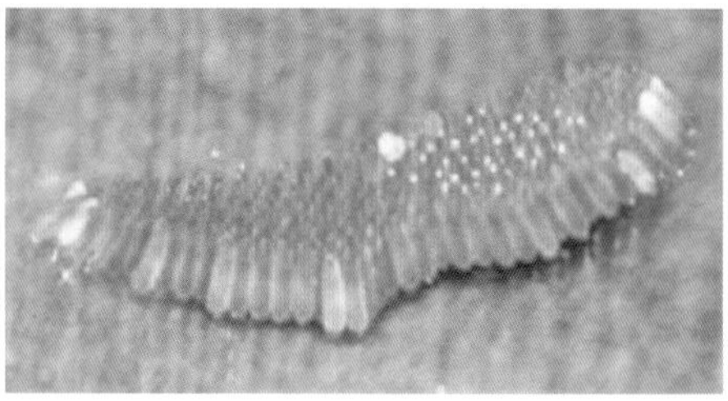
彩图 11 - 5　库蚊卵(新产)

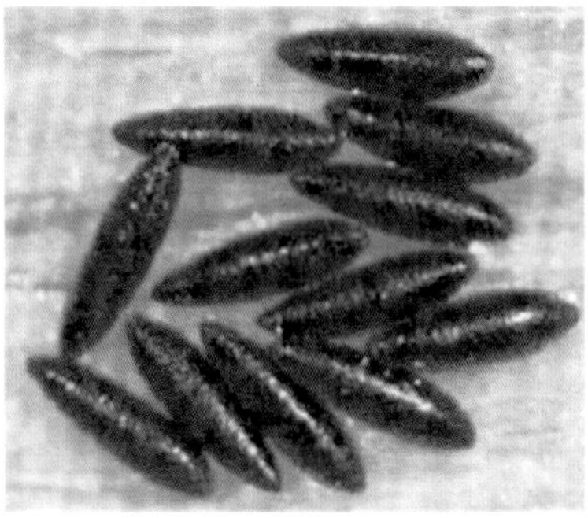
彩图 11 - 6　伊蚊卵

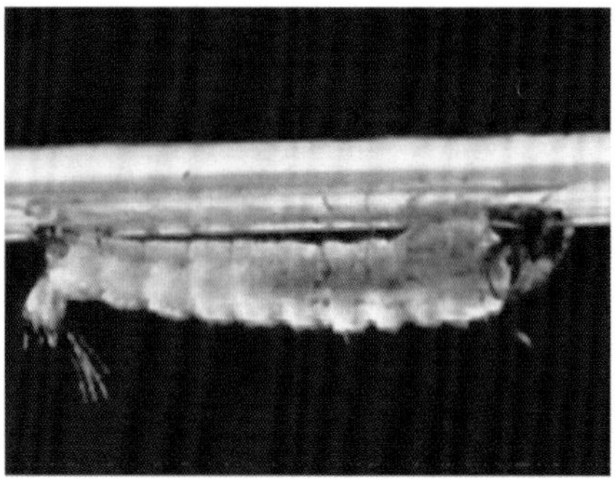
彩图 11 - 7　按蚊幼虫

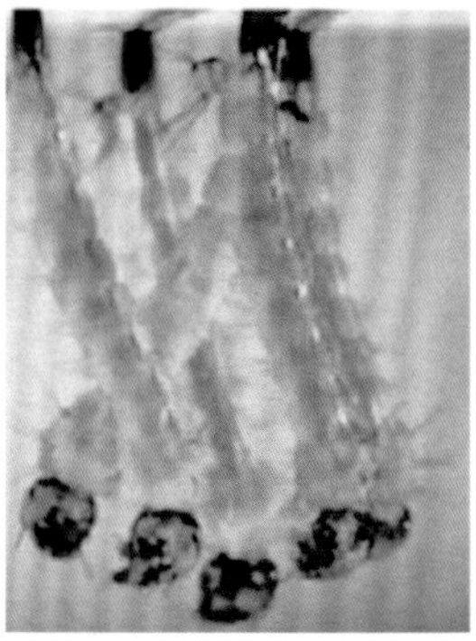
彩图 11 - 8　库蚊幼虫

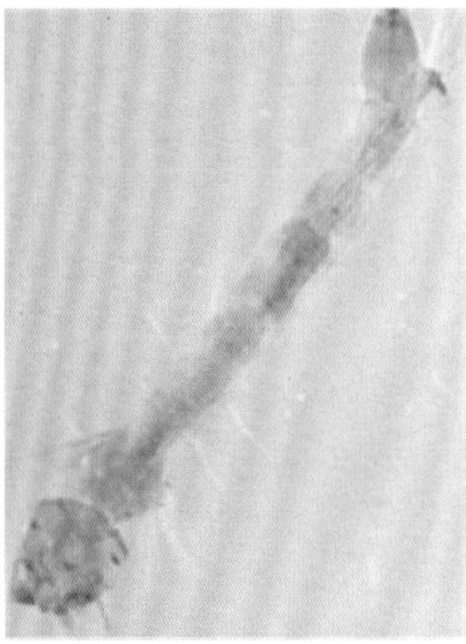
彩图 11 - 9　伊蚊幼虫

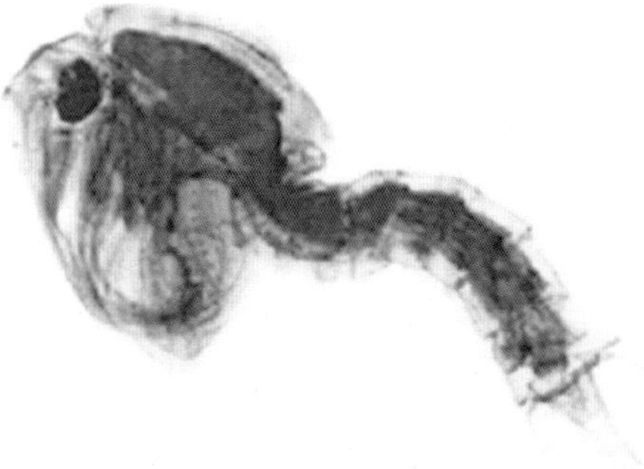
彩图 11 - 10　按蚊蛹

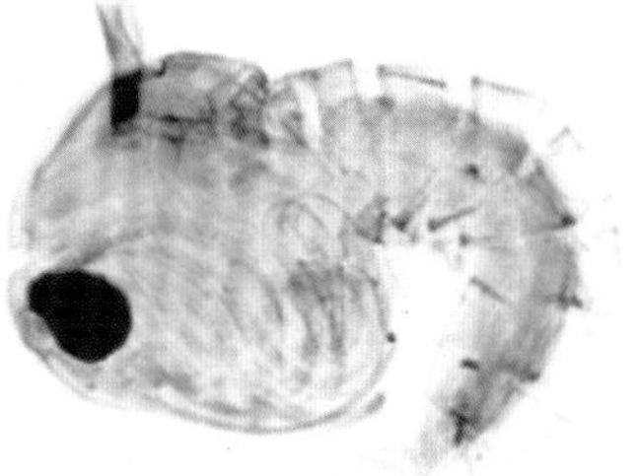
彩图 11 - 11　库蚊蛹

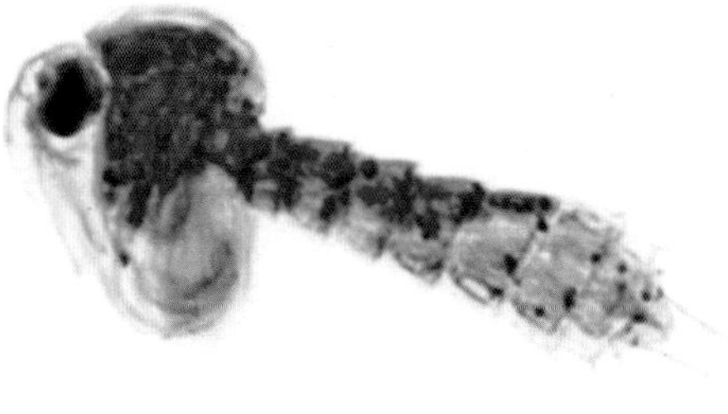
彩图 11 - 12　伊蚊蛹

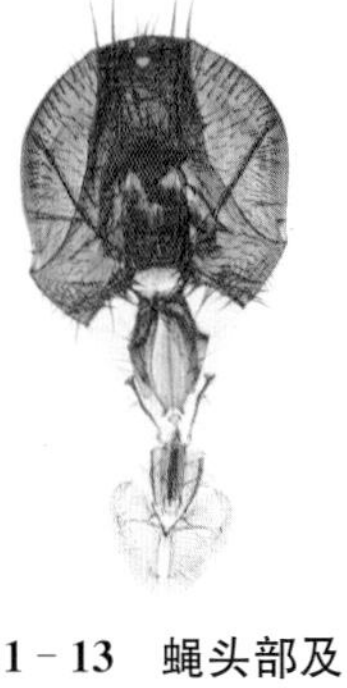
彩图 11 - 13　蝇头部及口器

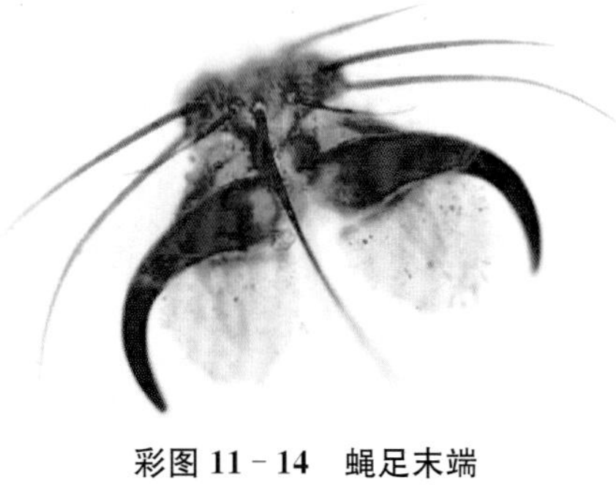
彩图 11 - 14　蝇足末端

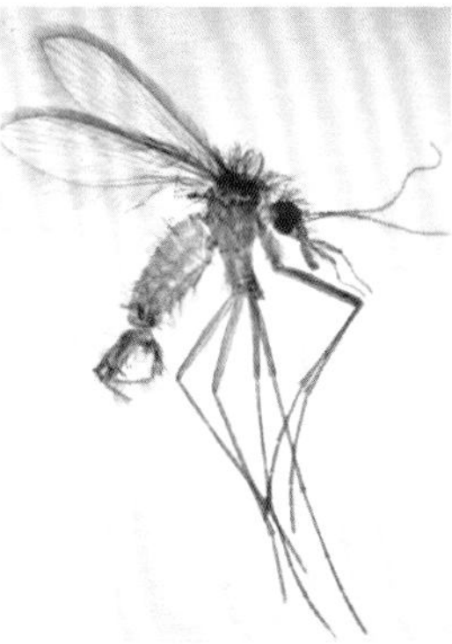

彩图 11－15　白蛉成虫

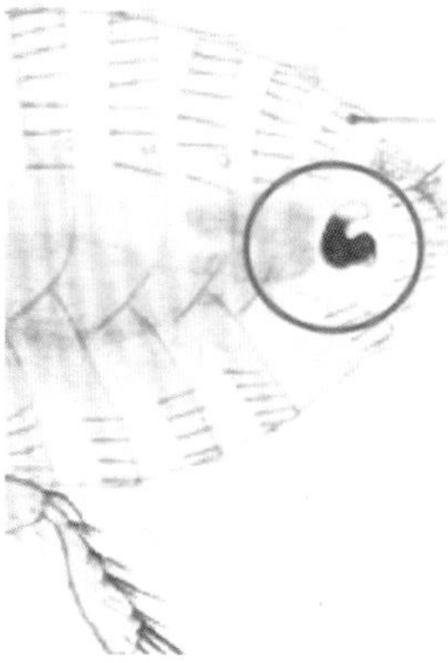

彩图 11－16　印鼠客蚤尾部

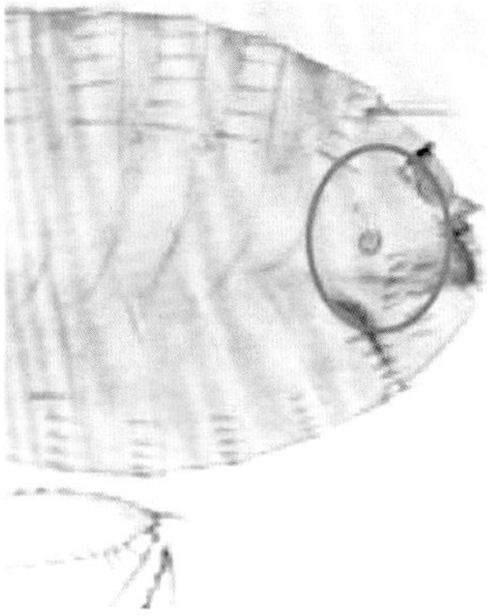

彩图 11－17　人蚤尾部

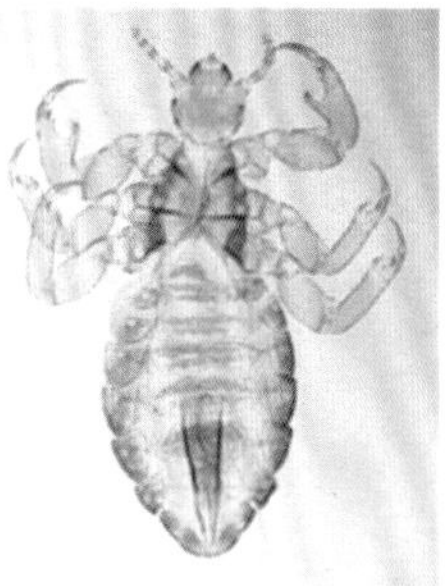

彩图 11－18　人体虱(♂)

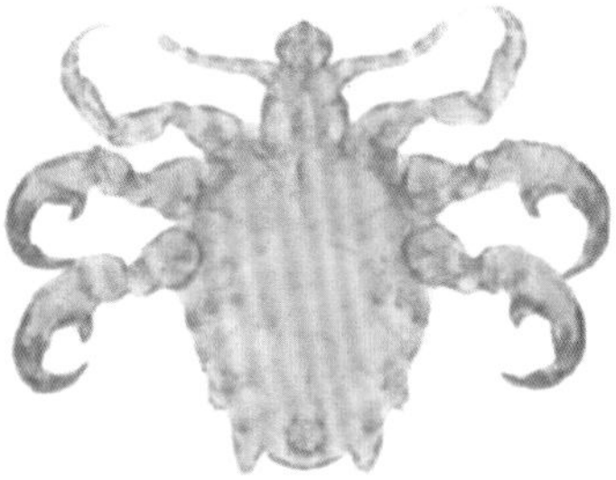

彩图 11－19　耻阴虱(♂)

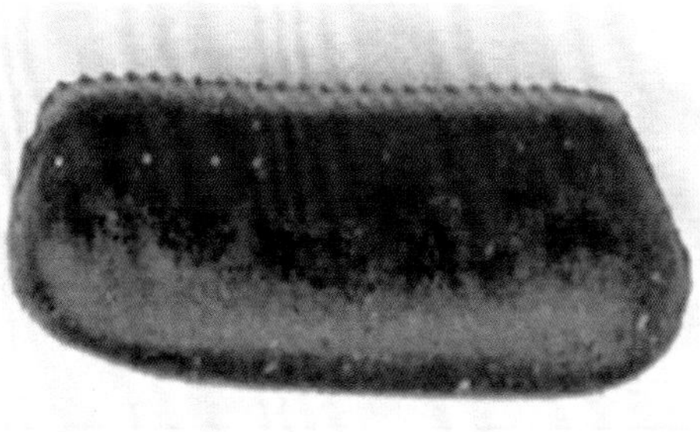

彩图 11－20　蜚蠊卵荚

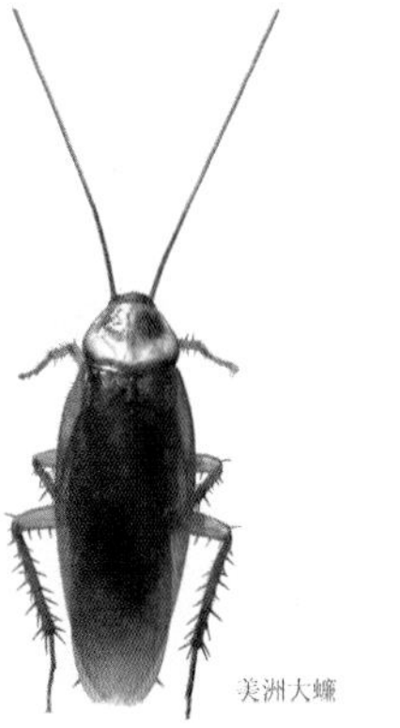

彩图 11－21　美洲大蠊成虫

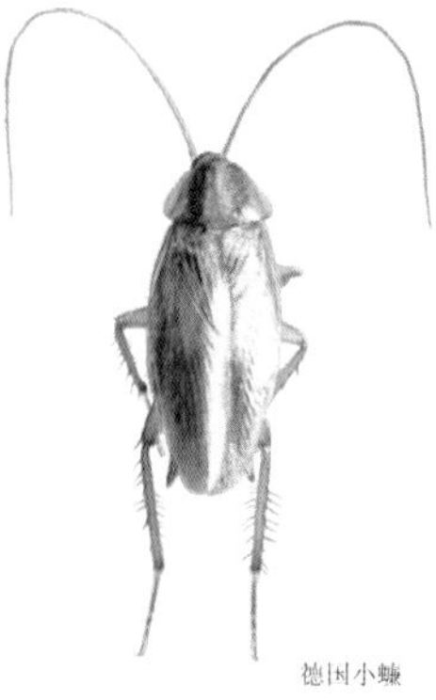

彩图 11－22　德国小蠊成虫

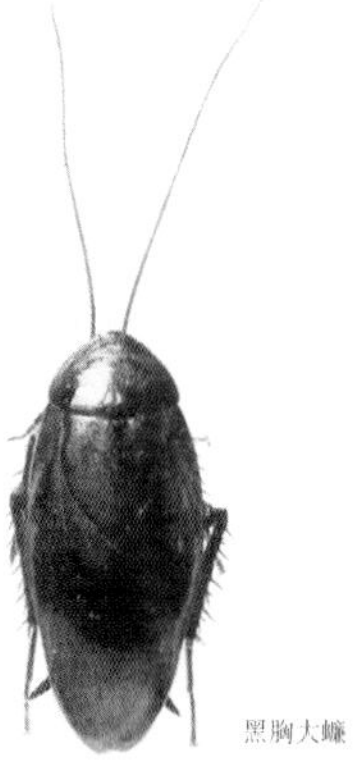

彩图 11－23　黑胸大蠊成虫

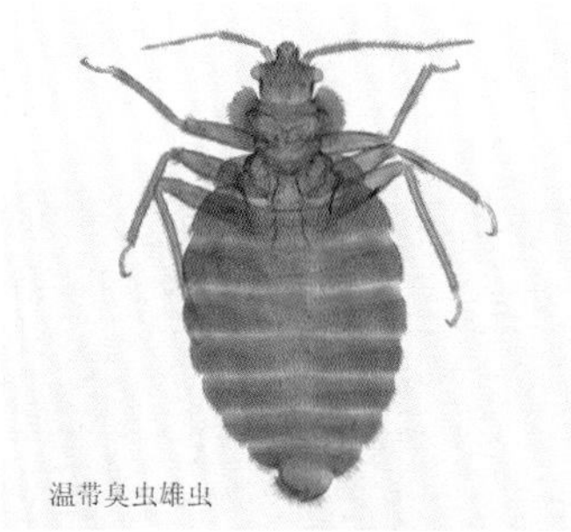

彩图 11－24　温带臭虫(♂)

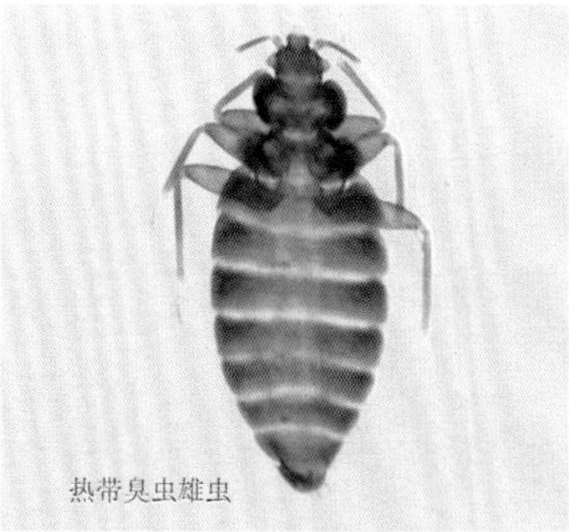

彩图 11－25　热带臭虫(♂)

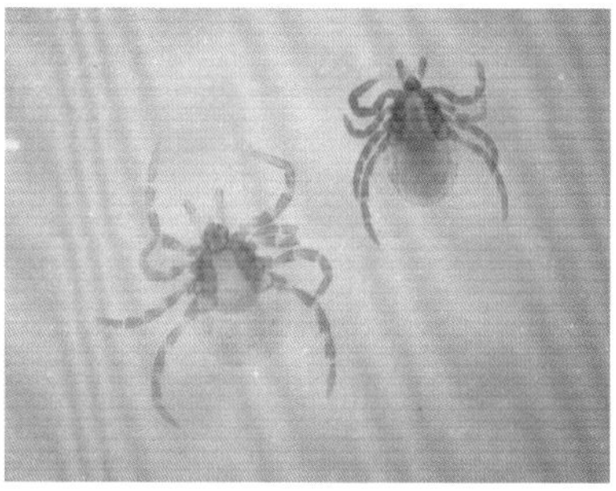

彩图 12－1　硬蜱(♂)

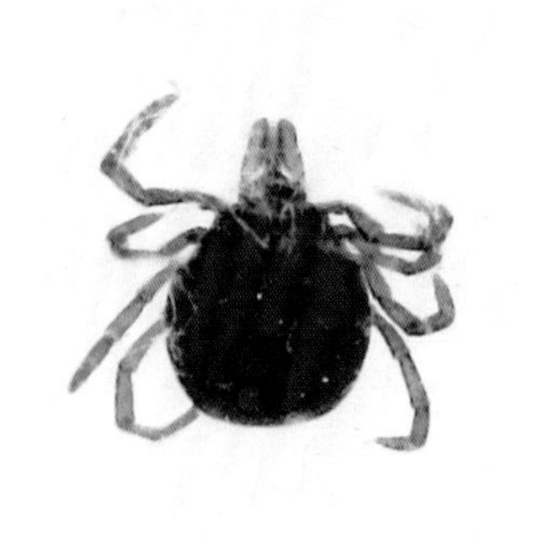
彩图 12－2 全沟硬蜱成虫

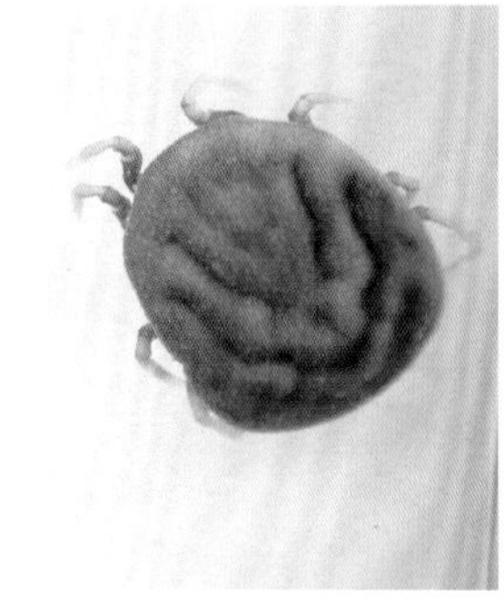
彩图 12－3 软蜱成虫 1

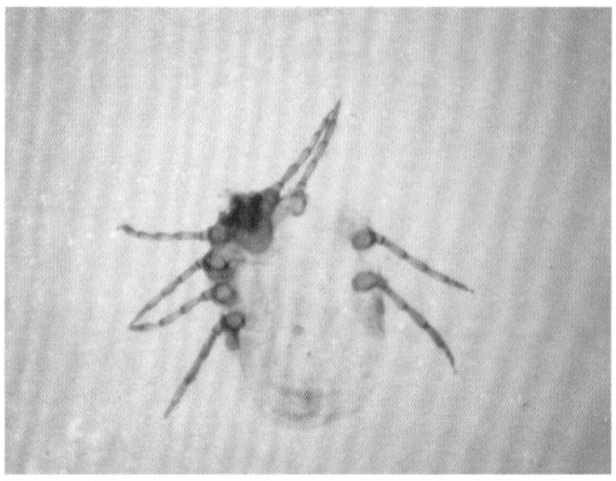
彩图 12－4 软蜱成虫 2

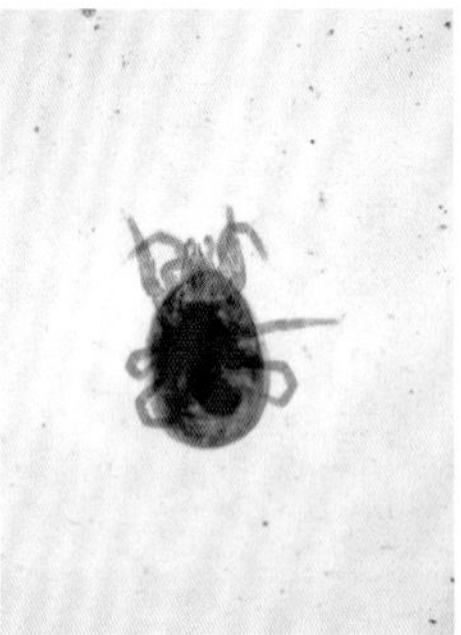
彩图 12－5 革螨成虫

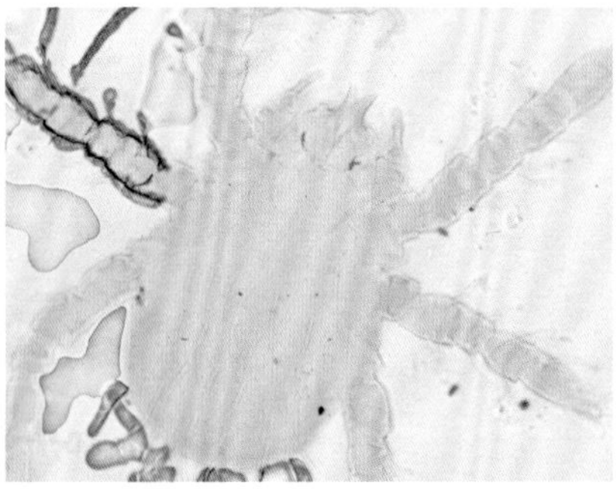
彩图 12－6 地理纤恙螨幼虫

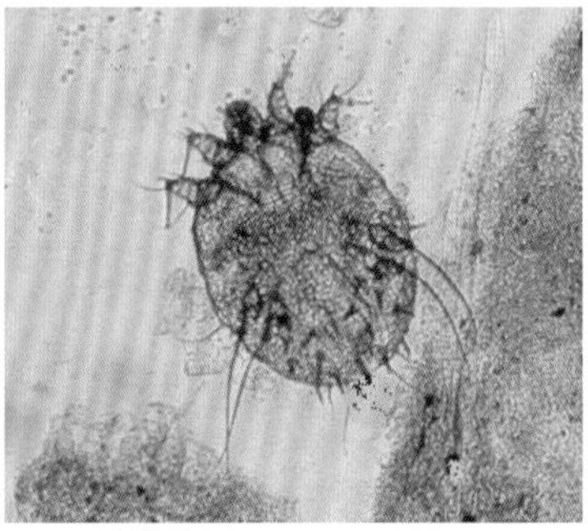
彩图 12－7 疥螨(♀)

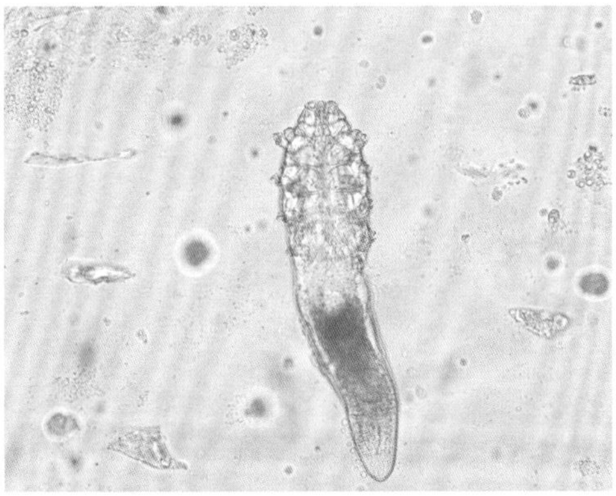
彩图 12－8 毛囊蠕形螨成虫

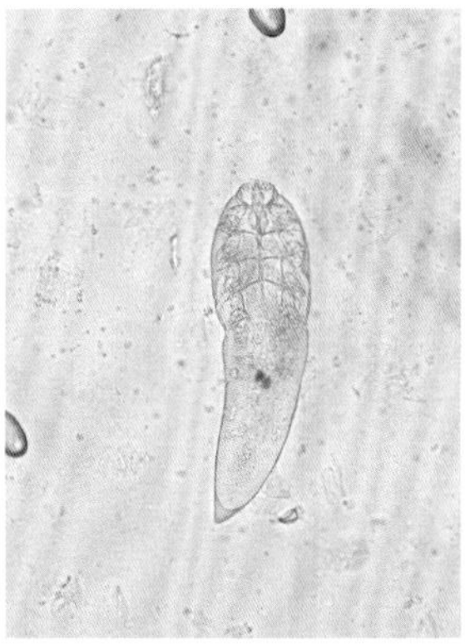
彩图 12－9 皮脂蠕形螨成虫

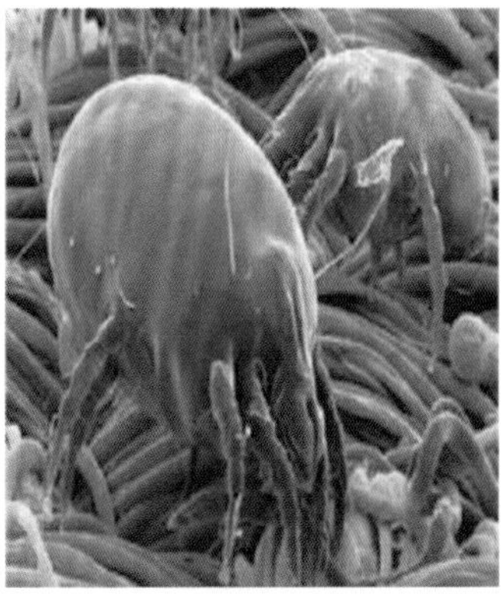
彩图 12－10 尘螨成虫